보건의료인과
의료관광전문가를 위한

의료관광

박종덕 · 안상윤 · 김창태 공저

보문각

박 종 덕
- 경기대학교 일반대학원 관광경영학과 석사학위취득
- 경기대학교 관광전문대학원 호텔 · 카지노 · 컨벤션경영 박사학위취득
- 호서전문학교 호텔외식경영학과, 동국대 전산원 관광경영학과 외래강사
- 의료관광 전문교육기관 HS가이던스 강사
- 경기대학교 평생교육원 MICE · 의료관광학과 교수

안 상 윤
- 대한경영학회 부회장
- 한국병원경영학회 부회장
- 인적자원개발학회 상임이사
- 한국보건산업진흥원 자문교수
- 보훈복지의료공단 경영자문교수
- 현 건양대학교 병원경영학과 교수

김 창 태
- 일본 고기(高崎)경제대학 경영학과 졸업
- 일본 동경경제대학 대학원 경영학석사
- 일본 동경경제대학 대학원 MIS박사수료
- 현 동의대학교 의료경영학과 교수

보건의료인과
의료관광전문가를 위한

의료관광

초판2쇄발행 2018년 3월 12일
초판발행 2017년 1월 13일

지은이 박종덕 · 안상윤 · 김창태
펴낸이 이호동
발행처 보문각
블로그 http://bomungak.blog.me/
e-mail bomungak@naver.com
주소 서울시 서초구 우면동 바우뫼로7길 8
등록번호 302-2003-00085
전화 02)468-0457
팩스 02)468-0458

값 18,000원

ISBN 978-89-6220-302-8 93510

머리말

의료 환경이 의료공급자 지배시장에서 소비자 지배시장으로 변화하면서 의료소비자 wndtal의 병원 경영전략과 마케팅 전략이 절실히 요구되는 시기라 할 수 있으며 의료산업은 오직 환자의 질병을 치료하는 수단만으로 블로오션(Blue Ocean)을 창출해 낼 수는 없다. 관광이나 문화산업 등과 같은 타산업과의 적극적인 연계를 통해 다양한 문화적 접근은 물론 개방적 혁신적 아이디어와 새로운 비즈니스모델을 지속적 개발해 나가면서 세계시장에 대응하여야 한다. 그래서 블루오션으로 관심의 초점이 되고 있는 것이 의료관광(Medical Tourism)이다.

의료관광은 관광객의 체류기간이 길어지고 미용이나 성형, 건강검진, 간단한 수술 등으로 찾는 환자의 경우 관광을 연계하여 머물기 때문에 체류비용은 더욱 커진다. 의료관광은 21세기 새로운 고부가가치 관광산업이라 할 수 있으며, 대표적으로 라틴아메리카, 아시아 지역에서 리드하고 있고 우리나라와 인접한 경쟁국가로는 태국, 싱가포르, 인도 등을 꼽을 수 있다.

우리나라는 2009년 1월 글로벌 헬스케어(의료관광)를 국가 신성장동력 산업으로 선정하여 동년 5월부터 '외국인환자 유치행위'를 허용하는 개정의료법이 시행됨에 따라 의료관광이 본격화되었다. 또한 2014년에는 '관광진흥법' 개정을 통해 의료관광호텔업이 신설되는 등 의료관광산업을 적극적으로 지원하고 있다. 이에 국내 의료관광객이 2009년 6만201명에서 2014년 26만6501명으로 6년 만에 무려 4배 이상 급증한 것으로 나타났으며 중장기 목표로서 2020년 해외 의료관광객 최대 100만 명 유치목표를 설정하고 있다.

세계적으로도 의료관광객의 수요가 증가할 수밖에 없는 사회구조와 의료정책 등으로 의료관광산업의 규모는 2004년 400억 달러에서 2012년 1,000억 달러, 2015년에는 약 1,300억 달러로 지속적인 성장이 예측된 바 있다. 그러나 의료관광을 체계적으로 발전시킬 수 있는 학문적 연구는 아직까지도 미흡하다 할 수 있다.

실무현장에서 의료관광을 추진하고 있는 실무자, 국제의료관광코디네이터와 의료통역사 자격증 준비생, 의료관광 관련분야에서 활동하고 있는 의료관광전문가 뿐만 아니라 관련학과 학생들은 다양한 전문도서와 자료를 두루 섭렵하여야만 하는데 현실적으로 많은 어려움이 존재하는 것이 사실이다. 이에 현대적인 의료관광의 이해와 실무현장에서 의료관광에 필요한 전반적인 기본개념과 정보를 제시하고자 한다. 비록 학문적으로 각 분야에 대한 심도 있는 논거가 되기에는 부족하지만 의료관광과 관련하여 필요하다고 느끼는 지식과 학문을 폭 넓게 제시하는데 집중하였다. 주요한 내용으로는 다음과 같다.

첫째, 의료관광의 전반적인 이해를 위해 의료와 관광의 학문적 산업적 특성과 내용을 제시하였고 의료관광의 정의, 핵심 동력인자, 장애요인과 관련 환경을 다양하게 살펴보았다.

둘째, 의료관광상품의 이해를 위해 상품적 특성과 소비자 관점의 중요성, 상품화과정에 필요한 이론과 의료관광상품사례를 제시하였다.

셋째, 의료관광을 기업경영자, 관리자와 실무자의 입장에서 전략적으로 수행할 수 있도록 전략의 기본 이론, 환경분석, 경쟁적 전략과 핵심역량, 서비스에 대하여 제시하였다.

넷째, 국내 외 의료관광 현황을 제시하여 비교적 알려지지 않았던 우리의 경쟁국가들에 대한 시장분석과 국내 지방자치단체들의 의료관광현황을 살펴보았으며, 주요한 의료관광 송출국인 미국의 의료보험현황과 의료정책의 변화에 대하여 제시하였다.

다섯째, 정부 및 관련 기관에서 실시된 의료관광조사의 사례를 제시하여 변화되는 소비자의 행태와 의료관광을 이끌어가는 주체로서 분석해야 할 점이 무엇인지 살펴볼 수 있게 하였다. 마지막으로 위험(Risk)관리, 정부의 의료관광 활성화 전략을 중심으로 전략적 제언을 제시하였다.

저자 일동

Contents

Contents

Chapter 04 의료관광 경영전략 • 163

Contents

Chapter 05 의료관광 서비스 • 209

Part 03

의료관광의 현황과 사례 · 247

Chapter 06 의료관광 현황 · 249

Contents

Part 1

의료관광의 개요

Medical Tourism

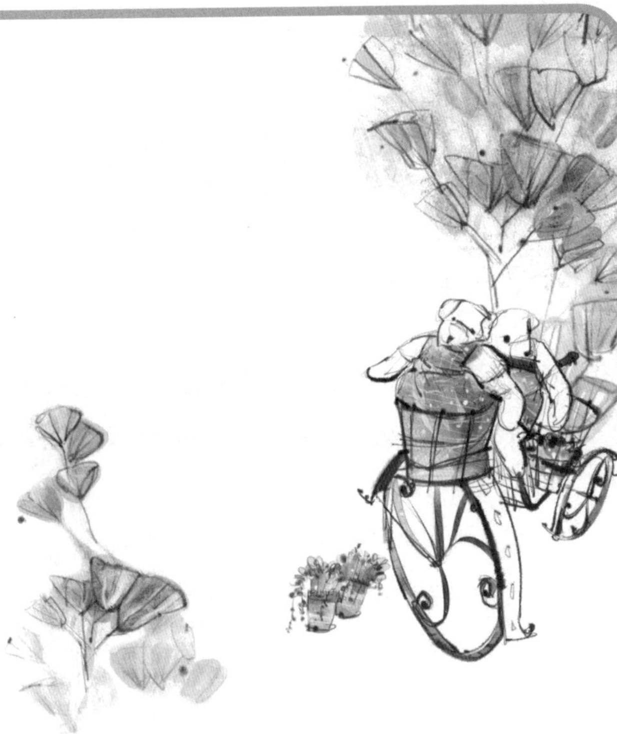

Chapter 01

의료 · 관광서비스의 이해

제1절 의료서비스 | 제2절 관광서비스

제1절 의료서비스

I. 의료서비스의 개념

의료관광의 구성요소로서 의료서비스란 의료행위를 경제적 생산 활동의 하나로 파악하는 용어이며 의료인력, 시설 및 장비, 그리고 중간재에 의하여 서비스되는 것을 말한다.

의료란 의료인이 의학의 전문적인 지식을 기초로 하여 경험과 기능으로 환자를 진료하고 증세에 따라 적절한 처방과 투약 외과 수술 등 질병의 예방이나 치료를 하는 것을 말하며 질병, 상처의 치료와 예방에 의해 의료소비자에게 병원에서 제공하는 인적, 물적, 제도적 행위를 포함시키고 있다.

의료서비스에 대한 정의는 접근하는 방법에 따라 다양하게 바라볼 수 있다. 박종덕(2013)은 "전문 의사들이 병의 예방과 치료를 목적으로 환자들에게 제공되는 서비스"로 협의적으로 정의한 반면, 구순이(1995)는 의료 본질적 행위인 진료, 치료, 처방 및 투약뿐만 아니라 의료행위로 인해 부가적으로 생성되는 의료 외적 행위를 경제적 재화로 개념화하여 의료서비스를 설명하고 있는데, 주로 인적 행위나 시설과 환자의 진료에 직접 관련된 것으로 설명하였다. 이기춘 조희경(1996)과 조현주(1999)는 의료서비스란 의료인이 의학적 전문지식을 기초로 하여 경험과 기능으로 환자를 진료하고 적절한 처방과 투약 등 질병의 예방이나 치료 행위를 하는 진료행위와 이와 관련되어 부가적으로 생성되는 진료 외적인 행위들이라고 광의적으로 정의하였다.

Lovelock(1983)은 의료서비스에 대하여 사람을 수혜대상으로 하는 무형적 행위로서 보았으며, Evans and Berman(1984)은 의료서비스를 의료 본질적인 행위인 진단, 진료(처방 및 투약)뿐 아니라, 의료행위로 인해 부가적으로 생성되는 의료외적 행위들로 사람을 수혜대상으로 하는 무형적 행위로서 지적 전문업에 속한다고 정의하였다. 또한 Fetter and Freeman(1986)은 의료서비스를 "의료소비자들에게 제공되는 중간적인 생산물"로 제품을 인식하고 있다. 즉, X-ray, 약물치료, 실험 및 처치결과 등과 같은 특정상품 및 서비스로 언급했는데, 의료서비스는 개인의 특성에 따라 다양하게 이루어진다.

의료서비스란 의료의 본질적 행위인 진단, 처방 및 투약뿐만 아니라 의료행위로 인해 부가적으로 생성되는 행위, 사람을 수혜대상으로 하는 유형적 행위로서 지적 전문업을 의미한다. 이러한 의료서비스를 구매하는 고객은 근본적으로 의사의 전문적 의료행위 및 병원의 전반적인 서비스를 구매하는 것이다.

의료서비스란 환자를 치료하는 행위와 관련된 직 · 간접의 모든 서비스라고 말할 수 있으며, 이것은 의료행위 자체인 본질적인 서비스와 의료이용자가 의료행위를 받게 되기까지 경험하는 의료행위 이외의 부가적인 서비스로 구분할 수 있다.

의료서비스는 고객에게 단순한 진단이나 진료뿐만 아니라, 의료행위로 인해 부가적으로 발생하는 의료 외적인 행위들을 포함하여 제공하는 것이다.

진료행위란 질병이나 부상 및 예방활동을 포함하는 모든 행위를 포함하여 병원 이용고객이 병원 도착에서부터 진료신청, 진료, 검사 및 진단, 치료, 진료비 납부, 투약이나 원외처방전 발급, 진료예약까지의 과정을 말하는 것이다.

의료서비스에서 서비스 제공 시스템에 따른 기술적인 진료 행위는 의료시설이나 설비 등의 물리적 환경과 시스템 제공자인 의료인으로 분류할 수 있다. 의료서비스는 상호작용을 통하여 고객에게 전달되는 시스템이며 아울러 의료시설, 의료인, 고객과의 상호작용을 통하여 생산되고 전달되는 복합적인 진료행위에 해당한다.

2. 의료서비스의 특징

의료서비스는 일반 서비스와 달리 복합적인 성격을 가지고 있다. 일반적으로 서비스는 경험 · 체험에 대한 객관적인 평가가 어려우며, 위험을 측정하는 것은 곤란하다. 의료서비스도 하나의 전문서비스로서 무형성, 비분리성, 제공자 중심, 노동집약형의 구조를 가지고 있다. 이러한 측면에서 의료서비스도 다음과 같은 특징들을 가진다.

첫째, 무형의 서비스로서의 의료인과 고객의 상호작용을 통하여 서비스가 생산되고 소비된다. 특히 서비스를 이용하기 전에는 서비스를 경험할 수 없음은 물론이고, 서비스에 대한 평가도 불가능하다. 고객은 질병 및 사고가 발생하였을 때 전문적인 진료서비스를 갖춘 의료기관을 찾아 의료서비스를 제공받고자 하기 때문에 서비스 제공자의 전문성이 매우 중요하다.

둘째, 서비스를 제공하는 의사와 고객의 직접적인 접촉에 의해 이루어지고 있으며, 의료서비스의 생산과 소비는 분리할 수 없다. 서비스 분리성은 서비스의 수행과 사용에 있어서 서비스 제공자와 고객의 상호작용에 의해 발생되고, 생산과 소비가 고객의 관여와 직접적으로 연결되며 고관여로 인한 고객의 시간과 노력 비용을 더욱 증가하게 된다.

셋째, 전문적인 지식이나 면허를 취득한 전문가만이 병행할 수 있는 전문서비스이다. 즉, 의료서비스 제공자는 진료에 있어서 이용자의 요구를 일부분 반영하지만, 의사의 전문적인 지식과 판단에 따라 서비스를 제공하는 제공자 중심의 서비스이다.

넷째, 의료인의 시술과 진료가 이루어지는 인적서비스에 해당하며, 의료서비스에 있어서 대체할 수 있는 서비스는 한계가 존재한다. 일부서비스에서는 의료장비를 통한 서비스가 제공되기도 하지만, 장비의 선택과 조작 등은 반드시 의료인이 지식과 판단에 따라서 서비스가 이루어지는 노동집약적인 서비스이며 의료인이 주체가 되어서 고객을 진찰하고 증세에 적합하게 투약하거나 처치하는 직접적인 의료행위 뿐 아니라 예방이나 교육, 연구 등과 같은 의료조직이 수행하는 모든 활동을 포함하고 있다. 의료기관은 공공성과 수익성의 목적을 동시에 지니고 있기 때문에 의료보장 제도에 의해 구체적으로 실현되는 재화인 동시에 국민의 생명을 보호하고 건강을 유지시키는 고유의 목적을 효과적으로 달성하게 되며 일반재화와 구별되는 특수성을 가지고 현대사회의 시장적 경제제도와 의료서비스가 크게 다른 특성을 가진다.

1) 의료서비스 주체간의 불평등성

재화와 서비스는 사전에 그것을 요구하는 사람이 내용을 알고 있다. 특히 재화가 표준화되고 규격화되면 서비스의 내용 파악은 필수적이다. 그러나 의료서비스는 표준화하고 규격화하는 것은 곤란하며, 많은 경우에 사전에 무엇이 제공 되는 것인지 모른다는 것 자체가 중요하고 시장 등가교환이라는 개념이 다르게 된다.

2) 서비스 주체간의 공동지향성

의료서비스는 의사와 환자라는 다른 역할을 하는 자가 치료라는 목적으로 공동의 노력을 하는데 이때 의사에게 이기심이라는 규범은 인정되지 않으며, 시장적 교환이 아닌 의사와 환자사이에 장기간에 걸친 인격적인 접촉을 필요로 한다.

3) 의료서비스 수요발생의 배후 상황의 중요성

질병에 걸리면 소득의 많고 적음이 문제로 대두되는데 국가가 재정제도를 통해 재분배의 일환으로 질병치료에 상호부조라는 기능을 수행하게 된다. 그러나 의료에도 의료서비스 수요를 개인의 선택에 맡겨야 되는 부분이 있음을 유의해야 한다.

4) 의료서비스에 따르는 이중의 불확실성

질병에 걸리는 요인으로 생활환경, 소득, 연령 등이 있고 사전에 정확하게 예측할 수 없다는 것과 의료서비스의 효과도 의학의 발달에 따라 의료적인 전망을 점차로 증대시킬 수 있으나 개체차이 때문에 의료서비스 효과를 확정적으로 예측하는 일은 곤란하다.

3. 의료서비스의 구성

의료서비스는 의료 기술적 서비스와 의료기술 외적 서비스로 나누어 볼 수 있는데, 의료 기술적 서비스란 현대과학이 기술적 지식에 따라 과학적이고 합리적인 의사결정 과정을 통하여 의료인이 환자의 기대수준에 부응하여 진료과정에 대해 환자에게 충분히 이해시킴으로서 진료과정과 결과에 긍정적인 영향을 줄 수 있도록 신뢰관계를 형성하고, 환자에게 충분히 안락하고 편안하도록 환자중심으로 서비스 되었는지가 중요하다. 의료기술 외적 서비스는 의료서비스의 제도적, 물리적 환경에 관한 사항으로 의료서비스를 받는 환자들의 만족도에 가장 크게 영향을 줄 수 있는 요인들로서 접근성 및 편의성, 물리적 환경, 인적서비스 등을 말한다.

의료서비스의 구성요소에 대하여 논하기 위해 Thomas가 분류한 서비스 분야의 특성에 따른 분류를 의료서비스에 적용해 보면, 우선 서비스 제공과정의 핵심이 인력인지, 장비인지에 따라 구분할 수 있으며 이중에서 인력중심의 서비스는 전문가 서비스, 숙련노동이 필요한 서비스, 비숙련 노동 서비스 등으로 세분할 수 있다. 장비중심의 서비스의 경우에도 자동화 장비, 숙련 노동인력에 의해 운영되는 장비, 비숙련 노동인력에 의해 운영되는 장비로 구분할 수 있다.

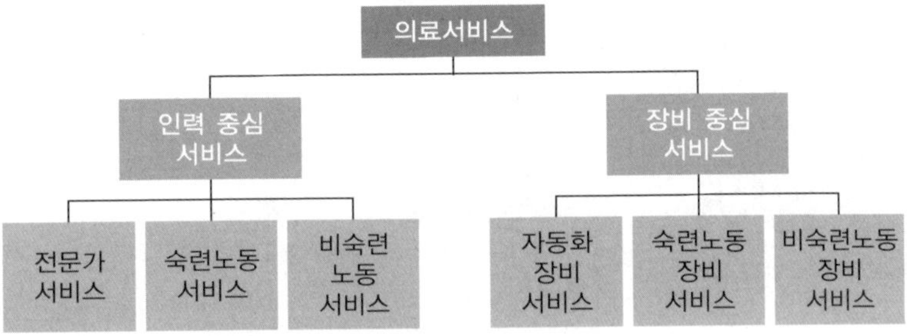

그림 1-1 의료서비스 구성

의료서비스의 생산을 결정하는 요인은 의사, 약사, 간호사, 전문기술자, 행정인 등 의료인력 수와 근무시간, 장비, 약품, 치료제, 그리고 연령, 지역, 개업형태와 같은 요인 등이 있다. 의료서비스 생산의 특징은 첫째, 의사와 의료인의 경우 서비스 생산량에 제한이 있다는 것이다. 둘째, 생산비용을 최소화할 수 있도록 생산요소를 배합하여 투입하여야 하나, 진료의 전문성과 독립성에 따라 의사의 의사결정을 중요시하여야 하기 때문에 효율성을 중시한 생산요소의 배합에는 한계가 있다. 셋째, 의료에 있어 신의료 기술의 발전은 현재 치료가 불가능하거나 어려운 질병의 치료를 가능하게 하지만 기술개발에는 많은 투자가 필요하다.

의료서비스 구성요소와 함께 환자만족도의 구성요소에 대한 내용을 살펴보면 다음 〈표 1-1〉과 같이 나타낼 수 있다.

표 1-1 환자만족도 구성요소

연구자	환자만족도 구성요소
Ware 등(1978)	물리적 환경과 유용성, 접근성/편리성, 기술적인 질, 상호간예절, 효능/결과, 지속성

Hall, Dorman(1988)	시설, 접근성, 친절성, 사회 심리적 문제에 대한 고려, 기술능력, 정보제공, 비용, 관료주의, 전반적인 의료 질, 결과, 의료의 지속성
The Health Policy Advisory Unit(1989)	의료와 정보, 시설, 무형적 환경, 식품의 양, 간호서비스, 예약진료
Steiber, Krewinski(1990)	접근성/편의성, 자원의 유용성, 쾌적한 주변 환경, 친절성, 정보수집, 정보제공, 의료의 지속성, 경제성, 질
Strasser, Aharony(1991)	구조(물리적 환경, 접근성, 경제성) 과정(기술능력, 적정성, 친절성, 인간적인 상호작용, 태도, 응답 대화, 정보/ 교육) 결과(효율/진료결과, 전반적인 만족도)
이선희 등(1998)	물리적 시설과 환경(시설환경, 주차장 이용, 부대시설) 절차의 편리성(교통, 예약절차, 접수 · 수납, 대기시간) 의료인력의 기술수준과 전문성(의사, 간호사, 기타 의료지원인력의 전문성) 직원의 친절성(안내 · 경비원, 접수 · 수납직원, 진료의사, 간호사, 검사실 직원 등) 정보제공(병원이용절차, 진료내용, 약복용 등)

자료: 최귀선(2000)

4. 의료서비스 산업

의료서비스산업은 1인당 부가가치가 높고 고용창출 효과가 큰 전략서비스산업으로 평가받고 있다. 또한, 국가의 신성장동력산업 육성과 함께 의료서비스산업은 최근 가장 주목받는 산업으로 부상하였다.

의료서비스 산업은 의료 종사자가 의료서비스를 제공하는 과정에서 형성되는 산업을 총칭한다. 보건의료기본법 제3조에서는 의료서비스 산업을 "국민의 건강을 보호 · 증진하기 위해 보건의료인이 행하는 모든 활동과 관련된 산업"으로 규정 한다. 의료서비스산업에는 공급자인 병 · 의원, 소비자인 환자, 보험자인 건강보험이 삼각

축을 형성하며, 연관 산업으로는 제약과 의료기기산업 등이 존재한다.

표 1-2 **의료서비스 공급자**

<table>
<tr><th>대분류소</th><th>소분류</th><th>비고</th></tr>
<tr><td rowspan="5">병 · 의원</td><td>일반 병 · 의원</td><td rowspan="5">• 병상기준으로 30병상 이상은 병원 이하는 의원
• 국공립 및 민간 병 · 의원을 모두 포함</td></tr>
<tr><td>한방 병 · 의원</td></tr>
<tr><td>치과 병 · 의원</td></tr>
<tr><td>요양병원</td></tr>
<tr><td>보건소</td></tr>
<tr><td>약국</td><td>약국</td><td></td></tr>
<tr><td rowspan="7">기타 의료기관</td><td>조산원</td><td rowspan="7">• 병 · 의원, 약국 외 기타 의료기관에서 제공되는 의료서비스
• 기타 의료기관 외 학교, 군대 등에서 제공되는 의료서비스도 포함</td></tr>
<tr><td>호스피스</td></tr>
<tr><td>산후조리원</td></tr>
<tr><td>접골원</td></tr>
<tr><td>학교 양호실</td></tr>
<tr><td>군대 및 교도소의 의무실</td></tr>
<tr><td>기타</td></tr>
<tr><td rowspan="3">유관기관</td><td>대한적십자사</td><td rowspan="3">• 대한적십자사, 결핵협회 등에서 제공하는 검사 및 검진서비스</td></tr>
<tr><td>대한결핵협회</td></tr>
<tr><td>기타</td></tr>
</table>

1) 의료서비스 공급자

의료서비스는 병 · 의원뿐만 아니라 조산원, 호스피스 등 다양한 의료기관에서 제공되는 포괄적인 서비스를 의미한다. 대표적인 의료서비스 공급자는 병 · 의원과 약국으로, 여기에는 일반 병 · 의원 외에 한방 병 · 의원, 보건소 등이 포함되며 이외에도 조산원, 산후조리원, 실버타운, 학교, 교도소, 군대 등에서 제공되는 의료서비스도 의료서비스 산업의 영역에 해당한다.

2) 의료서비스 산업의 특성

① 의료기관 개설은 의료인, 의료법인, 비영리법인, 정부기관 외에는 허용되지 않는다.

- 주식회사, 합명회사 형태의 의료관련 법인 설립은 불가능하다.
- 자연인으로서 비의료인은 의료기관을 개설할 수 없다.

② 영리의료인에 대한 진입제한은 의료인의 독점적 지위를 강화하는 결과만을 초래한다.

- 미국의 경우 법인 병원 중 영리병원의 비율이 10.8%에 이르며, 영국은 8.7%, 프랑스는 19.0%이다.

③ 의료서비스 산업은 의료서비스의 가격과 행위에 대해 규제가 심한 산업이다.

- 의료기관은 건강보험의 요양기관이 되어 정부로부터 통제를 받는다.
- 정부가 고시하지 않은 의료서비스를 제공하는 것은 불법이다.

④ 개인의 의료소비로 본인의 생산성이 향상될 뿐만 아니라 사회전체의 후생이 증대되는 등 공공성이 강한 산업이다.

- 의료서비스에 대한 높은 접근성은 국민의 건강 수준을 향상시키며, 국가 전체의 생산성 향상과 경제발전에 기여한다.
- 의료서비스는 외부효과가 크며 재화로서 개인의 의료소비는 가족 또는 사회의 편익을 증대한다.

3) 차세대 신성장 동력산업

① 의료서비스 산업은 1인당 부가가치가 매우 높으며 고용창출 효과 또한 타 산업에 비해 높다.

- 의료서비스 산업은 1인당 부가가치가 제조업의 1.8배에 이르는 고부가가치 산업이다.
- 의료서비스는 제조업에 비해 고용창출 효과가 약 3.3배 최고의 산업이다.

② 인력 의존적이며 국가 간 장벽이 높은 서비스산업이다.

- 사람이 서비스의 주체가 되는 노동집약적 산업인 동시에, 지식이 경쟁력의 핵심이 되는 지식 집약적 산업이다.

③ 국가 간 교역이 점차 증가하고 서비스 장벽이 무너지기 시작하면서 의료서비스 산업의 국제화가 빠르게 진전되고 있다.

- 의료관광의 관심 증가
- 정부의 2009년 신성장동력에 'Global Healthcare' 채택 육성

4) 2009년 신성장동력 'Global Healthcare' 선정의 의미

① 시장성

- 글로벌 관광산업의 성장과 함께 의료관광객수는 2009년 약 240만에서 연평균 30%의 빠른 속도로 성장하여, 2013년에는 약 690만 명을 기록하였다. 이러한 빠른 성장속도는 향후 지속적으로 유지되어 2018년 글로벌 의료관광객 수는 약 1,000만 명에 이를 것으로 전망되고(Timetiric, 2014), 고용창출 효과와 고용안전성이 높은 양질의 일자리를 창출할 수 있기 때문이다.
- 의료서비스 산업의 발전은 의약 · 의료기기산업 발전 동력으로 작용하고, 관광산업, IT산업 등의 성장에 크게 기여한다.
- 미국 내 5천만 명으로 추산되는 무보험자에게 국가의 의료보험을 제공시, 관련 시장은 폭발적으로 증가한다.

- 고령화, 치료중심에서 예방중심으로 진화, 평생치료 확대 추세에 따라 u-health 시장규모가 연평균 25% 성장할 것으로 전망된다.

② 경쟁력

- 우리나라의 의료서비스 산업의 경쟁력은 미국의 76%, 일본의 85%, 유럽의 87% 수준이다.
- 위암, 미용 및 성형 등 특정분야는 선진국 수준이다.
- CT · MRI 등 최첨단 장비 보유율 등은 세계 최고 수준이다.
- 가격경쟁력도 선진국에 비해 우위에 있으나 의료관광이 활발한 인도, 태국 등에 비해서는 열위이다.
- 국내 u-health 시장의 초기 진입단계에도 불구하고 우리나라 IT기술을 바탕으로 높은 경쟁력과 성장잠재력을 보유하고 있다.

③ 제도적 여건

- 외국자본 참여여건이 사실상 조성되어 있지 않으며, 의료국제분쟁에 대한 체제도 없는 상황임으로 해외환자를 개별 환자 차원을 넘어 체계적으로 수용하기 위해서는 외국자본이 보다 적극적으로 유치되어야 하며 국제의료분쟁 해결절차도 마련되어야 할 필요성을 인식해야 한다.

④ 임상시험 경쟁력

- 의료서비스 산업 발전의 필수요건인 임상시험 경쟁력은 선진국에 비해 열위에 있으나 개선추세에 있다.

⑤ 목표

- 2013년까지 해외환자 20만 명을 유치하고(5년간 16,000명 취업유발, 4조 원의 생산유발 효과), u-health서비스 활성화로 2조 원의 신규 시장을 형성한

다.초기의 목표는 2013년 국내 외국인 환자 211,218명으로 2009년 이후 연평균 36.9% 증가추세로 성공적으로 달성하였다. 또한 총진료수입은 3,934억 원으로 1인당 평균진료비는 186만 원을 지출한 것으로 나타났다.

표 1-3 **주요 추진 검토 과제**

구분	내용
R&D	• 임상적용 및 상용화가 가능한 중개 연구 중점지원 • 특정 기술이 우수한 병원 특화 및 육성 • u-health 핵심서비스 및 시스템 개발 • 타 산업 연계 u-health 서비스 모델 개발
예산사업	• 의료코디네이터, 병원국제마케팅 전문가 등 전문 인력 양성 • 한국의료에 대한 국제적 홍보 • u-health(의료+IT 융합) 전문 인력 양성 • u-health 시범사업 추진
제도개선	• 의료법 개정 • 의료기관 국가인증제 도입 • 외국인 환자 의료분쟁 예방 및 해결 방안 마련 • 병원 내 연구개발 활성화를 위한 제도개선 유도 • 전주기적 임상시험연구개발 지원체계 확립 • u-health 활성화 종합계획 수립 • u-health 관련법 · 제도 정비
기타	• 외국 보험사 · 의료기관 · 에이전시 등과 협조체계 구축 • 해외 고급 의료수요를 충족시킬 수 있는 전문 대형병원 육성 • 해외환자 유치 타깃국가에 해외사무소 설립 · 운영 • 개도국 의료 인력의 국내 의료기관 교육 · 연수

자료 : 신성장동력 참고자료(2009)

⑥ 추진전략

- 해외환자 유치 및 의료분쟁에 대한 의료법 개정 등 제도 마련(의료법 개정 등 관련제도 개선, 의료관광 원스톱 시스템 구축, 관련 전문가 양성 등)한다.
- 해외환자 유치를 위한 체계적 대응방안 마련(외국 의료기관 설립제한 완화, 수

익사업 허용을 통한 의료법인의 사업다각화 허용, 제도적 개선사항 검토, 협력 채널 구축, 모색) 한다.

제2절 관광서비스

I. 관광의 개념

현대사회의 사람들이 즐기는 주요특징 중의 하나는 여행과 관광이다. 오늘날 사람들은 세계 도처의 이국적인 곳들을 방문하거나 경험과 체험을 위해 많은 시간을 소비하고 있다. 세계는 국가와 지역사회들이 서로 접촉하는 장소가 되었으며, 이러한 접촉이 이루어지는 주된 방법 중의 하나가 관광일 것이다.

관광을 이해하기 위해 세계관광의 복잡성과 중요성에 입각한 정의가 필요하다. 즉, 관광은 관광객과 관련업체 및 관광 목적국 정부 그리고 관광 목적국 지역사회들의 상호작용에서 발생하는 연관의 총체라고 정의할 수 있다. 1937년 국제연맹(League of Nations)은 관광자료수집의 중요성을 파악하여 “관광객은 거주지가 아닌 다른 지역에서 24시간 혹은 그 이상의 기간 동안 여행하는 사람들로 간주되어야한다”라고 제안했다. 국제연맹에 의해 권한을 부여하는 위원회는 관광객을 즐거움 · 건강 · 가정문제 등으로 여행하는 사람, 국제회의를 위해 여행하는 사람, 사업목적을 위해 여행하는 사람, 체류기간에 상관없이 24시간 이내에 해양유람선으로 어떤 나라에 도착하는 사람들로 간주했다. 관광객으로 간주되지 않는 사람들은 어떤 지역에서 일하거나, 거주하거나 학교에 다니기 위해 입국하는 사람들의 경우였다. 인근의 국가에서 일하며 국경근처에서 거주하거나, 지속적으로 어떤 나라를 통과하는 사람들은 관광객으로 간주되지 않았다. 1963년 로마 국제연합회의(United Nations Conference)에서 관광객에 대한 정의는 다음과 같이 개정되었다. '방문객(Visitor)'이란 용어는 방문하는 국가에서 생업목적이 아닌 다음과 같은 이유로 어떤 나라를 방문하는 사람을 이르는 말이며, 다음과 같이 크게 두 범주로 나누어진다.

첫째, 방문대상국에서 24시간 이상을 체류하며, 여행목적은 여가, 레크리에이션, 휴가, 운동, 건강, 공부, 종교와 사업, 가족방문, 친구방문, 임무, 회의 등을 가진다.

둘째, 유람여행자(excursionist)는 방문대상국에서 24시간 이내에 체류하는 유람선승객을 포함한 일시적인 방문자를 의미한다. 유람여행자의 경우 숙박에 관련된 소비액은 적으나 교통수단 및 쇼핑시설과 관련된 소비액은 훨씬 높은 특징이 있다.

관광과 밀접하게 관련한 관광객, 관광사업체, 관광목적국의 정부 및 지역사회의 간단한 설명은 다음과 같다. 관광객(Tourist)이라는 용어는 여행으로 인해 충족되는 일련의 욕구와 욕망을 지닌다. 욕구와 욕망은 관광객의 시간, 돈, 문화적 배경 및 사회적 배경 및 사회적 특성에 따라 다양하다. 관광객들의 욕구와 특성은 선정된 목적지와 그곳에서의 활동을 결정하는데 영향을 미친다. 관광객은 대개 24시간 이상 체재하는 사람에게 해당되는데, 방문객이 목적국에서 이익추구를 목적으로 사업이 아닌 경우나 순수관광의 목적에서 여행할 경우의 관광객의 범주에 포함된다. 흔히 사용되는 다른 용어인 여행(Travel)의 경우 일부 학자들이 여행과 관광(Tourism)의 명확한 분류를 규정하려 하지만 유사어로 사용되고 있다.

관광사업체란 교통편에서 도움이 되든지, 목적지에서 도움이 되든지, 관광객의 욕구와 욕망 경험과 체험을 충족시켜줄 수 있는 제품과 서비스로서 교통, 숙박, 쇼핑, 이벤트 등으로 나누어지며, 구성부분들은 국제선 공항의 면세점으로부터 시작해 축제, 호텔, 테마파크에 이르기까지 고도로 조직화되어 있다.

관광 목적국 정부는 소득 · 직업 · 세제수입 등에 해당하는 관광의 직 · 간접적인 파급효과를 중요하게 다루고 있으며 관광객의 선택과 행동에 영향을 미칠 수 있다.

관광 목적국 지역사회는 관광이 긍정적이든 부정적이든 간에 가장 크게 영향을 미치는 것으로 관광객들은 지역주민들로 하여금 소득과 직업 및 문화적 상호작용뿐만 아니라 환경에 대해서도 관심을 가지게 된다.

2. 관광자원

1) 관광자원의 개념과 요건

관광자원(Tourism resource)의 정의는 관광의 주체인 관광객으로 하여금 관광 동기나 관광의욕을 일으키게 하는 목적물인 관광대상을 가리키는 말이다. 즉 관광객이 관광지에 대해 동기나 의욕적인 태도를 보이고 있다는 것은 관광지에 대한 호의적인 선호가 형성되어 있다는 것을 의미하므로 관광객은 관광지를 방문하고자 하는 행동욕구를 가지게 된다. 관광자원은 관광산업 측면에서는 경제적 가치를 갖게 되며 관광객 측면에서는 위락적 · 문화적 · 교육적 가치를 갖게 하는 것이어야만 하며 동시에 관광수입을 올릴 수 있는 경제성을 가져야만 한다. 관광자원에 대한 여러 정의를 종합하면, 관광자의 관광 동기나 관광행동을 유발하도록 매력과 유인성을 지니고 관광자의 욕구를 충족시켜주는 유 · 무형의 소재와 관광활동을 원활히 하는데 필요한 제반요소이다.

관광자원은 일반적인 자원과는 달리 그 자체에서 여러 가지 다른 요건을 가지고 있는데 구체적으로 살펴보면 다음과 같다.

첫째, 관광자원의 차별화된 체험이다. 관광자원의 요건은 일상적으로 할 수 있는 체험과는 구별되는 차별화된 체험과 동시에 관광객들의 욕구를 충족시켜줄 수 있어야 하고, 모두 만족할 때 훌륭한 관광자원이 되며 관광객들도 기꺼이 많은 비용을 지불하고자 한다. 차별화되어 있는 관광자원이 있을 때 제일 좋지만 없을 경우 기본적으로 차별화를 시켜주어야 한다. 관광은 자기가 사는 곳과 다른 곳을 찾아가는 행동이며 어떻게 만들어 주는가가 기본조건이고, 차별화 과정이 관광자원 개발 과정이다.

둘째, 관광자원은 고유성(Unique)이 있어야 하며 다른 곳에서 좀처럼 체험할 수 없는 자원일수록 가치가 높아진다.

셋째, 진기성(Authenticity)에 있다. 즉 케냐의 사파리를 직접 방문하는 것은 바로 진기성에 사람들이 가치를 두고 있기 때문이며, 미국 디즈니랜드에 가서 직접 사인을 받은 원본과 그 사인을 카피한 것의 가치는 진기성의 특성을 잘 보여준다.

넷째, 입장료나 기념품도 특징으로 볼 수 있다. 일반적으로 입장료 대신 상품가격에 포함하는 경우가 많으며 서비스 사업에서는 존재하지 않는 기념품도 체험산업을 나타내는 하나의 특징이다.

2) 관광자원의 유형

관광자원의 유형 구분은 자원성격, 이용수준, 제도, 자원입지, 관리주체, 체제기간 등에 따라 다양하게 구분할 수 있는데, 자원 성격에 의한 유형 구분이 가장 보편적이다. 자연관광자원은 기후적 · 지형적인 요인을 중심으로 복잡하게 결합하여 지역마다 독자적인 경관을 구성함으로서 자연관광자원을 이루어 관광의 대상물이 되고 있다. 지질 · 기상 · 천상 · 자연의 아름다움 · 웅대함 진기함 등에 의해 관광자원으로서의 가치를 지니고 있으며, 대부분의 수려한 자연 경관지를 형성함으로서 많은 관광객을 유치하고 있다. 체재나 보양의 목적이 되는 온천 등 체재관광의 자원은 스포츠 · 심신의 휴식 · 체재의 쾌적함이나 즐거움을 가져다주는 보양 리조트 · 스포츠 리조트 등을 형성하고 있다.

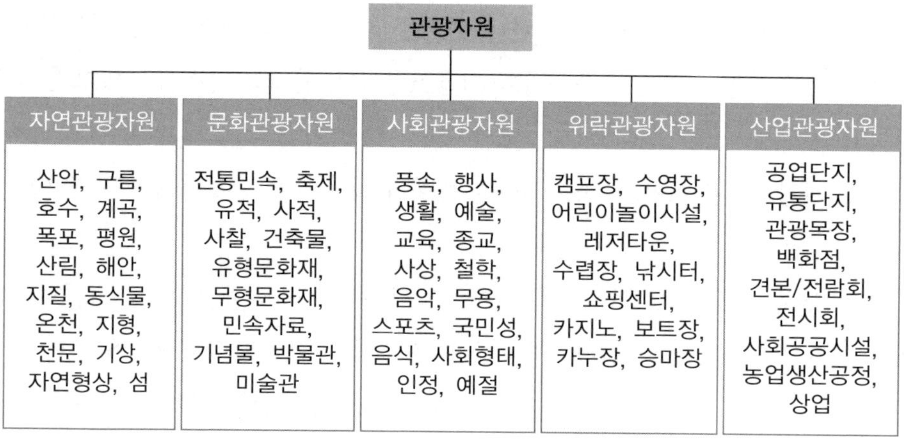

그림 1-2 관광자원의 유형

문화관광자원은 지역과 국가에 따라서 서로 다른 특징을 가지고 있는 세시풍속, 민속, 음악, 무용, 종교, 언어, 생활양식 등 무형적 제반 양식으로 구성된 인적 요인에 의한 자원과 인간의 비영리적 활동의 결과물로 나타난 유형적 제반 현상인 물적 요인, 즉 각종 건축물, 유적, 사적지, 지정관광지, 유원지, 공원, 박물관, 영화관, 미술관등의 구조물이나 시설물에서부터 음악, 의상 등으로 다양하게 자원화 할 수 있다.

세계관광기구(WTO)에서는 문화 · 예술 관광자원을 협의 의미로는 공연예술을 비롯한 각종 예술 감상, 축제 및 문화행사의 참여, 명소 및 기념건조물의 방문, 자연 · 민속 · 예술 · 언어 등의 학습여행과 순례여행 문화적 동기에 의한 자원으로 보고 있다. 또한 현대의 생활문화와 예술도 포괄하는 더욱 다양한 문화자원을 소재로 하는 관광부분으로 의료관광분야에서 활용가치가 높다.

의료기관의 문화공간을 활용한 문화행사(전시회, 공연 등)를 활성화하여 의료관광의 마케팅 활용이 가능하다. 지자체, 지역 및 의료기관의 국제교류 관련 네트워크를 활용하여 병원의 문화공간에서 그림전시, 박물전시, 민속행사, 음악회, 콘서트, 팬미팅 등의 문화행사와 함께 의료관광 상품을 판매할 수 있는 기회를 찾을 수 있다.

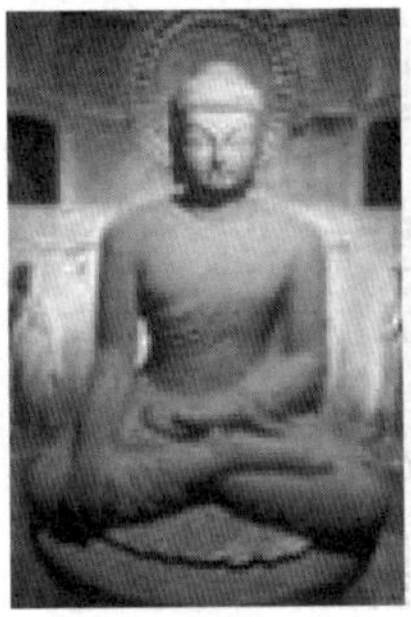
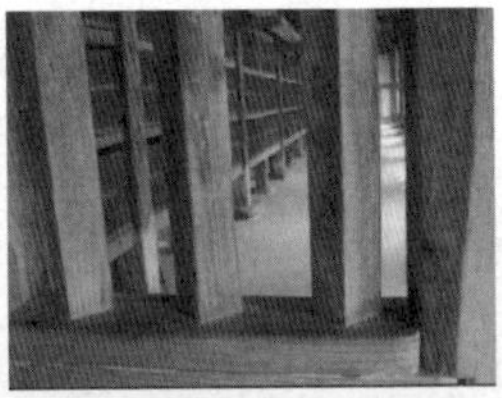
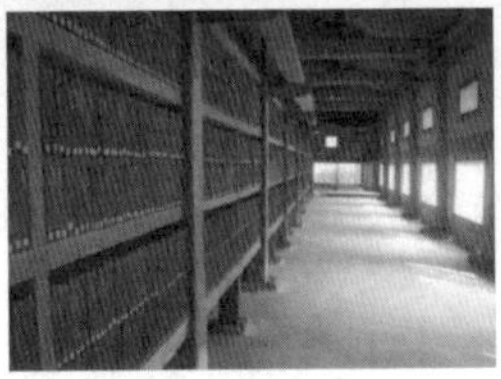
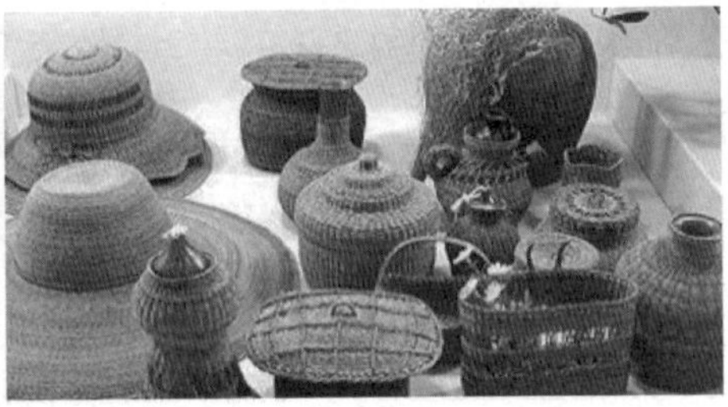

3. 관광 사업

의료관광 활동과 직 · 간접적으로 관련되어 있는 숙박, 여행, 항공, 카지노, 관광객 이용시설업 및 관광편의시설업, 국제회의업, 관광 사업의 기본적 특성에 대해 알아보도록 한다. 의료관광코디네이터 및 전문가는 앞서 언급한 관광자원과 관광사업의 적절한 활용을 통해 의료관광상품을 구성할 수 있어야 한다.

1) 관광숙박업

(1) 관광숙박업의 종류

호텔(hotel)이란 어원은 라티언의 'Hospitale'에서 파생된 파생어로서 순례자, 참배자, 길손을 위한 숙소의 뜻을 지닌 말이다. 현재 'Hospital'이란 단어로 병원의 뜻을 나타내는데, 의학과 과학이 발달하기 이전에는 여행자의 숙소와 여행 중 생긴 환자들에게 간단한 치료와 휴식 등을 함께 제공하여 호텔과 병원은 같은 어원 및 기능을 가지고 있다고 볼 수 있다.

관광진흥법에 규정된 호텔과 관련된 관광 사업에는 관광숙박업에는 크게 호텔업과 휴양콘도미니엄업으로 나누어 볼 수 있다. 호텔업은 관광호텔업, 수상관광호텔업, 한국전통호텔업, 가족호텔업, 호스텔업으로 세분화 된다. 2013년도 이후 외국인 관광객 1,200만명 시대를 맞이하여 관광숙박서비스의 다양성을 제고하고 부가가치가 높은 고품격의 융 · 복합형 관광산업을 집중적으로 육성하기 위하여 소형호텔업 및 의료관광호텔업을 신설되었다(관광진흥법 개정).

① 관광호텔업 : 관광객의 숙박에 적합한 시설을 갖추어 관광객에게 이용하게 하고 숙박에 부수되는 음식 · 운동 · 오락 · 휴양 · 공연 또는 연수에 적합한 시설 등을 함께 갖추어 이용하게 한다.

② 수상관광호텔업 : 수상에 구조물 또는 선박을 고정하거나 계류시켜 놓고 관광객의 숙박에 적합한 시설을 갖추거나 부대시설을 함께 갖추어 관광객에게 이용하게 한다.

③ 한국전통호텔업 : 한국전통의 건축물에 관광객의 숙박에 적합한 시설을 갖추거나 부대시설을 함께 갖추어 관광객에게 이용하게 한다.

④ 가족호텔업 : 가족단위 관광객의 숙박에 적합하도록 숙박시설 및 취사도구를 갖추어 관광객에게 이용하게 하거나 숙박에 부수되는 음식 · 운동 · 휴양 또는 연수에 적합한 시설을 함께 갖추어 관광객에게 이용하게 한다.

⑤ 호스텔업 : 배낭여행객 등 개별 관광객의 숙박에 적합한 객실과 이용자의 불편이 없도록 화장실 · 샤워장 · 취사장 등의 편의시설을 갖추고 있으며 이러한 편의시설은 공동으로 이용하게 한다.

⑥ 의료관광호텔업 : 의료관광객의 숙박에 적합한 시설 및 취사도구를 갖추거나 숙박에 딸린 음식 · 운동 또는 휴양에 적합한 시설을 함께 갖추어 주로 외국인 관광객에게 이용하게 한다. 의료관광호텔업을 등록하기 위해서는 객실을 20실 이상 갖추고, 취사시설 및 의료관광객의 출입이 편리한 체계를 갖추도록 하며, 의료관광호텔업을 할 수 있는 자는 전년도 또는 직전 1년간의 연환자수가 1,000명(서울지역은 3,000명)을 초과한 외국인환자 유치 의료기관의 개설자이거나 전년도 또는 직전 1년간의 실환자수가 500명을 초과한 외국인환자 유치업자로 하는 등 의료관광호텔업의 등록기준을 정하였다. 이를 통해, 의료관광객의 편의가 증진되어 의료관광 활성화에 기여할 것으로 기대된다.

⑦ 소형관광호텔업 : 관광객의 숙박에 적합한 시설을 소규모로 갖추고 숙박에 딸린 음식 · 운동 · 휴양 또는 연수에 적합한 시설을 함께 갖추어 관광객에게 이용하게 한다.

휴양 콘도미니엄은 관광객의 숙박과 취사에 적합한 시설을 갖추어 회원이나 공유자, 관광객에게 제공하거나 숙박에 따른 음식 · 운동 · 오락 · 휴양 · 공연 연수에 적합한 시설 등을 갖추어 이용하게 한다.

(2) 호텔의 기능 및 부서

호텔은 일반적으로 가정을 떠난 가정(a home away from home)으로 안락한 분위기와 서비스가 제공되고, 여행 중 심신의 피로를 풀고 생활의 활력을 줄 수 있는 시간적 · 공간적 여건을 충분히 갖춰야 한다. 단지 수면과 휴식을 위한 숙박(Lodging), 식음료(Food and Beverage), 모임, 대화, 사교장소를 제공하는 연회(Banquet), 국제회의, 국제협약, 화상회의를 제공하는 서비스 산업이라는 인식에서 벗어나 대 · 소회의 등을 제공하는 컨벤션, 교육, 예술, 패션, 공예, 학습, 전시회 등의 문화행사장(Cultural Center), 즐거움, 단련, 놀이, 휴식, 레저 · 스포츠, 쇼핑, 상담, 거래, 정보통신, 생활정보수집, 상업 공간, 법적으로 허용되는 카지노, 게임 룸 등 도박(Gambling), 클리닉, 헬스, 미용, 이용, 사우나, 수영, 건강관리, 국제전화, 전보, 인터넷, 팩스, 렌터카, 호텔, 예약, 관광에 관한 안내업무 그리고 지역사회의 정치, 경제, 사회, 문화, 예술, 커뮤니케이션 등 다양한 문화 및 경제적인 기능을 수행하는 복합공간이다.

고객접점분야에 종사는 종사원이 대부분인 객실부서와 식음료부서를 영업부서(Front of the house), 총지배인의 참모역할을 하는 마케팅 부서와 관리 부서(Back of the house)로 구분할 수 있다.

① 식음료부(Food & Beverage Department) : 호텔에 레스토랑과 연회실 및 칵테일 라운지가 있으며 식 · 음료의 준비와 서비스에 많은 운영요원이 필요하며, 호텔종업원의 과반수 이상이 이 곳에 종사한다. 호텔의 식음료 문화가 유럽이나 북미주에 뿌리를 두고 있으므로 대부분의 대규모 호텔들은 식음료담당 임원은 서양인으로 두고 있으며 식음료의 기능은 주방에서 생산된 제품을 식당에서 판매하므로 주방과 식당, 주장(Bar)을 포함하여 식음료부서를 이루고 있다.

② 프런트 오피스(Front Office) : 프런트 오피스 종사원은 고객과 접촉하여 예약, 객실배정, 입실과 퇴실관리, 호텔과 주변지역에 대한 각종 정보를 고객에게 제공한다.

③ 하우스키핑(Housekeeping) : 호텔의 객실 정비와 호텔 공공장소의 청소, 고객의 세탁물 관리, 분실물 관리이다.

④ 객실 및 연회 판촉부(Room & Catering Sales) : 판촉부서의 중요한 기능은 객실 및 식 · 음료에 대한 단체, 컨벤션, 개인, 기업체, 여행사 등에 대한 판

매에 있다.

(3) 객실상품의 종류

호텔의 객실상품은 이용하는 고객에 따라 내용이 다를 수 있다. 즉 침대, 가구, 부착물, 인테리어 등의 구성에서부터 침대의 크기, 침대의 수에 이르기까지 호텔이 추구하는 고객지향적인 경영정책과 시장세분화에 의해 전략적으로 이루어져야 한다. 또한 의료관광 담당자는 고객의 구성원 및 예약요청에 대하여 정확한 침대 종류와 침대 수에 의한 분류와 객실타입을 숙지하여 혼선을 없애야 하며 침대 종류와 침대 수에 의한 객실유형은 다음과 같다.

① 싱글 베드 룸(Single bed room) : 객실에 좁은 침대 한 개가 들어 있는 방으로 한 사람이 이용하게 되며 보편적으로 가격도 가장 저렴하며 국내 호텔들은 건물구조상 작은 방이 있는 경우를 제외하고는 싱글 룸을 만들지 않는다. 일반적으로 더블 룸 또는 트윈 룸에서 한 사람 요금을 지불하고 1인이 사용한다.

② 더블 베드 룸(Double bed room) : 객실에 두 사람이 사용할 수 있는 1개의 침대가 들어 있는 방을 더블 베드룸이라 한다. 침대 방의 일반적인 형태이며 비즈니스 고객이나 부부 동반인 관광객이 주로 사용 한다.

③ 트윈 베드 룸(Twin bed room) : 객실에 싱글 베드가 2개 들어 있어 두 사람이 동시에 투숙할 수 있는 객실을 말하며 방의 크기는 더블 베드 룸과 같다. 동성인 관광객 또는 중국과 일본 관광객이 주로 사용한다.

④ 트리플 룸(Triple bed room) : 트윈 베드 룸에 한 사람이 더 추가되어 세 사람이 동시에 투숙할 수 있도록 싱글 베드가 비치되어 있거나 이동식 침대를 배치하는 경우이며, 주로 가족이나 단체객이 이용한다.

⑤ 더블 더블 베드 룸(Double double bed room) : 트윈 베드 룸과 같은 개

념이지만 고객이 안락하게 취침할 수 있도록 2인용 침대를 한 사람씩 쓸 수 있도록 배려하고 있다. 국내에서 찾아보기 힘든 객실 타입으로 고객의 요청이 있을 경우, 반드시 가능한 호텔이 있는지 확인하고 확답을 해주어야 한다.

⑥ 온돌 룸(Ondol room) : 객실의 크기는 더블 베드룸과 같지만 객실내부의 장식은 한국식으로 꾸민 방을 말하며 객실내의 집기 비품도 한식의 문갑, 보료, 낮은 탁자, 이불 등을 비치하고 한국적인 장식을 특색 있게 배치하며 온돌 룸에는 침대가 없는 것이 특징이다.

⑦ 기타 : 고객의 요청에 의해 추가로 준비하는 보조침대(Extra bed)는 보통 12세 이상의 경우는 추가 요금이 있고, 12세 이하의 경우는 무료로 제공됨으로서 해당 호텔별로 요금정책을 확인하여야 한다. 3~4세 이하의 어린이를 위한 어린이용 침대(Baby cot), 안락의자에 침대가 장치된 침대(Couch bed)등이 있다.

침대 종류와 침대 수에 의한 분류는 호텔 객실판매의 기본적인 분류방법이지만, 이용고객의 기호에 맞게 객실을 꾸미고 제공하는 것은 새로운 서비스 상품개발로서 고객의 욕구와 요구에 바탕을 두며 고객지향적인 경영방법이라고 볼 수 있다. 이용목적에 의한 객실타입은 다음과 같다.

① 보통 객실(Normal room, Standard room) : 가장 일반적인 객실로서 호텔에서 가장 많이 보유하고 있거나 가격대가 평균요금인 객실을 일반객실 또는 보통객실이라 한다.

② 가족용 트윈 베드 룸(Family twin bed room) : 휴양지 호텔이나 도심 호텔에서 볼 수 있는 객실형태로서 어린이를 동반한 부부가 투숙할 수 있도록 넓은 침대(부부용)와 좁은 침대 한 개(자녀용)로 이루어진 트윈 베드 룸을 패밀리

트윈 베드 룸이라 한다. 요금은 더블 베드 룸보다 조금 높거나 같다.

③ 이그제큐티브 룸(Executive room) : 호텔의 귀빈층 객실은 보통방의 중간 형태로서 단체 고객이 아닌 비즈니스 여행자를 위한 객실층을 말하며, 보통객실보다 높은 요금을 받는다. 객실 크기는 보통방보다 크며, 침대는 킹 사이즈 베드, 객실 내 사무를 볼 수 있도록 간단한 문구류와 책상, 인터넷이 연결되어 있다. 또한 클럽라운지를 무료로 개방하여 아침식사, 커피, 주스, 홍차, 과일 등을 제공하며 저녁에는 해피아우어(Happy hour)라고 하여 하루의 피로를 풀 수 있는 대화의 장을 만들어 클럽에서 투숙하는 고객에게 칵테일, 와인, 청량음료, 주스와 간단한 전채요리, 과일 등을 제공한다.

④ 특실(Suite room) : 기본 단위는 침실 한 개와 거실 한 개로 꾸며지고 호텔의 운용에 따라 특실의 종류를 다양하게 구성하여 일반 특실에서부터 프래지던트 · 팬트하우스 특실 등 다양한 이름을 붙여 고가의 가격으로 판매한다. 특실의 등급이 높을수록 고급스러움의 극치를 보이며 욕실에는 기본적으로 자꾸지(Jaccuzi), 정원, 비데, 벽난로, 칵테일 코너, 소회의실, 비서실을 갖추고 있다.

2) 여행업

여행업에 관한 정의를 종합하여 "여행업이란 여행자와 여행관련 기관 사이에서 여행자를 대하여 예약 · 수배 · 대리 · 이용 · 알선 등의 여행 서비스를 제공하고 대가를 받는 사업"이라고 결론지었다. 그리고 여행업의 기능과 역할을 살펴보면 다음과 같다.

(1) 여행업의 기능

여행업의 기능은 관광객과 Principal(여행업의 공급업자) 사이에서 이들 양자를 접목시키는데 있으며, 구체적으로 살펴보면 다음과 같다.

① 여행자를 위해 운송 · 숙박시설을 대행하여 알선
② 여행자의 안내와 여권의 발급을 위한 수속대행
③ 여행에 관한 정보제공기능 및 상담
④ 예약 및 수배기능과 여행상품 판매
⑤ 각종 승선권 등의 발권
⑥ 여행일정 관리
⑦ 정산(settlement)기능 수행

위에서 서술한 기능은 관광객의 입장에서 볼 때 다음과 같은 특징으로 요약된다.

첫째, 여행사는 여행에 관한 한 전문가적인 입장에 있기 때문에 관광객들은 여행사를 신용하여 여행에 대한 불안감을 해소할 수 있다.

둘째, 여행사는 가장 공평하고 새로운 정보판단력을 가지고 있다.

셋째, 관광객은 복잡한 여행일정에 따른 제반 수배를 여행사에 위탁함으로서 시간절약을 할 수 있다.

넷째, 여행사는 여행자의 대량공급을 통한 가격의 할인이 가능해져 염가판매를 할 수 있어 여행자의 이익을 대변할 수 있다.

(2) 여행업의 역할

여행업자는 고객에게 직접 서비스할 수 있는 구체적인 소재(원료)를 가지고 있지 않으며 공간이나 서비스를 고객에게 인도할 수 없다. 아울러 고객과 소재제공자로서의 교통기관(철도 · 선박 · 버스 · 항공기 등)이나 숙박시설(여관 · 호텔 · 식당 · 박물관 · 안내서비스 등)의 중간에 서서 예약, 수배, 대리, 이용, 알선하는 것이 여행업자의 역할이라고 말하고 있다. 여행업이 수급유통을 하는 윤활유이며, 여행의 즐거움을 연출하는 연출가(Producer)역할을 하는 것으로 요약할 수 있다.

여행사는 서비스기업이며 관광 그 자체를 판매하는 것이 아니다. 관광은 인간의 행동을 수반하지 않으면 안 되는 것이며 관광의 구성요소에 서비스를 추가하여 이를 상품화하여 판매하는 것이며, 관광의 각 구성요소에 서비스를 추가하는 역할을 담당하는 것이 여행사이다. 이러한 관광관련 사업을 개별, 조합하여 판매 · 대행하는 것이 여행사의 역할이며, 이를 구체적으로 살펴보면 다음과 같다.

① 관광자를 위한 편의제공

② 안심 · 안락 · 안전한 관광이 되도록 함

③ 교통기관, 숙박시설, 지역 및 관광대상의 체계화

④ 편리하고 간단하게(여행상품선택으로)

⑤ 여행사의 창의와 연출로 관광전문가의 전문성 인정

⑥ 매력 있는 상품제조

⑦ 자유로운 관광의 package Tour제조 판매

⑧ 보이는 상품으로 연구(무형의 상품을 유형으로)

⑨ 관광관련 Principal의 알선

⑩ 관광관련 Principal의 상품판매

(3) 여행업의 종류

관광진흥법 시행령에서는 여행업을 영업종목에 따라서 일반여행업, 국외여행업, 국내여행업으로 분류하고 있다.

① 일반여행업이란 국내 또는 국외를 여행하는 내국인 및 외국인을 대상으로 하는 여행업(여권 및 사증을 받는 절차를 대행하는 행위를 포함)을 말한다.

② 국외여행업은 국외를 여행하는 내국인을 대상으로 하는 여행업(여권 및 사증

을 받는 절차를 대행하는 행위를 포함)이다.

③ 국내여행업은 국내를 여행하는 내국인을 대상으로 여행상품의 제작판매와 알선 및 안내를 하는 것을 주 업무로 하는 여행업을 말한다. 국내여행업은 내국인을 대상으로 국내여행에 국한하고 있어 외국인을 대상으로 하거나 또는 내국인을 대상으로 한 해외여행은 이를 법으로 금지하고 있음으로 해외 의료관광객의 관광안내 및 주선은 국내 여행업에 해당되지 않는다.

(4) 여행상품의 구성요소

여행상품은 여행소재의 다양한 결합으로 이루어지며 구체적으로 살펴보면 다음과 같다.

① 교통수단 : 교통수단에는 한 지점에서 다른 지점으로 이동시키는 모든 교통수단, 즉 대형 승합차, 소형 승합차, 항공기, 기차, 여객선, 마차, 인력거 등의 모든 이용 가능한 교통수단을 포함한다.

② 숙박기관 : 호텔 · 모텔 · 유스호스텔, 여관 · 여인숙 등 잠을 잘 수 있는 모든 숙박기관을 포함한다.

③ 음식 : 인간이 가진 여러 욕망 가운데 기본적인 욕구가 식욕인 것처럼 여행 중의 즐거움도 식사에 있을 만큼 식사요소는 비중이 매우 크다. 식사에는 동 · 서양식을 포함한 모든 식사를 포함하며, 식사와 곁들여 진행되는 각종 쇼(show)도 포함된다.

④ 쇼핑 : 여행의 즐거움 가운데 하나는 여행지에서의 상품구입이다. 지역의 토산품을 구입함으로서 오래도록 추억을 간직할 수 있다. 여기에는 농축산물 · 어패류 · 공산품 · 민예품 · 토산품 · 특산물 등 모든 상품이 포함된다.

⑤ 여행목적지 : 여행목적지는 매력물, 편의시설, 하부구조, 교통 · 수송, 환대 ·

접대 등을 포함하는 개념이다. 여행목적지는 지역의 문화 · 역사 · 제도 · 관습 · 품속 · 예술 · 스포츠를 포함한 여가활동을 즐길 수 있는 장소를 포함한다.

⑥ 여행안내원 : 여행의 소프트적 요소로서의 안내원은 여행의 가치증진상품으로서 존재한다. 안내원에는 전속안내원, 일용안내원, 특정지역 및 특정장소안내원, 여행관리자(tour escort)를 포함한다.

⑦ 여행보험 : 여행보험은 여행일정 중 우연히 발생할 수 있는 사고에 대한 안전장치이다.

⑧ 연결체계(link system) : 연결체계는 여행대상과 여행대상간의 연결, 상품과 상품의 연결, 의사소통의 연결, 교통수단의 연결, 판매조직망의 연결, 판매 서비스 연결 등을 포함한다.

3) 항공사

교통기관과 비교하여 항공운송의 가장 현저한 특성은 고속성이며 늦게 교통수단으로 등장한 항공운송이 단기간 내에 전 세계 주요도시 상호간을 연결하는 항공노선 망을 구축하고 항공수송중심의 국제교통체계를 형성하였고, 고율의 운임부담을 요구하고 있는 것도 이러한 항공운송의 고속성 가치를 인정받고 있기 때문이다.

(1) 항공사 서비스

① 예약서비스 : 고객이 원하는 가장 편리한 예약방법 제공, 즉 전화 · 인터넷 · 팩시밀리 예약과 기내 면세점 예약 서비스이며 전화예약 서비스, 사이버 예약 서비스, 자동예약서비스, 팩시밀리예약 서비스, 기내 면세품 예약 서비스 등이 있다.

② 발권서비스 : 티켓을 원하는 고객에게 온라인상에서 해결되는 전자발권 서비

스이며 전자항공권 서비스 등이 포함된다. 현재에는 인천국제공항 청사안에서도 무인으로 발권서비스가 제공되고 있다.

③ 공항서비스 : 유모차, 휠체어, 애완동물 운반함 대여 등 공항에서부터 시작되는 서비스이며 도심공항터미널, 기내 Seat-map, 사전좌석배정, 미국 사전입국심사, 유모차 대여, 라운지, 패밀리, 휠체어, 애완동물 운반함 대여, 외투보관서비스 등이 있다.

④ 기내서비스 : 항공기 안에서의 기내 서비스, 기내 면세점 사전예약, 엔터테인먼트 서비스, Sleeper Fist Class이며 기내 서비스 타임 스케쥴, 국내선 로고상품 판매, 기내 면세품 사전예약, 에어쇼, 엔터테인먼트 등이 있다. 엔터테인먼트에는 하이라이트 안내, 오디오 프로그램 안내, Boarding Music 안내, 영화 프로그램 안내, 단편물 프로그램 안내, 기내 도서 안내, 채널 안내 등이 있다.

(2) 항공사 예약

타 산업과 비교하여 가장 특수한 형태를 띠고 있는 기능이 항공사의 예약업무 기능이다. 항공예약은 항공기가 출발하면서 판매되지 못한 좌석의 상품가치가 소멸되는 약점을 보완하기 위하여 실제 상품의 생산시기보다 앞서서 예약을 통하여 상품을 판매하고 관리하는 것이다. 또한 항공기의 대형화가 이루어져 항공좌석의 공급과잉상태에 이르자 항공사간의 경쟁이 심화되면서 이것을 극복하기 위한 방안으로 항공예약의 업무에 고객서비스를 추가하였다. 아울러 항공예약시스템은 자사의 항공좌석 예약뿐만 아니라 승객의 여정에 수반되는 타 항공사의 항공편에 대한 예약도 일괄적으로 처리를 해주는 기능으로 발전하였고, 인터넷의 발달로 컴퓨터가 있으면 언제 어디서든지 예약과 발권이 가능하다.

① 예약서비스

관광자 예약업무는 업무의 성격과 내용에 따라 크게 두 분야로 나누어 운용되고 있다.

② 일선 예약 취급 업무

관광자와 직접 접촉하면서 일선 예약 판매업무로서의 예약취급을 주로 하는 업무이다. 지역의 지점 영업소에서 여객예약업무를 담당하는 예약과 또는 예약계가 업무를 담당하고 있으며 다음과 같이 기능별로 나누어 운영되고 있다.

• 예약접수계

관광자로부터 예약전화를 접수하여 항공관광일정의 작성 및 좌석예약, 부대 서비스의 예약과 편의, 관광정보를 제공하여 주는 업무를 맡고 있다. 좌석을 예약의 형태로 판매하는 가장 중요한 부분이며 관광자가 최초로 항공사를 접촉하게 되는 분야이기 때문에 예약이 항공사의 얼굴 또는 항공사의 목소리라고도 불리는 이유가 여기에 있다.

• Information계

관광자가 전화로 문의하여 오면 항공관광자 또는 관광국 등에 관련된 정보를 제공하여 주는 업무를 맡고 있다. 전산예약 시스템의 참고자료를 이용하기도 하며 OAG, TIM 등 필요한 자료를 비치하여 참고한다.

• 서비스계

특수관광자 및 제한관광자와 대면 서비스가 필요한 관광자를 직접 취급하는 업무를 맡고 있다

• 단체계

단체관광자에 대한 예약, 출발확인 및 기타 단체취급업무 등을 맡고 있다

• 출발확인계

예약된 관광자의 탑승예정 여부를 사전에 확인한다.

- 예약기록의 재확인
- 비행기편 스케쥴 변경에 따른 관광자의 취급
- 특수관광자의 예약처리
- 비행편 공급좌석의 최대 활용을 위한 지점 초과 예약의 실시

비행편 출발 후에는 탑승한 관광자의 기록을 마지막으로 확정 정리하는 작업도 하게 된다.

4) 카지노

(1) 카지노의 개념

카지노의 개념은 웹스터 사전에 의하면, 회의, 춤, 특히 전문 갬블링(professional gambling)을 위해 사용되는 건물이나 넓은 장소, 또는 도박시설이 있는 오락장으로 정의되고 있다. 관광진흥법에서는 "전용영업장을 갖추고 주사위 · 트럼프 · 슬러트머신, 특정한 기구 등을 이용하여 우연의 결과에 따라 특정인에게 재산상의 이익을 주고 다른 참가자에게 손실을 주는 행위 등을 하는 업"으로 규정하고 있으며, 여기에 입장하는 자는 외국인(해외이주법 제2조의 규정에 의한 해외 이주자를 포함)에 한정하도록 규정되어 있다. 그러나 태백 · 정선 지역에 설립된 강원랜드 카지노는 내국인의 출입이 가능한 유일한 곳이다.

카지노는 관광산업의 영역을 차지하는 산업이며 관광객이 관광과정에서 즐기는

여가활동으로 인식할 때, 이것을 단순한 도박으로 해석하는 것은 잘못된 것이다. 카지노는 하나의 여가선용을 위한 건전한 위락형 게이밍(gaming)산업으로 인식되어야 한다.

(2) 국내 카지노 현황

표 1-4 **국내 카지노 현황**

시 · 도	업소명(법인명)	허가일	운영형태 (등급)	대표자	종사원수 (명)	전용영업장 면적(m2)
서울	워커힐카지노 【(주)파라다이스】	'68.03.05	임대 (특1)	이혁병	1,115	3,970.97
	세븐럭카지노 서울강남코엑스점 【그랜드코리아레저(주)】	'05.01.28	임대 (컨벤션)	임병수	1,011	6,093.57
	세븐럭카지노 서울강북힐튼점 【그랜드코리아레저(주)】	'05.01.28	임대 (특1)	임병수	415	2,811.94
부산	세븐럭카지노 부산롯데점 【그랜드코리아레저(주)】	'05.01.28	임대 (특1)	임병수	269	2,554.50
	파라다이스카지노부산 【(주)파라다이스글로벌】	'78.10.29	직영 (특1)	이혁병	301	2,283.50
인천	인천카지노 【(주)파라다이스세가사미】	'67.08.10	임대 (특1)	정연수	415	1,703.57
강원	알펜시아카지노 【(주)지바스】 구)(주)코자나	'80.12.09	임대 (특1)	권호경	22	689.51
대구	인터불고대구카지노 【(주)골든크라운】	'79.04.11	임대 (특1)	김영철	175	3,473.37
제주	더케이제주호텔카지노 【(주)엔에스디영상】	'75.10.15	임대 (특1)	진재철	228	2,359.10

	제주카지노지점 【(주)파라다이스】	'90.09.01	임대 (특1)	이혁병	243	2,756.76
	마제스타카지노 【(주)마제스타】	'91.07.31	임대 (특1)	서준성 외 2명	308	2,886.89
	로얄팔레스카지노 【(주)건하】	'90.11.06	임대 (특1)	박성호 김유남	171	1,353.18
	롯데호텔제주카지노 【(주)두성】	'85.04.11	임대 (특1)	이혁병	215	1,205.41
	더호텔엘베가스카지노 【(주)지앤엘】	'90.09.01	임대 (특1)	신광식	145	2,124.52
	겐팅제주카지노 【그랜드익스프레스코리아(주)】	'90.09.01	직영:2 임대:14	송우석	192	803.30
	골든비치카지노 【(주)골든비치】	'95.12.28	직영 (특1)	정희태	136	1,528.58
13개 업체 16개 영업장(외국인대상)			직영: 3 임대: 14		5,361	38,598.67
강원	강원랜드카지노 【(주)강원랜드】(내국인 대상)	'00.10.12	직영 (특1)	함승희	3,570	12,792.95
	14개 업체 17개 영업장(내 · 외국인대상)		직영:2 임대:15		8,931	51,391.62

5) 관광객이용시설업과 관광편의시설업

(1) 관광객이용시설업

관광객을 위하여 음식, 운동, 오락, 휴양, 문화, 예술, 레저 등에 적합한 시설을 갖추어 관광객에게 이용하게 하는 업과 대통령령이 정하는 2종 이상의 시설과 관광숙박업의 시설 등을 함께 갖추어 회원이나 그 밖의 관광객에게 이용하게 하는 업을 칭

한다. 2006년 문화관광부 현황으로 관광유람선업이 전국에 4개, 외국인전용 관광기념품판매업이 118개, 종합휴양업 15개, 전문휴양업 29개 업체가 영업을 하고 있다.

(2) 주요 관광객이용시설업의 현황

① 전문휴양업

표 1–5 **전문휴양업 현황**

시 · 도별	업체명	위치	시설규모(m2)	
			부지면적	등록주요시설
경기도	한국민속촌	용인시 기흥구 보라동	528,913	• 민속촌 – 건물242동 – 민속전시품 – 공연장,눈썰매장 – 놀이시설, 청소년수련시설
경기도	서울랜드	과천시 막계동	298,250	• 유기장 – 놀이기구 48종 – 야외공연장 및 편익시설 등
경기도	서림리조트	이천시 모가면 신갈리	27,568	• 온천장 – 실내바디풀, 실외 아쿠아풀 – 체력단련장 등
경기도	서울리조트 스키장	남양주 호평동	278,182	• 스키장 – 스로프(4면), 리프트(4기) – 숙박시설
강원	알프스 리조트	고성군 간성읍 흘리	437,076	• 스키장, 휴양콘도 – 스로프(6면), 리프트(5기) – 여관 등
충남	서대산 드림리조트	금산군 추부면 성당리	1,761,554	• 유기장 – 운동 · 오락시설 – 수영장 등
충남	아산스파 비스	아산시 음봉면 신수리	92,484	• 온천장, 수영장 • 눈썰매장, 공연장

전북	부안상록 해수욕장	부안군 변산면 도청리	79,506	• 해수욕장 – 담수욕장, 운동시설 – 방가로 등
전남	금호화순 온천장	화수군 복면	22,424	• 온천장 – 실내수영장 등
경북	사일온천	영천시 서산동	22,612	• 온천장 – 실내수영장 등
	신라밀레 니엄 파크	경주시 신평동	175,131	• 민속촌 – 숙박시설 – 휴게음식점
제주	한림공원	제주시 한림읍 협재리	218,406	• 식물원 – 식물 1,187종 – 일반음식점
	아프리카 박물관	서귀포 대포동	8,251	• 박물관 – 전시관, 편의시설
	제주패밀리	제주시 애월읍 납읍리	11,840	• 일반음식점 • 실내외수영장 • 실내체육관 • 체력단련장
	아쿠아랜드	서귀포 법환동	75,991	• 일반음식점 • 실내수영장
	제주 드림랜드	제주시 애월읍 봉성리	17,718	• 일반음식점 • 숙박시설 • 승마장업
	방림원 식물원	제주시 한경면 저지리	7,304	• 일반음식점 • 식물전시관
	석부작 테마공원	서귀포 호근동	18,469	• 분재전시, 재배지 • 숙박시설 • 일반음식점
	생각하는 정원, 분재 예술원	제주시 한경명 저지리	36,114	• 일반음식점 • 분재전시
	팸빌리지 관광농원	서귀포 호근동	12,155	• 일반음식점 • 숙박시설 • 관광농원

② 종합휴양업(제1종)

표 1-6 **종합휴양업 제1종 현황**

시 · 도별	업체명	위치	시설규모(m2)	
			부지면적	등록주요시설
서울	서울드림 랜드	강북구	347,971	• 유원시설, 수영장 – 운동 · 오락시설 – 편의시설 등
	롯데월드	송파구 잠실동	171,581	• 유원시설, 민속박물관 – 운동 · 오락시설 – 편의시설 등
대구	스파밸리	동구 신천동	11,363	• 온천장, 유원시설 – 음식점, 수영장 등
인천	송도유원지	남구 옥련동	254,403	• 해수욕장, 유원시설 – 운동 · 오락시설 – 보트장 등
경기도	애버랜드	용인시 처인구 포곡읍	9,529,848	• 동물원, 식물원, 유원시설,수영장 – 자동차 경주장 – 워트파크
강원도	남이섬	춘천시 남산면 방하리	485,478	• 유원시설, 수영장, 동물원, 식물원, 체육시설
	대명홍천 비발디파크	홍천군 서면 팔봉리	2,692,000	• 스키장, 유원시설 – 콘도, 수영장 – 편의시설 등
	설악 워터피아	속초시 장사동	195,000	• 유원시설, 온천장 – 워터파크 – 운동시설 등
충남	천안상록 리조트	천안시 수신면 장산리	256,166	• 유원시설, 수영장 – 운동 · 오락시설 – 자연학습장 등

경북	경주월드	경주시 천군동	253,685	• 유원시설, 수영장 – 일반숙박시설 – 자연학습장 – 운동시설 등
경남	부곡하와이	창녕군 부곡면 거문리	120,007	• 유원시설, 수영장 – 식물원, 동물원 – 운동시설 등

③ 종합휴양업(제2종)

표 1-7 종합휴양업 제2종 현황

시 · 도별	업체명	위치	시설규모(m2)	
			부지면적	등록주요시설
강원	휘닉스파크	평창군 봉평면 면온리	1,947,762	• 호텔, 콘도, 스키장
	용평리조트	평창군 도암면 용산리	4,391,294	• 호텔, 콘도, 스키장
	현대성우 리조트	횡성군 둔내면 두원리	1,714,000	• 스키장, 콘도, 관광호텔, 유스호스텔
전북	무주리조트	무주군 설천면 심곡리	6,136,200	• 스키장, 수영장 • 가족관광호텔 • 관광호텔 • 위락시설

(3) 관광편의시설업

관광진흥법에서 관광편의시설업은 관광사업 중에서 여행업, 관광숙박업, 관광객이용시설업, 국제회의업, 카지노업을 제외한 사업이나 시설 가운데 관광진흥에 도움이 된다고 인정되는 것으로 문화관광부령이 정하는 바에 따라 지역별 관광협회에서 지정하도록 되어 있다. 문화관광부령으로 지정된 관광편의시설업으로는 관광사진업, 여객자동차터미널시설업, 관광토속주판매업, 관광유흥음식점업, 외국인전용유흥음식점업, 시내순환관광업, 관광식당업, 관광펜션업, 관광삭도업 등 9가지가 있다. 관광편의시설업으로 지정된 업체는 총 1,365개소에 이른다.

6) 국제회의업

관광진흥법에서는 국제회의산업에 관련된 관광사업에 국제회의업이 있는데, 이것은 "대규모 관광수요를 유발하는 국제회의(세미나 · 토론회 · 전시회 등을 포함)를 개최할 수 있는 시설을 설치 · 운영하거나 국제회의의 계획 · 준비 · 진행 등의 업무를 위탁받아 대행하는 업"으로 정의하고 있으며 국제회의업은 국제회의 시설업과 국제회의 기획업으로 나눌 수 있다.

(1) 국제회의 시설업

국제회의 시설업은 대규모 관광수요를 유발하는 국제회의를 개최할 수 있는 시설을 설치 · 운영하는 업으로서 현황은 다음과 같다.

표 1-8 국제회의 시설업 현황

구분	시설	수용인원(대회의장)
컨벤션센터	7	23,400석
호텔회의장	132	97,946석
준회의장	41	42,577석
계	180	163,923

전문컨벤션센터의 건립과 추진현황을 살펴보면 다음과 같다.

표 1-9 컨벤션 센터 현황

완공년도	시 설 명	규 모	
		대회의장	전시장
2000.05	COEX(서울)	7,000석	36,027㎡
2001.09	부산컨벤션센터(BEXCO)	2,800석	26,325㎡
2001.04	대구전시컨벤션센터(EXCO)	4,200석	12,000㎡
2003.03	제주관광종합센터(ICC Jeju)	4,300석	2,586㎡
2005.04	한국국제전시장(KINTEX)	2,000석	53,541㎡
2005.09	김대중컨벤션센터(KCC)	2,000석	10,800㎡
2005.09	창원컨벤션센터(CECO)	2,000석	9,259㎡
2009. 4	대전컨벤션센터(DCC)	2,500석	2,520㎡
2009.10	송도컨벤시아	2,000석	8,416㎡
2010.10	구미코(GUMICO)	380석	3,402㎡

(2) 국제회의 기획업

국제회의 준비과정이나 운영 등 다양성과 전문성이 필요하며, 국제회의에 관한 종합적인 지식을 가진 전문 인력이 필요하다. 아울러 국제회의산업의 전문성과 다양성으로 인하여 국제회의 기획업이 생겨나게 되었다.

국제회의산업의 다양성이나 전문성은 국제회의 전문용역업체들의 설립과 발전을 초래했으며, 국제회의산업 선진국에서는 국제회의 전문용역업체들이 국제회의 · 전시회준비 · 운영업무를 주최 측으로부터 위임받아 회의개최에 따른 인력 및 예산을 효율적으로 관리함으로서 시간과 자금을 절약하면서 세련된 회의진행의 효과를 거두고 있다. 이러한 국제회의기획업의 주요업무는 다음과 같다.

① 회의구성에 관한 전반적인 책임
② 주최 측 및 참가자와의 연락관계 유지
③ 주요위원회 회의의 준비와 참가
④ 회의장 및 서비스홀의 준비 및 임차
⑤ 회의와 관련된 자료발송실시(사전 프로그램, 등록서 등)
⑥ 참가자 등록업무
⑦ 호텔예약
⑧ 사교행사에 관한 행정업무
⑨ 각종 문서의 준비
⑩ 전시장 및 전시회 참가자와의 연락관계 유지
⑪ 기술부문 행사의 협조(서류 · 필름 · 전시 등)
⑫ 홍보업무
⑬ 정식인원 및 임시고용원에 대한 통제
⑭ 회계업무
⑮ 수송 및 관광업무

또한 통역기재 렌탈과 회의 전후의 여행알선 업무를 담당하고 있다. 이러한 국제회의 기획업은 효율적으로 운영하기 위하여 전문회의기획가 · 통역사 · 속기사 등 국제회의, 전시회 행사와 관련된 각종 전문 서비스를 제공하는 역할을 한다.

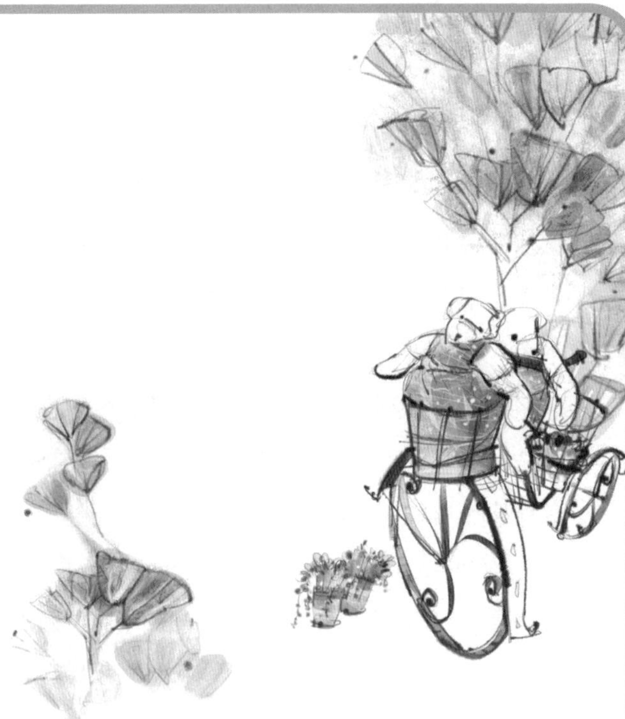

Chapter 02

현대 의료관광의 이해

제1절 의료관광의 개념 | 제2절 의료관광관련법 및 출입국 제도

제1절 의료관광의 개념

2008년 Deloitte & Touche Report와 McKinsey Company에 의하면, 세계 의료관광시장은 현재 600억불에서 2010년도에는 1,000억불에 달할 것으로 예측된 바 있다. 많은 국가 중에서도 특히 아시아와 라틴 아메리카에서 의료시설, 인프라 지원인력에 대한 투자를 통해 의료관광산업을 키우고 있다. 하지만, 2008년 이전에는 국제 의료관광산업에서 한국의 이름을 찾아볼 수가 없었다. 다행히 2009년 의료관광에 대한 부가가치 인식과 미래 가능성을 정부 신 성장 동력을 통해 발표함으로서 잠재적으로 가지고 있었던 한국의 의료 경쟁력과 정부의 지원으로 이제 비상을 위한 날개를 펼치고 있다.

I. 의료관광의 정의

어느 학문을 불문하고 현상에 대한 정의와 개념을 설명하는데는 매우 어렵다는 것을 알고 있다. 각기 다른 가치관과 사고를 가지고 그 현상에 대하여 바라보는 시각 즉 관점이 다양하기 때문이다. 의료관광도 마찬가지 양상을 보이고 있다. Wikipedia에서 "Medical Tourism"을 검색하면 "Medical Travel", "Health Tourism" "Global Healthcare"등의 다양한 단어가 혼재되어 사용함을 알 수 있다. 누구나가 인정하는 보편타당한 하나의 정립이 없음을 보여주는 것이다. 이러한 관광형태를 'health tour', '보건관광', '한방관광', '미용관광', '웰빙관광' 등 다양한 용어로 사용하고 있다. 직접적인 의료서비스와 관광활동이 접목된 관광에는 의료관광(Medical tourism)이라는 용어를 사용한다.

의료관광의 개념과 정의에 대한 보편타당한 정립을 위해서는 학자 또는 관광관련기관에서 제시한 정의와 개념을 충분히 이해하고 살펴보는 것이 무엇보다 중요하다고 생각된다. 이것을 바탕으로 의료관광의 공통적인 인자를 발견하여 재정립하는 것이 타당하다.

"의료"란 단어는 질병, 장애, 부상의 치료를 뜻하고 "관광"은 일반적으로 즐거움을 위한 여행이란 뜻을 가지고 있다. WTO(World Tourism Organization)에 의하면 "관광"은 "레저, 비즈니스 및 기타 목적으로 일상의 환경을 벗어난 곳에서 체류하거나 개인적 여행 활동을 하는 것(the activities of persons traveling to and staying in place outside their usual environment for leisure, business and other purposes)"이라고 정의한다.

또한 의료관광을 이해하거나 정의하는데 있어서 의료와 관광의 사전적 의미를 개별적으로 이해하는 것은 충분하지 않다. 이것을 위해서는 의료관광의 다양한 조합, 명확한 활동 행동들에 대한 충분한 이해가 필수적이며 정의 및 개념을 설명하기 위한 구상을 정하였으며, 학자 및 관련기관 등의 의료관광 정의를 살펴보도록 한다.

의료관광(Medical tourism)은 '헬스투어리즘(Health tourism)'이라는 용어를 사용하기도 하고, 건강관광, 보건관광, 의료관광 등으로 사용되고 있다. 선행된 외국학자의 정의를 살펴보면, Kaspar(1989)는 웰니스(Wellness)관광이란 보건관광의 하위개념으로서 "건강증진을 위해 거주지와 직장의 영구적인 장소가 아닌 전문시설에서 체재하며, 정기적으로 건강관리 서비스를 받아서 신체적, 정신적, 사회적 웰빙(Well-being)을 회복하는 것"으로 정의한다. Hall(1992)은 의료관광에 대하여 "특별한 흥미가 있는 관광(Special interest tourism)중의 하나로서 건강과 관련 있는 관광"이라고 정의하였으며, Goodrich(1993)은 Health tourism이란 "건강관리서비스 및 시설과 일반적인 관광시설이 결합된 것을 홍보함으로서 관광객을 관광시설과 목적지로 유도하기 위한 의도적인 시도"라고 정의하였다.

Medlik(1996)은 Health tourism이란 "Health-care tourism으로 알려져 있는데, 즉, 건강리조트와 건강치료-여러 가지 병에 대한 치료에서부터 건강과 휴양 프로그램들에 이르기 까지를 포함하는 것을 목적으로 다른 장소를 방문하고 여행하는 것"이라고 정의하였다.

Law(1996)는 "자신의 건강상태를 개선시킬 목적으로 집을 떠나 행하는 레저 활동"으로 Mueller & Lanz Kaufmann(2001)은 웰니스(Wellness)관광, 의료관광, 보건관광을 구분지어 정의하였는데, 웰니스 관광은 질병을 예방하는 차원의 관광이며, 의료관광은 건강을 회복하는 차원의 관광으로 구분된다고 주장하였다. Cupta(2004)는 "수술과 기타 다른 형태의 전문적인 치료를 필요로 하는 환자들에게 관광산업과 결합하여 저렴한 비용으로 효과적인 의료서비스를 제공하는 것"으로 광의적인 정의를 하고 있다.

Joan(2004)의 "Healthcare tourism in Southest Asia"에서 의료관광의 유형을 의료관광, 성형수술, 스파 및 대체요법 등 으로 구분하고 있다. 의료관광은 생명과 직결되는 수술로 건강검진, 암수술, 심장수술, 골수이식, 장기이식과 같은 의료서비스를 말한다. 성형수술은 가슴 확대시술, 얼굴 주름살 제거 시술 등을 스파 및 대체요법은 방향요법, 동종요법, 요가 등으로 치료하고 건강검진을 위하여 의학을 체험하고 온천을 즐기는 프로그램이라 할 수 있다. 일반적으로 우리가 알고 있는 의료관광의 범위는 치료(중증, 경증)와 미용을 위한 치료가 포함이 될 것이다.

국내의 의료관광 관련기관의 정의를 살펴보면, 보건복지 산하 한국보건산업진흥원은 보건관광(Health tourism)은 "보건 분야에서 관광자원으로 활용 가능한 부분을 발굴, 개발하고 관광을 상품화하여 서비스 및 제품을 제공하는 사업으로서 우수한 보건 서비스와 관광이 결합된 보건 관광프로그램(상품)을 개발하여 외국인(재외 한국인 포함)에게 제공함으로서 관련 사업 분야의 발전을 꾀하고 아울러 외국인 유치를 통한 외화획득 등 국가경제에 이바지하고자 하는 사업"이라고 규정하고 있다. 문화체육부와 관광공사에서는 의료관광을 "해외 거주 외국인이 국내 병의원에서 미용 및 예방진료, 수술 및 휴양 치료 등의 의료서비스를 받으며 환자 본인 또는 동반자가 일체의 관광행위를 병행하는 것"이라고 지칭하고 있다.

한국문화관광정책연구원(2006)에 따르면 웰빙(웰니스)관광이란 "개인의 최적의 건강에 성공적으로 도달할 수 있도록 생활양식을 변화시키기 위한 보양, 의료, 미용 등의 건강증진과 자연휴양자원을 이용한 친환경관광, 전통음식 시식, 농어촌 체험관광 등에 적극 참여하여 체험하는 관광의 특색을 띠는 것"이라 하였다.

국내 학자의 경우를 보면, 홍정화(2007)는 의료관광이란 "웰빙 붐과 더불어 나타나고 있는 웰빙 문화와 관광이 결합한 새로운 형태로서 보양, 의료, 미용, 친환경관광, 먹거리 관광 등 다양한 유형의 관광을 포함한다." 김민철 · 문성종 · 부창산(2008)은 의료관광을 인간의 재활력(Rejuvenation), 정신적(Mentally), 육체적(Physically), 감성적(Emotionally)을 위하여 레저(Leisure)와 휴양(Relaxation)을 함께 추구하며 웰니스(Wellness)와 헬스케어(Healthcare)를 결합하는 기능을 하는 관광의 유형이라고 정의하였다.

신재기 · 유명희(2009)의 의료관광(Medical Tourism)은 해외의료고객 유치방법 중 하나로서, 의료서비스와 관광이 상호 복합된 퓨전분야이다. 의료관광은 의료서비스와 휴양, 레저, 문화 활동 등 관광활동이 결합된 새로운 관광형태로, 의료관광객은 의료와 관광이라는 두 가지 목적을 동시에 이루고자 관광을 한다거나, 실제로는 의료행위 자체에 비중을 두고, 치료목적의 관광형태로 해석하는 것이 적합하다고 했다. 아울러 수술과 사파리 관광 혹은 미용수술과 스파를 겸하는 것이다. 즉 의료관광은 의료에 관광을 접목한 것으로 환자가 진료 · 휴양과 관광활동을 병행하는 것뿐만 아니라 의료기술이 뛰어나고 가격 경쟁력이 있는 국가에서 진료받기 위해 여행가는 것까지 포함된다. 이러한 정의를 종합적으로 살펴보면 다음과 같다.

표 2-1 의료관광과 유사개념의 정의

학자 및 기관	정의
Kaspar(1989) 웰니스(Wellness)관광	건강증진을 위해 거주지와 직장의 영구적인 장소가 아닌 전문시설에서 체재하며, 정기적으로 건강관리 서비스를 받아 신체적, 정신적, 사회적 웰빙(Well-being)을 회복하는 것
Hall(1992) 의료관광	특별한 흥미가 있는 관광 중의 하나로서 주요 동기가 건강과 관련 있는 관광
Goodrich(1993) Health tourism	건강관리서비스 및 시설과 일반적인 관광시설이 결합된 것을 홍보함으로서 관광객을 관광시설과 목적지로 유도하기 위한 의도적인 시도
Medlik(1996) Health tourism	건강리조트와 건강치료 여러 가지 병에 대한 치료에서부터 건강과 휴양 프로그램들에 이르기 까지를 포함하는 것을 주된 목적으로 다른 장소를 방문하고 여행하는 것
Law(1996)	자신의 건강상태를 개선시킬 목적으로 집을 떠나 행하는 레저 활동
Mueller & Lanz Kaufmann(2001) 웰니스(Wellness)관광, 의료관광, 보건관광을 구분	웰니스 관광은 질병을 예방하는 차원의 관광이며, 의료관광은 건강을 회복하는 차원의 관광으로 구분된다
Cupta(2004)	수술과 기타 다른 형태의 전문적인 치료를 필요로 하는 환자들에게 관광산업과 결합하여 저렴한 비용으로 효과적인 의료서비스를 제공하는 것
Joan(2004)	의료관광, 성형수술, 스파 및 대체요법 세 가지로 구분
한국보건산업진흥원 보건관광	보건 분야에서 관광자원으로 활용 가능한 부분을 발굴, 개발하고 관광을 상품화하여 서비스 및 제품을 제공하는 사업으로서 우수한 보건 서비스와 관광이 결합된 보건 관광프로그램(상품)을 개발하여 외국인(재외 한국인 포함)에게 제공함으로서 관련 사업 분야의 발전을 꾀하고 아울러 외국인 유치를 통한 외화획득 등 국가경제에 이바지하고자 하는 사업
문화체육관광부/ 한국관광공사	해외 거주 외국인이 국내 병의원에서 미용 및 예방진료, 수술 및 휴양 치료 등의 의료서비스를 받으며 환자 본인 또는 동반자가 일체의 관광행위를 병행하는 것

한국문화관광정책연구원(2006) 웰빙(웰니스)관광	개인이 최적의 건강에 성공적으로 도달할 수 있도록 생활양식을 변화시키기 위한 보양, 의료, 미용 등의 건강증진과 자연휴양자원을 이용한 친환경관광, 전통음식 시식, 농어촌 체험관광 등에 적극 참여하여 체험하는 관광의 특색을 띠는 것
홍정화(2007) 의료관광	웰빙 붐과 더불어 나타나 웰빙 문화와 관광이 결합한 새로운 형태로서 보양, 의료, 미용, 친환경관광, 먹거리 관광 등 다양한 유형의 관광
김민철 · 문성종 · 부창산(2008) 의료관광	인간의 재활력, 정신적, 육체적, 감성적을 위하여 레저와 휴양을 함께 추구하며 웰니스와 헬스케어를 결합하는 기능을 하는 관광의 유형
신재기 · 유명희(2009) 의료관광	해외의료고객 유치방법 중 하나로서, 의료서비스와 관광이 상호 복합된 퓨전분야
이상우(2011) 의료관광	국내의료기관의 진료, 치료, 수술 등 의료서비스를 환자와 그 동반자가 의료서비스와 병행하여 관광하는 것
임춘례(2011) 의료관광	건강증진, 치료 건강회복, 미용 등을 목적으로 타지로 떠나는 여행과 관광 또는 친지방문의 여행을 결정하고 현지 프로그램의 하나로서 건강 및 의료서비스를 이용하는 경우를 모두 포함하는 것으로 모든 의료서비스와 관광서비스가 결합된 여행형태
김봉기(2013) 의료관광	건강검진을 비롯한 피부나 미용 중심의 가벼운 치료에서부터 암수술이나 성형수술과 같은 고난이도 기술이 요구되는 다양한 의료서비스와 의료 관광자의 욕구를 충족시킬 수 있는 휴양, 레져, 문화체험 등 일체의 관광활동을 포함한 총체

일반적으로 관광의 개념은 3가지 공통인자를 가지고 있다. 이것은 장소와 장소간의 이동이란 개념이 있고, 이동의 목적 그리고 시간범위를 가지고 있다. 의료관광 역시 정의와 개념을 살펴보듯이 장소와 장소간의 이동 개념이 존재하였고, 이동의 목적으로는 건강, 치료, 보양, 예방, 관광행위가 복합적으로 포함되어 있다. 이것을 충분히 반영한 광의의 의료관광 정의를 제시해보면, "일상의 생활거주지를 벗어나 장거리 및 해외이동을 통하여 치료 · 건강 · 보양 · 예방 차원의 의료서비스 욕구 충족과 함께 여가 · 레크리에이션 · 관광의 목적 활동을 수반하는 여행형태"이다.

2. 의료관광의 세계적 추세

1) 한국의 의료관광산업을 보는 세계의 시각–한류중심

한류(韓流)란 용어는 1990년대 중 후반 대만, 중국 등 중화권에서 처음 사용되었다. 중화권에서 한류가 인기를 끌자 언론에 자주 언급되었으며 이때부터 한류(韓流)라는 단어가 세계적으로 사용되게 되었다. 최근에는 음식문화, 전통문화, 순수예술, 출판, 한국어 등 한국문화 전반에 대해 세계적인 관심의 대상으로 한류의 의미가 확대되어가고 있다.

최근에는 세계의 많은 사람들이 K-팝(Pop)을 통해 한국 노래를 즐겨 듣고, K-뷰티(Beauty)를 통해 한국의 화장품을 사용하고, K-패션(Fashion)으로 한국 패션에 관심을 가지며 이러한 K-컬츠는 한국이라는 이름을 세계에 널리 알리는데 주된 역할을 했다. 특히, 한국 드라마와 영화는 한국 여자 탤런트와 배우들의 외모를 닮고자하는 외국인들의 욕구를 불러 일으켰으며 그로 인해 성형관광의 촉매제가 되고 있다. 더불어 IT강국으로 전기, 전자 등의 최첨단기술력을 보유한 국가이미지로 인해 한국의 의료서비스에 대한 세계인의 관심도가 증가하는 추세이다.

2) 세계 각국의 인구 고령화와 의료비 증가

세계인구 증가율은 1960년대 연평균 2.24%였던 것이 1970년대는 2.02%, 1980년대 전반은 중국의 한 자녀 정책에 의해 1.81%로 저하되었으나, 평균수명은 지속적으로 증가되어 고령인구의 증가와 더불어 고령화가 급속히 진행되고 있다. 또한 세계 각국의 고령화 사회는 오늘날 현대사회의 문제로 대두되고 있으며, 노인의 유병률은 86.6%에 달하며 노인성 만성질환이 주요 질환을 이루고 있다. 이로 인해 의료비도 급격히 상승하면서 가계 지출에서도 의료비 비중이 늘어나고 있다. 수요측면에서 의료비 지출의 요인은 복지수준 향상, 의료기술 발달, 인구고령화, 건강에 대한 관심증가, 고급의료서비스에 대한 수요증가 등이 주요원인이 되고 있다.

3) 세계 각국 의료서비스의 질적 수준향상과 국제적 표준화 현상

전 세계적으로 의료기술의 빠른 확산으로 세계 각국의 의료서비스가 국제화 경향이 나타나고 있다. 보건 의료서비스 세계화유도로 공공부문 지출감소, 민간부분의 참여증가, 보험 및 정보통신 등의 자유화, 여행비용의 감소 및 여행의 편의성은 의료소비자 및 의료공급자의 이동을 증가 시키고 있다. 그리고 글로벌 의료 거버넌스의 보편화로 국가 간 혹은 국제적 이슈와 연계된 개별국가의 의료문제 해결을 위해 국가 간 협의체의 보편화 현상은 의료기관의국제인증 사업에 활성화를 가져오고 있다. JCI인증사업 (글로벌의료 평가 표준화 네트워크 거버넌스)은 전 세계를 대상으로 엄격한 국제표준의료 서비스심사를 거친 의료기관에게 발급되는 인증으로 환자의 안정과 양질의 의료서비스 제공을 목적으로 한다. 환자가 병원에 들어서는 순간부터 퇴원까지 치료의 전 과정을 11개 분야1,033개 항목에 걸쳐 세밀하게 평가하는 사업이다.

4) 과학 · 기술의 융 · 복합을 통한 의료서비스산업 범위의 확대

의료기술과 BT, IT, NT와의 접목으로 의료서비스 산업의 확대와 의료서비스 제공체계의 다양성이 증가하고 있다. 이는 환자 맞춤형 의료서비스에 대한 수요의 증대를 가져왔으며, 의료기술의 첨단화에 따른 의료서비스 공급체계의 다양성을 증가시키고 있다. 최근에는 원격진료, E-Health 등 IT와 보건의료의 결합으로 고비용형 첨단기술의 개발이 늘어나고 있다. E-Health의 활성화는 의료기관 평가체계와 의료기관 및 의료인들의 질과 관련한 정보들도 원활히 공급되도록 하고 있다. 또한 전 세계적으로 U-Health 산업 활성화를 위한 법 제도를 지속적으로 보완하고 있으며, IT 인프라를 기반으로 하는 U-Health 시장은 인터넷 기술과 IT기술의 급속한 발달과 함께 성장하고 있다(김명희, 2014).

3. 의료관광의 핵심 동력인자 5 "A"

세계적인 Health & Medical Tourism Consultant의 Dr. Prem Jagyasi는 의료관광산업을 이끄는 핵심 동력이 무엇인지 그리고 무엇 때문에 환자들이 여행을 하는지에 대하여 의료관광객의 의사결정과정에 포함할 수 있는 주요한 5가지 요인을 설명하고 있으며 이것을 통하여 의료관광 마케팅 접근에 대한 시야를 넓혀줄 수 있을 것이다.

1) 의료관광의 핵심 동력인자(Drive Factor)

① Technology(기술) : 기술은 효율적인 글로벌 교통과 커뮤니케이션 시스템 등을 개발하여 의료관광을 활성화시킨다. 의료산업의 기술과 인터넷을 통한 세계 평준화는 서비스의 질을 향상시키며, 기술이 우리의 일상생활에 영향을 끼치고 있다는 것은 더 이상 비밀이 아니다. 전자통신(Telecommunications), 컴퓨터와 정보(Information)의 통합은 기업들에게 새로운 경쟁방법의 지평을 열었으며, 기술이 마케팅 분야에 사용되든지, 경영자원을 관리하는데 사용되든지, 혹은 미래예측에 사용되든지 기술이 향후 의료관광에 응용할 가장 중요한 경쟁수단(Competitive Method)이 되리라는 것은 의료관광 마케팅 조사를 통하여

밝혀지고 있다.

② Cost(비용) : 환자가 의료보험을 가지고 있지 않거나 의료적욕구에 감당할 수 없을 정도의 의료보험이라면, 나머지 치료비용은 건강보험 환자에게로 전환되며 이것이 비용전환이다. 의료관광산업에서 경쟁은 이와 같은 적절한 목표를 운용하지 않고 있다. 여기에서 핵심은 환자에게 치료를 제공하여야만 한다는 것이고, 다른 나라의 경제적 이득을 얻기 위한 것이나 가난하고 아픈 환자들로부터 새로운 관광분야를 구축하기 위해서가 아니며 선진국에서 의료처치의 비용은 극단적으로 높다. 아울러 개인, 사회 그리고 기업의 건강계획은 매우 비용이 높으며 지불모델은 개인에게로 전환되고, 비용은 의료관광에 있어 또 다른 동력인자이다.

③ Need(욕구) : 새로운 소비자 욕구의 출현 즉, 치료를 받기 위해 긴 대기행렬을 피하거나 가능한 최신 치료를 받기를 원하거나, 환자의 자국에서 치료가 불가능할 때 새로운 해결을 요구하는 경우. 욕구는 의료관광의 또 다른 동력인자인 것이다.

④ Change(변화) : 병원은 전통적인 평범한 일반병동 보다는 럭셔리한 호텔개념에 근접하다. 수술 후, 매력적인 관광자원을 방문할 기회를 제공하는 것이 환자를 위해 확실한 변화를 줄 수 있으며, 환자들은 남아프리카에서 정형외과 수술을 한 후 사파리 여행, 인도에서 안과 수술을 한 후 타지마할 관광을 하고 있으며 멕시코에서는 성형수술 후 마야문명을 경험하고 있다.

⑤ Demographics(인구 통계적 변화) : 미국의 베이비 부머(Baby Boomers)는 인구 고령화로 인해 국가의 의료시스템에 영향을 크게 미치고 있는 것처럼 인구 통계적 변화도 중요한 동력인자이다.

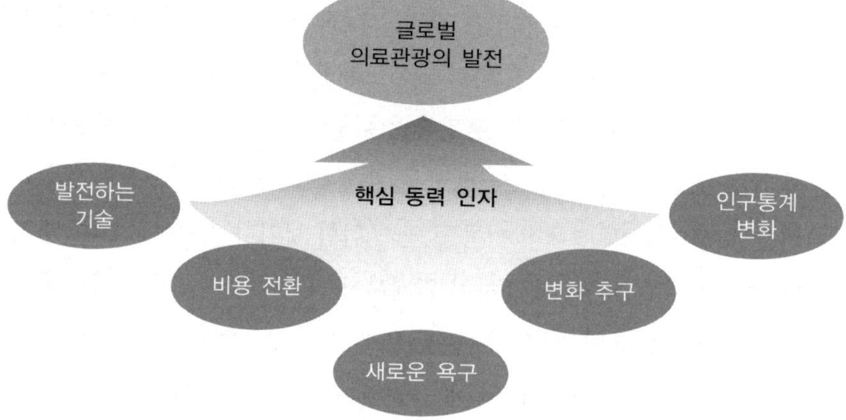

그림 2-1 글로벌 의료관광의 핵심 동력인자

미국의 베이비붐 세대는 2차 대전 이후인 1946년부터 1964년 사이에 태어난 약 7,700만 명을 가리킨다. 이들은 1970~1980년대 경제활동의 주축으로 성장하면서 주택시장 흐름을 바꾸고, 소비형태 변화를 이끌었다. 경제활동의 거대집단인 이들이 1990년대 후반부터 은퇴를 시작하면서 미국은 경제 · 사회적으로 큰 변화를 맞고 있다.

우리나라도 낮은 출산율과 수명 연장으로 인해 고령화가 급속하게 진행되고 있으며 1955년에서 1963년 사이의 810만 명 정도의 베이비 부머들이 시니어(Senior)층에 접어들기 시작하면서 급속히 고령사회로 발전하고 있다.

이미 고령사회에 접어든 일본의 경우 1940년대 후반의 베이비 부머들이 일본 총인구의 5%를 차지하고 있다. 이들을 고령 신인류, 고령 신감각 생활자, 개호가 필요 없는 연장자라 하여 액티브 시니어(Active Senior)라고 부르고 있으며 이들을 상대로 비즈니스가 본격화 되었다.

이밖에도 한국의료관광총람(2013)에서 글로벌 시장의 발전배경으로 의료서비스 국제인증제도의 확산, 의료인력과 의료기관들의 의료관광 네트워크 구축, 의료관광 정보를 제공하거나 해외치료를 주선하는 의료관광 전문회사의 등장 등을 제시되었다.

2) 의료관광 의사결정의 5 "A"

① Affordable(합리적 가격) : 미국인들은 "의료비용이 눈물을 불러 온다." 말한다. 선진국은 의료서비스 비용에 대하여 심각한 문제가 발생하고 있다. 수백만의 무보험 환자들이 합리적인 가격을 찾고 있다.

② Available(적시성) : 환자들이 의료관광을 하는 것은 지역 또는 국가에서 의료서비스가 가능하지 않기 때문이다. 이러한 유형의 여행은 "필요적 요소 여행(Need Factor Travel)"이라고 하며, 최상의 가능한 옵션의 선택을 하게 한다.

③ Accessible(접근 용이성) : 선진 국가에서는 환자를 위해 최선을 다하고 있지만, 높은 수요로 인하여 치료와 서비스에 접근하기 어렵다. 일부 나라에서는 환자가 수술을 위해 6개월에서 1년 가까이 대기하고 있어 그들 스스로 쉽게 접근할 수 있는 정보를 탐색하고 있다.

④ Acceptable(수용성) : "의료서비스"를 위한 의료관광은 해외에서 수용이 되고 있다. 합리적인 가격, 즉시 치료를 받을 수 있고, 접근이 용이한 서비스가 가능하지만 종교적인 이유라든지, 정치 및 사회적 이유로 허용이 되지 않는 경우도 있으며 윤리적인 가치로 정의하기 어렵다.

⑤ Additional(부가적 혜택) : 부가 · 추가적 혜택은 가장 중요하고 광범위한 요소이다. 의료관광객은 해외에서 치료를 받음으로서 추가적인 혜택(좋은 관리,

현대적 기술, 최신 치료, 좋은 병원시설, 개별화된 관리)을 받을 수 있기 때문이다.

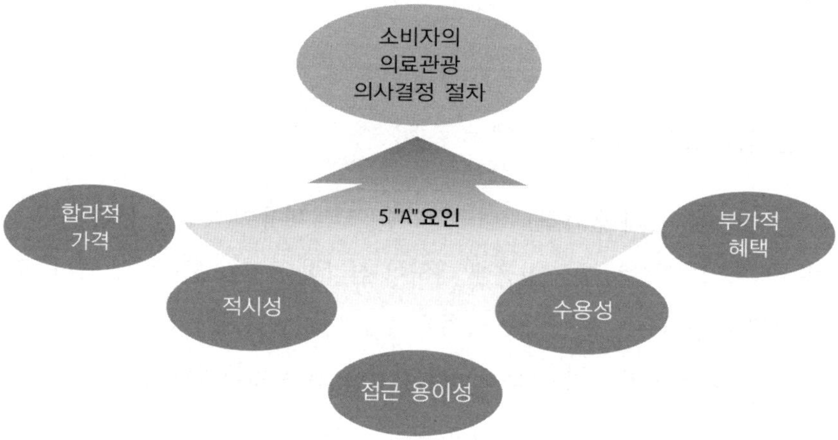

그림 2-2 소비자의 의료관광 의사결정 요인

4. 한국 의료관광의 핵심 장애요인 3 "A"

의료관광에서 장애요인으로 작용하고 있는 해외인지도 부족, 외국인환자 접근성 제약, 외국인 환자에 대한 책임성 개념 미흡의 3 "A"에 대해 살펴보도록 한다.

1) 해외인지도(Awareness)

국내 의료관광서비스는 싱가포르나 태국 등 의료관광 선진국들에 비해 국제적 인지도 낮은게 현실이다. 또한 의료관광서비스를 제공하는 의료기관 측에서도 의료관광의 초기 단계이기 때문에 해외환자를 대상으로 한 명확한 서비스 시스템 구축 및 전달체계를 구축하지 못하고 있다. 이러한 면에서 국내 의료관광산업은 태국, 싱가포르, 인도 등과 같은 아시아 경쟁국들에 비하면 아직은 경쟁력이 낮다고 할 수 있다. 그러나 최근 국내 의료기관의 끊임없는 의료관광객 유치 노력, 정부 및 관련 기관의 정책적 뒷받침과 의료서비스 국제화와 의료관광 유치방안에 대한 연구, 의료관광 현장의 연구결과 접목 등을 통해 일부 의료기관에서 의료관광 유치효과가 점차 나타나고 있으며, 이제는 싱가포르 등 경쟁국의 집중적 견제를 받고 있는 상황이다(한국관광공사, 2010).

2) 외국인 환자 접근성(Accessibility Affinity)

해외환자 친화적 의료 환경 조성에 필요한 투자자금을 조달할 수 있는 제도적 여건이 미흡하여 의료법인에 대한 외부자금은 기부금 또는 차입금으로만 구성되어 있다. 의료와 연계된 상품이 부족하고, 특히 국내 보험회사는 유치업자로 활동이 금지되어 위험성을 내포하고 있다. 또한 외국인 환자의 출입국 절차도 보다 개선이 되어야 할 부분으로 치료목적의 해외환자 비자(G-1) 발급절차가 도입되었으나, 여전히 비자발급과 이용에 불편이 있다.

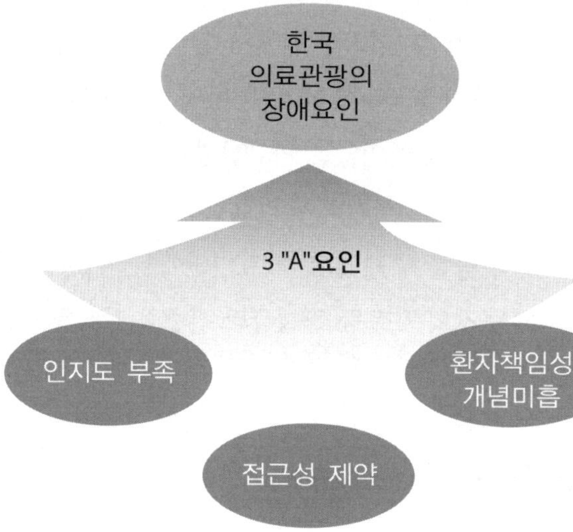

그림 2-3 한국의료관광의 장애요인

(3) 외국인 환자에 대한 책임성(Accountability)

외국인 환자에 대한 의료수가가 동일시술에 대해 의료기관마다 수가차이가 매우 큰 상황이며, 외국인 환자와의 의료분쟁 가능성을 사전예방하고 의료분쟁 발생 시 조정할 수 있는 제도적 장치가 미약하다.

제2절 의료관광관련법 및 출입국 제도

I. 의료관광의 유치기관 및 유치업자 관련법

의료관광의 유치기관 및 유치업자는 외국의 의료관광 전문 에이전트(Medical Tourism Facilitators)의 일종이다. 의료관광 전문 에이전트는 의료관광의 성과를 극대화할 수 있도록 병 · 의원과 환자를 연계해주는 역할을 수행하는 사업체를 의미한다. 외국인 환자들에게 다양한 의료서비스와 관광을 연계한 프로그램을 기획하고 진행하는 에이전트는 의료기관과 연계하는 것으로 위험도를 분산시키고 있으며, 대부분 소규모 업체라는 특징이 있다. 에이전트들은 미국, 유럽 등 진료비용이 높은 지역에 거주하는 환자들이 해외에서 저렴한 비용으로 양질의 의료서비스를 받을 수 있도록 하고 있으며, 의료관광 상품 판매를 위해 개인보험 가입환자들을 대상으로 집중 공략하는 경향이 있다. 일부 에이전트들은 환자들에게 총 진료비용 가운데 일정부분을 취득하는 방법으로 수익을 창출하고 있으나, 대부분의 에이전트들은 소비자에게 직접 요금을 부과하는 방법 대신, 의료관광을 의뢰한 병원으로부터 이윤을 획득하고 있다. 국내병원으로 직접 이윤을 획득하는 것을 2009년 5월 1일부터 허용하고 있다(의료법 제27조).

의료법 개정 후, 의료기관 277개, 유치업체 26개소 등 303개 기관이 외국인 환자 유치를 위해 보건복지가족부에 등록을 하였다(2009년 6월 15일자 기준). 현재 외국인환자 유치와 관련된 곳은 총 4,576개로서 유치의료기관(병원)이 2,969개, 유치기업이 1,607개가 활동하고 있다(2016. 6월 기준).

1) 2016년 6월 의료 해외진출 및 외국인환자 유치 지원에 관한 법률 시행

한국 방문 외국인환자의 권익을 보호하고 해외진출 의료기관을 지원하기 위해 2015년 12월 22일 제정된 '의료 해외진출 및 외국인환자 유치 지원에 관한 법률'이 2016년 6월 23일부터 본격 시행에 들어갔다. 주요한 내용으로는 외국어 의료광고 허용, 불법브로커 처벌 강화 및 신고포상제, 유치의료기관 평가 및 지정, 해외진출 의료기관 금융 · 세제 지원 등을 담은 '의료 해외진출 및 외국인환자 유치 지원에 관한 법률'이다. 법 시행에 따라 외국인환자의 알 권리 및 안전을 보장하고 한국의료에 대한 신뢰도를 제고하기 위해 외국인환자 유치 적정 수수료율 고시, 외국인 환자 진료비를 공개한다. 이와 함께 불법브로커에 대한 처벌을 강화해 매출액 전액을 과징금으로 환수하고 이를 신고할 경우 최대 1000만 원까지 포상금을 지급하기로 했다.

유치 의료기관에 의료사고 배상책임보험 또는 의료배상공제조합의 가입을 의무화했으며, 의 병원급은 연간 보상한도액 1억 원 이상, 종합병원급은 2억 원 이상의 요건을 등록 기간 동안 유지해야 한다. 해외의료관광객 유치의료기관과 유치업자는 서비스 내용, 분쟁해결절차, 개인정보 보호 등 환자의 권리를 기재한 문서를 사업장 내 게시하도록 했다. 그동안 제한됐던 외국어 의료광고도 공항, 항만, 면세점 등 5개 장소에 허용하기로 했다. 이외에도 의료기관 해외진출 확대를 위해 조세 관계 법령에서 정하는 세제 지원 방안을 마련하고 의료진출 펀드와 한국수출입은행법, 한국산업은행법에 따른 자금공급 등 금융 지원을 추진한다. 또한 의료 통역능력 검정시험이 시행되어 해외의료관광객을 대상으로 한 전문 의료통역사가 양성된다. 이와 같은 법률제정을 통해, 의료 해외진출을 지원할 뿐 아니라 해외진출 의료기관을 관리하기 위하여 해외진출하려는 의료기관의 신고를 의무화했다. 해외 진출을 준비하는 의료기관은 계약 체결일 또는 의료기관 개설 인 허가를 받은 날로부터 45일 이내에 보건복지부 장관에게 신고해야 한다.

의료 해외진출 및 외국인환자 유치 지원에 관한 법률 시행규칙

[시행 2016.6.23.] [보건복지부령 제407호, 2016.6.23., 제정]

보건복지부(보건산업정책과), 044-202-2902

제1조(목적) 이 규칙은 「의료 해외진출 및 외국인환자 유치 지원에 관한 법률」 및 같은 법 시행령에서 위임된 사항과 그 시행에 필요한 사항을 규정함을 목적으로 한다.

제2조(외국인환자에서 제외되는 외국인의 범위) 「의료 해외진출 및 외국인환자 유치 지원에 관한 법률」(이하 "법"이라 한다) 제2조제2호에 따라 외국인환자에서 제외되는 외국인은 다음 각 호와 같다.

1. 「출입국관리법」 제31조에 따라 외국인등록을 한 사람[「출입국관리법 시행령」 제12조 및 별표 1에 따른 기타(G-1)의 체류자격을 가진 사람은 제외한다]
2. 「재외동포의 출입국과 법적 지위에 관한 법률」 제6조에 따라 국내거소신고를 한 외국국적동포

제3조(의료 해외진출의 신고)

① 「의료 해외진출 및 외국인환자 유치 지원에 관한 법률 시행령」(이하 "영"이라 한다) 제3조제1항 각 호 외의 부분에 따른 의료 해외진출 신고서(전자문서로 된 신고서를 포함한다)는 별지 제1호서식과 같다.

② 영 제3조제4항에 따른 의료 해외진출 신고확인증은 별지 제2호서식과 같다.

제4조(외국인환자 유치에 대한 등록요건)

① 법 제6조 제1항 제2호에 따라 외국인환자를 유치하려는 의료기관이 가입하여

야 하는 의료사고배상책임보험 또는 「의료사고 피해구제 및 의료분쟁 조정 등에 관한 법률」에 따른 의료배상공제조합(이하 "의료배상공제조합"이라 한다)은 다음 각 호의 기준을 모두 충족하여야 한다.

1. 「의료사고 피해구제 및 의료분쟁 조정 등에 관한 법률」 제2조 제1호에 따른 의료사고로 인한 손해배상을 내용으로 할 것
2. 연간 배상한도액은 다음 각 목의 구분에 따른 금액 이상일 것
   가. 「의료법」 제3조 제2항 제1호 또는 제2호에 따른 의원급 의료기관 또는 조산원: 1억원
   나. 「의료법」 제3조 제2항 제3호 가목부터 라목까지에 따른 병원급 의료기관: 1억원
   다. 「의료법」 제3조 제2항 제3호 마목에 따른 종합병원: 2억원
3. 법 제6조 제4항에 따른 외국인환자 유치에 대한 등록 유효기간 동안 계속 유지할 것

② 법 제6조 제2항 제1호에서 "보건복지부령으로 정하는 보증보험"이란 다음 각 호의 기준을 모두 충족하는 보증보험을 말한다.

1. 외국인환자를 유치하는 과정에서 고의 또는 과실로 외국인환자에게 입힌 손해에 대한 배상책임을 보장하는 보증보험일 것
2. 「보험업법」 제4조 제1항 제2호 라목에 따라 금융위원회의 허가를 받은 보험회사의 보증보험일 것
3. 보험금액이 1억원 이상일 것

③ 법 제6조 제2항 제2호에서 "보건복지부령으로 정하는 규모 이상의 자본금"이란 1억원 이상의 자본금을 말한다. 다만, 「관광진흥법」 제4조 및 같은 법 시행령 제2조 제1항 제1호 가목에 따라 일반여행업 등록을 한 경우에는 0원으로

한다.

제5조(외국인환자 유치에 대한 등록절차)

① 법 제6조 제1항에 따라 외국인환자 유치의 등록을 하려는 의료기관은 별지 제3호서식의 등록신청서(전자문서로 된 등록신청서를 포함한다)에 다음 각 호의 서류(전자문서로 된 서류를 포함한다)를 첨부하여 보건복지부장관에게 제출하여야 한다.

1. 「의료법 시행규칙」 제25조 또는 제27조에 따른 의료기관 개설신고증명서 또는 의료기관 개설허가증 사본
2. 법 제6조 제1항 제1호 및 영 제4조에 따른 진료과목별 전문의 명단 및 자격증 사본
3. 법 제6조 제1항 제2호 및 이 규칙 제4조 제1항에 따른 의료사고배상책임보험 또는 의료배상공제조합에 가입하였음을 증명하는 서류
4. 보건복지부장관이 정하는 사업운영계획서

② 법 제6조 제2항에 따라 외국인환자 유치의 등록을 하려는 자는 별지 제4호서식의 등록신청서(전자문서로 된 등록신청서를 포함한다)에 다음 각 호의 서류(전자문서로 된 서류를 포함한다)를 첨부하여 보건복지부장관에게 제출하여야 한다.

1. 법 제6조 제2항 제1호 및 이 규칙 제4조 제2항에 따른 보증보험에 가입하였음을 증명하는 서류
2. 법 제6조 제2항 제2호 및 이 규칙 제4조제3항에 따른 자본금을 보유하였음을 증명하는 서류
3. 법 제6조 제2항 제3호에 따른 사무실에 대한 소유권이나 사용권이 있음을 증명하는 서류

4. 정관(법인만 해당한다)
5. 보건복지부장관이 정하는 사업운영계획서

③ 보건복지부장관은 제1항 또는 제2항에 따른 등록 신청에 대하여 등록을 해주는 경우에는 다음 각 호의 구분에 따라 등록증을 발급하여야 하고, 보건복지부 인터넷 홈페이지에 그 등록내용을 게시하여야 한다.

1. 제1항에 따라 등록한 의료기관(이하 "외국인환자 유치의료기관"이라 한다)의 경우: 별지 제5호서식의 외국인환자 유치의료기관 등록증
2. 제2항에 따라 등록한 자(이하 "외국인환자 유치업자"라 한다)의 경우: 별지 제6호서식의 외국인환자 유치업자 등록증

제6조(외국인환자 유치기관 등록 갱신 절차)

① 외국인환자 유치의료기관 또는 외국인환자 유치업자(이하 "외국인환자 유치기관"이라 한다)가 법 제6조 제5항에 따라 등록을 갱신하려는 경우에는 등록의 유효기간이 만료되기 전 6개월 이내에 별지 제7호서식의 외국인환자 유치기관 등록 갱신 신청서(전자문서로 된 신청서를 포함한다)에 다음 각 호의 구분에 따른 서류(전자문서로 된 서류를 포함한다)를 첨부하여 보건복지부장관에게 제출하여야 한다.

1. 외국인환자 유치의료기관의 경우 : 다음 각 목의 서류
   가. 제5조 제1항 제2호 및 제3호의 서류
   나. 별지 제5호서식의 외국인환자 유치의료기관 등록증
2. 외국인환자 유치업자의 경우 : 다음 각 목의 서류
   가. 제5조 제2항 제1호부터 제3호까지의 서류
   나. 별지 제6호서식의 외국인환자 유치업자 등록증

② 제1항에 따른 등록 갱신 신청에 따른 등록증 발급에 관하여는 제5조제3항을

준용한다.

제7조(외국인환자의 권익 보호)

① 외국인환자 유치기관은 법 제8조제1항에 따라 다음 각 호의 사항을 영어로 적은 문서를 의료기관 또는 사업장 내에 게시하여야 한다.

1. 제공하는 용역의 내용 및 조건 등에 관한 사항
2. 분쟁발생 시 분쟁해결절차에 관한 사항
3. 건강정보 등 개인정보보호에 관한 사항

② 외국인환자 유치의료기관은 법 제8조제2항에 따라 의료기관 내에 「의료법 시행규칙」 별표 1에 따른 환자의 권리와 의무를 영어로 적은 문서를 게시하고 출력물로 비치하여야 한다. 이 경우 다른 외국어로 되어 있는 문서를 추가적으로 게시 · 비치할 수 있다.

제8조(종합병원의 외국인환자 유치 제한 병상 수) 법 제10조에서 "보건복지부령으로 정하는 병상 수"란 다음 각 호의 구분에 따른 병상 수를 말한다. 다만, 환자 1명만을 수용하는 입원실의 병상 수는 제외한다.

1. 「의료법」 제3조의3에 따른 종합병원 중 같은 법 제3조의4에 따라 상급종합병원으로 지정된 종합병원의 경우 : 병상 수의 100분의 5
2. 「의료법」 제3조의3에 따른 종합병원(제1호의 상급종합병원으로 지정된 종합병원은 제외한다)의 경우 : 병상 수의 100분의 8

제9조(사업실적 보고)

① 외국인환자 유치기관은 법 제11조에 따라 전년도 사업실적을 다음 각 호의 구분에 따라 보건복지부장관에게 보고하여야 한다.

1. 외국인환자 유치의료기관의 경우 : 다음 각 목에 관한 사항

가. 외국인환자의 국적, 성별 및 출생연도

나. 외국인환자의 진료과목, 입원기간, 주상병명 및 외래 방문일수

2. 외국인환자 유치업자의 경우: 다음 각 목에 관한 사항

가. 외국인환자의 국적, 성별 및 출생연도

나. 외국인환자의 방문 의료기관, 진료과목, 입원기간 및 외래 방문일수

다. 외국인환자의 입국일 및 출국일

② 외국인환자 유치기관은 제1항에 따른 사업실적을 보고하는 경우에는 보건복지부장관이 정하는 전산시스템을 통하여 보고할 수 있다.

제10조(의료 해외진출 및 외국인환자 유치 지원 사업) 법 제12조 제9호에서 "의료 해외진출 및 외국인환자 유치를 지원하기 위하여 보건복지부령으로 정하는 사업"이란 다음 각 호의 사업을 말한다.

1. 외국인환자의 편의 제공을 위한 기반시설의 설치 · 운영에 관한 사항
2. 국외 의료기관 및 의료 단체 상호간의 협력 · 지원에 관한 사항
3. 외국인환자 유치를 위한 지방자치단체와의 협력에 관한 사항

제11조(의료 통역능력 검정시험)

① 보건복지부장관은 법 제13조 제2항에 따라 매년 1회 이상 의료 통역능력 검정시험을 실시하여야 한다.

② 보건복지부장관은 제1항에 따른 의료 통역능력 검정시험을 실시할 때에는 시행 일시, 시행 장소 및 시험과목 등 의료 통역능력 검정시험 시행계획을 시험 시행일 60일 전까지 공고하여야 한다.

③ 의료 통역능력 검정시험은 필기시험과 구술시험으로 구분하여 실시하되, 세부 평가항목은 다음 각 호의 구분에 따른다.

1. 필기시험 : 다음 각 목의 사항
   가. 국제문화
   나. 의료서비스
   다. 병원시스템
   라. 기초의학
   마. 그 밖에 의료 통역능력의 검증을 위하여 보건복지부장관이 특히 필요하다고 인정하여 고시하는 사항
2. 구술시험 : 다음 각 목의 사항
   가. 외국어 의사 표현의 정확성과 논리성
   나. 의료 지식

④ 의료 통역능력 검정시험의 합격 기준은 다음 각 호의 구분에 따른다. 이 경우 구술시험은 필기시험 합격자를 대상으로 실시한다.

1. 필기시험 : 각 과목 총점의 40퍼센트 이상, 전 과목 총점의 60퍼센트 이상 득점한 사람
2. 구술시험 : 구술시험 총점의 75퍼센트 이상 득점한 사람

⑤ 제2항부터 제4항까지에서 규정한 사항 외에 의료 통역능력 검정시험의 실시 절차, 실시방법 및 시험비용 등에 필요한 세부사항은 보건복지부장관이 정하여 고시한다.

제12조(양성기관의 지정)

① 보건복지부장관은 법 제13조 제3항에 따른 양성기관(이하 "양성기관"이라 한다)을 지정하는 경우에는 다음 각 호의 기관으로 구분하여 지정할 수 있다.

1. 의료 해외진출 및 외국인환자 유치 지원 전문인력 양성기관
2. 통역 서비스 제공인력 양성, 보수교육 및 의료 통역능력 검정 지원을 위한

양성기관

② 양성기관의 지정기준은 다음 각 호와 같다.

1. 법 제13조 제1항 또는 제2항에 따른 업무를 수행하는 데 필요한 전담조직과 인력을 각각 갖출 것
2. 법 제13조 제1항 또는 제2항에 따른 업무를 수행하는 데 필요한 시설 · 설비 및 장비를 각각 갖출 것
3. 법 제13조 제1항 또는 제2항에 따른 업무를 수행하는 데 필요한 온라인 업무처리시스템을 각각 갖출 것
4. 법 제13조 제1항 또는 제2항에 따른 업무를 수행하는 데 필요한 재정적 · 행정적 능력이 있을 것

③ 보건복지부장관은 양성기관을 지정하는 경우에는 업무수행에 필요한 조건을 붙일 수 있다.

④ 보건복지부장관은 양성기관을 지정한 경우에는 그 지정내용을 보건복지부 인터넷 홈페이지에 게시하여야 한다.

⑤ 양성기관은 분기별로 보건복지부장관이 정하는 바에 따라 그 업무수행 현황 등을 보건복지부장관에게 보고하여야 한다.

⑥ 제3항부터 제5항까지에서 규정한 사항 외에 양성기관의 지정절차, 지정방법 및 업무수행에 필요한 세부사항은 보건복지부장관이 정하여 고시한다.

제13조(유치기관 평가 및 지정신청서) 영 제5조제2항에 따른 평가 · 지정신청서(전자문서로 된 신청서를 포함한다)는 다음 각 호의 구분에 따른다.

1. 외국인환자 유치기관 : 별지 제8호서식
2. 외국인환자 유치업자 : 별지 제9호서식

제14조(특정 진료과목에 대한 의료광고)

① 법 제15조 제3항에 따라 편중된 의료광고를 할 수 없는 특정 진료과목(이하 이 조에서 "특정 진료과목"이라 한다)은 다음 각 호와 같다.

1. 성형외과
2. 피부과

② 외국인환자 유치의료기관은 법 제15조 제1항 제4호 및 제5호에 따른 장소에서 특정 진료과목에 대한 의료광고를 하는 경우에는 보건복지부장관이 정하는 바에 따라 특정 진료과목과 다른 진료과목의 균형을 맞추어 의료광고를 하여야 한다.

③ 보건복지부장관은 제1항 및 제2항에 따른 특정 진료과목에 대한 의료광고를 위하여 필요한 경우에는 관계 중앙행정기관, 지방자치단체 또는 관계 기관 · 법인 · 단체 등에 필요한 자료의 제출이나 의견의 진술을 요청할 수 있다.

제15조(외국인환자 사전 · 사후관리)

① 의료업에 종사하는 의사 · 치과의사 · 한의사(외국인환자 유치의료기관의 개설자 및 해당 의료기관에 소속된 사람에 한한다)는 법 제16조 제1항에 따라 국외에 있는 의료인에게 같은 항 제1호 및 제2호의 행위(이하 "외국인환자 사전 · 사후관리"라 한다)를 하려는 경우에는 다음 각 호의 사항을 보건복지부장관에게 알려야 한다.

1. 외국인환자 사전 · 사후관리를 하는 의료인의 성명, 면허번호, 진료과목 및 소속 의료기관에 관한 사항
2. 외국인환자를 담당하는 국외에 있는 의료인의 성명, 진료과목 및 소속 의료기관에 관한 사항
3. 외국인환자의 국가, 지역, 성명 및 생년월일에 관한 사항

4. 외국인환자 사전 · 사후관리의 내용 및 기간
5. 외국인환자의 동의 여부에 관한 사항(법 제16조 제1항 제2호만 해당한다)

② 법 제16조 제1항에 따라 외국인환자 사전 · 사후관리를 하려는 사람은 다음 각 호의 시설과 장비를 갖추어야 한다.

1. 외국인환자 사전 · 사후관리실. 다만, 보건복지부장관이 필요하다고 인정하는 경우에는 진료실을 외국인환자 사전 · 사후관리실로 사용할 수 있다.
2. 데이터 및 화상(畵像)을 전송 · 수신할 수 있는 단말기, 서버, 정보통신망 등의 장비

③ 법 제16조 제1항에 따라 외국인환자 사전 · 사후관리를 하는 사람은 보건복지부장관이 정하는 바에 따라 분기별로 그 사전 · 사후관리 현황 등을 보건복지부장관에게 알려야 한다.

제16조(지원기관 지정신청서) 영 제11조 제2항에 따른 지정신청서(전자문서로 된 지정신청서를 포함한다)는 별지 제10호서식과 같다.

제17조(외국인환자 유치의료기관 등의 등록 취소) 보건복지부장관은 법 제24조 제1항에 따라 외국인환자 유치의료기관 또는 외국인환자 유치업자의 등록을 취소한 경우에는 그 사실을 보건복지부 인터넷 홈페이지에 게시하여야 한다.

2) 유치 관련 업무에 있어 관련 조항

제27조(무면허 의료행위 등 금지) ① 의료인이 아니면 누구든지 의료행위를 할 수 없으며 의료인도 면허된 것 이외의 의료행위를 할 수 없다. 다만, 다음 각 호의 어느 하나에 해당하는 자는 보건복지부령으로 정하는 범위에서 의료행위를 할 수 있다. 〈개정 2008.2.29, 2009.1.30, 2010.1.18〉

1. 외국의 의료인 면허를 가진 자로서 일정 기간 국내에 체류하는 자
2. 의과대학, 치과대학, 한의과대학, 의학전문대학원, 치의학전문대학원, 한의학전문대학원, 종합병원 또는 외국 의료원조기관의 의료봉사 또는 연구 및 시범사업을 위하여 의료행위를 하는 자
3. 의학 · 치과의학 · 한방의학 또는 간호학을 전공하는 학교의 학생

② 의료인이 아니면 의사 · 치과의사 · 한의사 · 조산사 또는 간호사 명칭이나 이와 비슷한 명칭을 사용하지 못한다.

③ 누구든지 「국민건강보험법」이나 「의료급여법」에 따른 본인부담금을 면제하거나 할인하는 행위, 금품 등을 제공하거나 불특정 다수인에게 교통편의를 제공하는 행위 등 영리를 목적으로 환자를 의료기관이나 의료인에게 소개 · 알선 · 유인하는 행위 및 이를 사주하는 행위를 하여서는 아니 된다. 다만, 다음 각 호의 어느 하나에 해당하는 행위는 할 수 있다. 〈개정 2009.1.30, 2010.1.18, 2011.12.31〉

1. 환자의 경제적 사정 등을 이유로 개별적으로 관할 시장 · 군수 · 구청장의 사전 승인을 받아 환자를 유치하는 행위
2. 「국민건강보험법」 제109조에 따른 가입자나 피부양자가 아닌 외국인(보건복지부령으로 정하는 바에 따라 국내에 거주하는 외국인은 제외한다)환자를 유치하기 위한 행위

④ 제3항제2호에도 불구하고 「보험업법」 제2조에 따른 보험회사, 상호회사, 보험설계사, 보험대리점 또는 보험중개사는 외국인환자를 유치하기 위한 행위를 하여서는 아니 된다. 〈신설 2009.1.30〉

제56조(의료광고의 금지 등) ① 의료법인 · 의료기관 또는 의료인이 아닌 자는 의료에 관한 광고를 하지 못한다.

② 의료법인 · 의료기관 또는 의료인은 다음 각 호의 어느 하나에 해당하는 의료광고를 하지 못한다. 〈개정 2009.1.30〉

1. 제53조에 따른 평가를 받지 아니한 신의료기술에 관한 광고
2. 치료효과를 보장하는 등 소비자를 현혹할 우려가 있는 내용의 광고
3. 다른 의료기관 · 의료인의 기능 또는 진료 방법과 비교하는 내용의 광고
4. 다른 의료법인 · 의료기관 또는 의료인을 비방하는 내용의 광고
5. 수술 장면 등 직접적인 시술행위를 노출하는 내용의 광고
6. 의료인의 기능, 진료 방법과 관련하여 심각한 부작용 등 중요한 정보를 누락하는 광고
7. 객관적으로 인정되지 아니하거나 근거가 없는 내용을 포함하는 광고
8. 신문, 방송, 잡지 등을 이용하여 기사(記事) 또는 전문가의 의견 형태로 표현되는 광고
9. 제57조에 따른 심의를 받지 아니하거나 심의받은 내용과 다른 내용의 광고
10. 제27조제3항에 따라 외국인환자를 유치하기 위한 국내광고
11. 그 밖에 의료광고의 내용이 국민건강에 중대한 위해를 발생하게 하거나 발생하게 할 우려가 있는 것으로서 대통령령으로 정하는 내용의 광고

③ 의료법인 · 의료기관 또는 의료인은 거짓이나 과장된 내용의 의료광고를 하지 못한다.

④ 의료광고는 다음 각 호의 방법으로는 하지 못한다.

1. 「방송법」 제2조제1호의 방송
2. 그 밖에 국민의 보건과 건전한 의료경쟁의 질서를 유지하기 위하여 제한할 필

요가 있는 경우로서 대통령령으로 정하는 방법

⑤ 제1항이나 제2항에 따라 금지되는 의료광고의 구체적인 기준 등 의료광고에 관하여 필요한 사항은 대통령령으로 정한다.

2. 외국인 출입국 제도

1) 외국인 입국심사

외국인 입국심사는 출입국관리행정의 특징인 외국인 입국허가 여부에 대한 국가의 주권행사로서 외국인 입국 심사 시 국가 이익보호에 최우선을 두고 있으며, 위 · 변조 여권 소지자 등 불법입국 기도자와 입국금지자의 입국을 저지한다. 여권 위 · 변조, 입국목적 불분명, 초청자 불분명 등 불법적인 방법으로 입국을 시도하는 외국인에 대해 입국을 거부할 수 있다.

2) 외국인 입국요건

① 유효한 여권 등(선원의 경우에는 여권 및 선원신분증명서) : 유효기간이 만료된 여권일 경우 입국할 수 없다

② 유효한 사증(사증발급 유효기간 내에 입국하여야 하며, 발급받은 사증과 방문목적이 일치하지 않을 경우 입국이 거부될 수 있다.

③ 입국금지 사유에 해당하지 않아야 함 : 국제테러분자, 과거 한국 불법체류자 등의 사유로 입국이 금지되어 있는 경우 입국할 수 없다

3) 무사증 입국자 및 사증면제협정체결 국가

다음에 해당하는 자는 사증 없이 대한민국 입국이 가능하다.

① 사증 면제협정체결국가
② 지정에 의한 무사증 입국
③ 빈번 출입국자
④ 제3국 여행 통과객
⑤ 일본인 관광/방문
⑥ 유럽여행 중국인 관광통과
⑦ 제주지역 무사증 입국
⑧ 재입국허가 소지자
⑨ 국제기구 발급여권 소지자(LAISSEZ-PASSER)
⑩ APEC 경제인 여행카드 소지자

사증면제협정체결 국가 국민이 관광 또는 방문 목적 등으로 입국하고자 하는 경우에 한하여 사증 없이 입국이 가능하다. 단, 영리행위나 취업행위 등 하고자 할 때에는 그에 합당한 사증을 발급받고 입국하여야 한다.

① 관광 또는 방문 목적에 한하여 무사증 입국이 가능하며 일반적으로 30일 동안 체류할 수 있다. 단, 캐나다는 6개월, 마카오, 미국, 호주, 홍콩, 슬로베니아, 일본은 90일 동안 체류할 수 있다.
② 외교, 관용, 일반여권 소지자 무사증 입국허가 대상 국가

3. 사증(VISA)

사증은 외국인이 그 나라에 입국할 수 있음을 인정하는 "입국허가 확인"의 의미와, 외국인의 입국허가신청에 대한 영사의 "입국추천행위"의 의미로 보고 있는 국가로 대별된다. 따라서 외국인이 사증을 소지한 경우에도 출입국 관리사무소 심사관의 입국심사결과 입국허가 요건에 부합하지 아니한 경우 입국을 허가하지 않을 수 있다.

보건복지부와 법무부는 2009년 5월 11일부터 외국인 환자를 위한M(메디컬)비자 발급을 허용하였다. 기존의 단기종합비자(C3, 90일)와 일반비자(G1, 1년) 등 2종류를 신설하였다. M비자 발급을 위해서는 해당 국가의 진료기록, 국내에서 치료비를 지불할 수 있는 재산증명, 국내 병원의 예약확인증 등을 요구한다.

1) 사증의 종류

(1) 단수 사증

① 유효기간 내에 1회에 한하여 입국

② 유효기간은 발급일로부터 3개월

(2) 복수 사증

① 유효기간 내에 2회 이상 입국

② 유효기간은 발급일로부터 외교(A-1) 또는 협정(A-3)에 해당하는 사증은 3년 이내

(3) 주의사항

① 사증발급 승인을 요청한 자가 승인여부가 결정되기 전에 국내에 입국하게 되

면 신청을 포기한 것으로 간주하여 불허 처리 된다

② 사증발급 신청일 또는 사증발급에 관한 법무부장관의 승인 통보를 받은 날로부터 3개월이 경과한 후 사증을 발급 받고자 할 때는 새로이 사증발급 신청을 하여야 한다.

2) 체류자격별 사증발급

전체 체류 자격별 사증은 외교 · 공무, 취업, 비영리 단기, 일반 장기 사증으로 크게 나누어 볼 수 있다. 그리고 의료관광과 직접적으로 관련이 있는 사증에 대하여 자세히 살펴보면 〈표 2-8〉과 같다.

표 2-8 **체류자격별 사증**

자격구분	비자종류
외교 · 공무 사증	외교(A-1), 공무(A-2), 협정(A-3)
취업사증	단기취업(C-4), 교수(E-1), 회화지도(E-2), 연구(E-3), 기술지도(E-4), 전문직업(E-5), 예술흥행(E-6), 특정활동(E-7), 비전문취업(E-9), 내항선원(E-10), 관광취업(H-1)
비영리 단기 사증	일시취재(C-1), 단기상용(C-2), *단기종합(C-3)
일반 장기 사증	문화예술(D-1), 유학(D-2), 산업연수(D-3), 일반연수(D-4), 취재(D-5), 종교(D-6), 주재(D-7), 기업투자(D-8), 무역경영(D-9), 구직(D-10), *방문동거(F-1), 거주(F-2), 동반(F-3), 영주(F-5), *기타(G-1)

(1) 단기종합(C-3) 사증의 대상

① 관광, 통과, 요양, 친지방문, 친선경기, 각종 행사나 회의참가 또는 참관, 문화예술, 일반연수, 강습, 종교의식 참석, 학술자료 수집, 기타 이와 유사한 목적으로 단기간 체류하려는 자(영리를 목적으로 하는 자는 제외)

② '의료법'상 외국인 환자 유치기관 또는 유치업자로 등록한 자의 초청에 의해 국내 의료기관에서 진료 또는 요양을 목적으로 입국하고자 하는 자

(2) 단기종합 사증의 신청서류

① 의료기관에서 발급한 의료목적의 입증 서류
② 치료 및 체류 비용 조달 능력을 입증할 수 있는 서류
③ 외국인환자 유치 의료기관 또는 유치업자 등록증('의료법 시행규칙' 별지 제23호 내지 제24호 서식 사본)
④ 유치 의료기관 또는 유치업자 대표(법인인 경우에는 '외국인환자 유치 총괄부서의 장'도 가능) 또는 소속직원의 출입국 직무교육 이수증

(3) 기타(G-1) 사증의 대상(사증발급인정서 발급대상)

다른 체류자격에 해당되지 않은 기타 사유로 입국하려는 자로 91일 이상 체류하고자 하는 다음 해당자 등에서 치료를 받는 자, 소송을 수행 하는 자가 있다. 여기에서 치료를 받는 자는 '의료법'상 외국인 환자 유치 '의료법'상 외국인 환자 유치의료기관 또는 유치업자로 등록한 자의 초청에 의해 국내 의료기관에서 진료 또는 요양을 목적으로 입국하고자 하는 자로서 90일 이하인 경우에는 단기종합(C-3), 91일 이상인 경우에는 본 기타(G-1) 사증의 대상이 된다.

(4) 기타 사증의 신청서류

① 여권사본
② 반명함판 사진
③ 사증발급인정신청서
④ 의료기관에서 발급한 의료목적 입증서류

⑤ 치료 및 체류 비용 조달 능력을 입증할 수 있는 서류

⑥ 외국인환자 유치 의료기관 또는 유치업자 등록증

⑦ 유치 의료기관 또는 유치업자 대표 또는 소속직원의 출입국 직무교육 이수증

(5) 사증 발급 절차

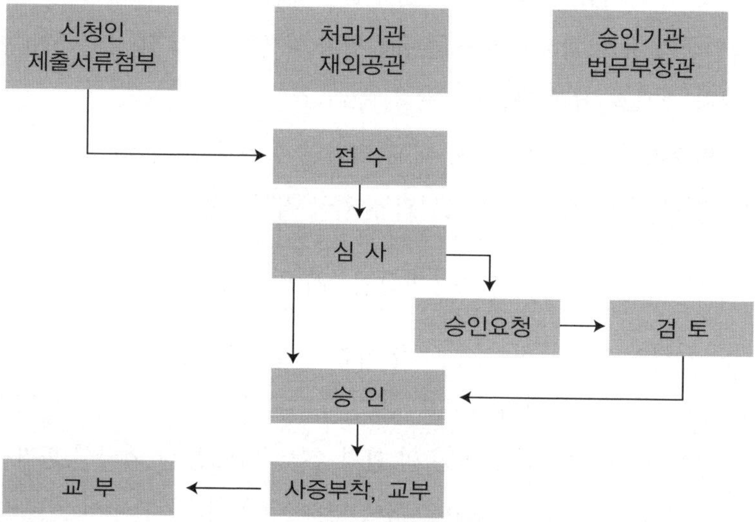

그림 2-4 사증 발급 절차

사증발급 신청 시, 외국인은 입국목적에 맞는 체류자격을 확인하여 그에 따른 첨부서류를 재외공관에 제출하여야 한다.

3) 출입국 관련 조항

(1) 출입국관리법

第25조(체류기간 연장허가) 외국인이 체류기간을 초과하여 계속 체류하려면 대통령령으로 정하는 바에 따라 체류기간이 끝나기 전에 법무부장관의 체류기간 연장허가를 받아야 한다.

[전문개정 2010.5.14]

第31조(외국인등록) ① 외국인이 입국한 날부터 90일을 초과하여 대한민국에 체류하려면 대통령령으로 정하는 바에 따라 입국한 날부터 90일 이내에 그의 체류지를 관할하는 사무소장이나 출장소장에게 외국인등록을 하여야 한다. 다만, 다음 각 호의 어느 하나에 해당하는 외국인의 경우에는 그러하지 아니하다.

1. 주한외국공관(대사관과 영사관을 포함한다)과 국제기구의 직원 및 그의 가족
2. 대한민국정부와의 협정에 따라 외교관 또는 영사와 유사한 특권 및 면제를 누리는 사람과 그의 가족
3. 대한민국정부가 초청한 사람 등으로서 법무부령으로 정하는 사람

② 제23조에 따라 체류자격을 받는 사람으로서 그 날부터 90일을 초과하여 체류하게 되는 사람은 제1항에도 불구하고 체류자격을 받는 때에 외국인등록을 하여야 한다.

③ 제24조에 따라 체류자격 변경허가를 받는 사람으로서 입국한 날부터 90일을 초과하여 체류하게 되는 사람은 제1항에도 불구하고 체류자격 변경허가를 받는 때에 외국인등록을 하여야 한다.

④ 사무소장이나 출장소장은 제1항부터 제3항까지의 규정에 따라 외국인등록을 한 사람에게는 대통령령으로 정하는 방법에 따라 개인별로 고유한 등록번호(이하 "외국인등록번호"라 한다)를 부여하여야 한다.

[전문개정 2010.5.14]

제59조(심사 후의 절차) ① 사무소장 · 출장소장 또는 외국인보호소장은 심사 결과 용의자가 제46조제1항 각 호의 어느 하나에 해당하지 아니한다고 인정하면 지체 없이 용의자에게 그 뜻을 알려야 하고, 용의자가 보호되어 있으면 즉시 보호를 해제하여야 한다.

② 사무소장 · 출장소장 또는 외국인보호소장은 심사 결과 용의자가 제46조제1항 각 호의 어느 하나에 해당한다고 인정되면 강제퇴거명령을 할 수 있다.

③ 사무소장 · 출장소장 또는 외국인보호소장은 제2항에 따라 강제퇴거명령을 하는 때에는 강제퇴거명령서를 용의자에게 발급하여야 한다.

④ 사무소장 · 출장소장 또는 외국인보호소장은 강제퇴거명령서를 발급하는 경우 법무부장관에게 이의신청을 할 수 있다는 사실을 용의자에게 알려야 한다.

[전문개정 2010.5.14]

(2) 재외동포의 출입국과 법적 지위에 관한 법률

제6조(국내거소신고) ① 재외국민과 재외동포체류자격으로 입국한 외국국적동포는 이 법을 적용받기 위하여 필요하면 대한민국 안에 거소(居所)를 정하여 그 거소를 관할하는 출입국관리사무소장(이하 "사무소장"이라 한다) 또는 출입국관리사무소출장소장(이하 "출장소장"이라 한다)에게 국내거소신고를 할 수 있다.

② 제1항에 따라 신고한 국내거소를 이전한 때에는 14일 이내에 그 사실을 신거소(新居所)가 소재한 시 · 군 · 구의 장이나 신거소를 관할하는 사무소장 · 출장소장에게 신고하여야 한다.

③ 제2항에 따라 거소이전 신고를 받은 사무소장이나 출장소장은 신거소가 소재한 시 · 군 · 구의 장에게, 시 · 군 · 구의 장은 신거소를 관할하는 사무소장이나 출장소장에게 각각 이를 통보하여야 한다.

④ 국내거소신고서의 기재 사항, 첨부 서류, 그 밖에 신고의 절차에 관하여 필요한 사항은 대통령령으로 정한다.

[전문개정 2008.3.14]

第6조(국내거소신고) ① 재외국민과 재외동포체류자격으로 입국한 외국국적동포는 이 법을 적용받기 위하여 필요하면 대한민국 안에 거소(居所)를 정하여 그 거소를 관할하는 출입국관리사무소장(이하 "사무소장"이라 한다) 또는 출입국관리사무소출장소장(이하 "출장소장"이라 한다)에게 국내거소신고를 할 수 있다.

② 제1항에 따라 신고한 국내거소를 이전한 때에는 14일 이내에 그 사실을 신거소(新居所)가 소재한 시 · 군 · 구의 장이나 신거소를 관할하는 사무소장 · 출장소장에게 신고하여야 한다.

③ 제2항에 따라 거소이전 신고를 받은 사무소장이나 출장소장은 신거소가 소재한 시 · 군 · 구의 장에게, 시 · 군 · 구의 장은 신거소를 관할하는 사무소장이나 출장소장에게 각각 이를 통보하여야 한다.

④ 국내거소신고서의 기재 사항, 첨부 서류, 그 밖에 신고의 절차에 관하여 필요한 사항은 대통령령으로 정한다.

[전문개정 2008.3.14]

Part 2 의료관광상품과 경영전략

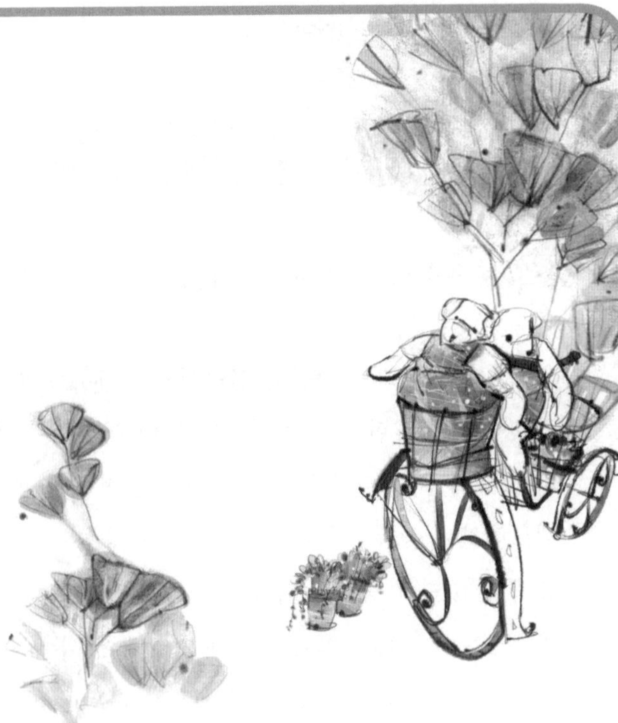

Chapter 03

의료관광상품

제1절 의료관광 상품의 특성

I. 의료관광 상품의 구성과 범위

의료상품과 관광 상품을 전략적으로 제휴해 놓은 형태라 설명할 수 있다. 여기에서 전략적 제휴란 둘 이상의 기업들이 서로 독립성을 유지하면서 특정 사업이나 특정 업무 분야에 걸쳐 비교적 장기적인 협력 관계를 구축하는 것을 의미한다. 좀 더 세분화하여 살펴보면, 의료 상품 및 서비스는 생명과 직결되는 수술과 관련되는 중증치료, 비교적 경증에 해당하는 성형 및 간단한 치료(안과, 치과, 피부과, 이비인후과 등)와 한방 및 대체요법에 대한 시술이 이루어지고 관광 상품 및 서비스는 숙박, 여행, 항공, 스파 및 관련 부대업무(통역, 출입국 수속, 보험업무)를 수행하게 된다.

의료관광 상품을 개발하고 마케팅을 전개하기 위해서는 먼저 관광객의 수요 즉, 관심분야를 정확하게 분석하고 제공할 상품과 서비스를 파악해야 한다. 의료관광을 포함한 보건관광 상품의 수요와 공급관계에 대한 내용을 보면 〈표 3-1〉과 같다.

의료관광의 수요 · 공급관계와 함께 의료관광 상품개발에 있어 의료관광의 유형과 범위를 알아보기 위해 먼저 연구된 보건관광에 대해 살펴본다.

Joan(2004)의 보건관광(Healthcare Tourism)은 일반적으로 소비자의 요구에 따라 유형을 크게 3가지로 구분하고 있다. 의료관광은 생명과 직결되는 수술로 암수술, 심장수술, 골수이식, 장기이식 같은 의료서비스 유형을 말한다. 성형수술은 가슴확대술, 얼굴 주름살 제거 시술 등을 그리고 온천 및 대체요법은 방향요법, 동종요법, 요가 등으로 치료하고 건강증진을 위해 전통의학을 체험하고 온천을 즐기는 프로그램이라 할 수 있다.

표 3-1 Health Tourism 상품 수요 · 공급 관계

수요	공급
의학 치료	
건강증진	• 효과적인 의료장비 완비 • 전문 의사 • 안락한 숙박시설 • 자연 건강 요소 • 요양하면서 식사 • 휴식, 평화로운 환경
예방적 건강관리	
열 치료 직업병 예방 회복	• 전문적인 서비스 • 전문의사와 전문 직원 • 안락한 숙박시설 • 건강과 식이요법 음식 • 자유로운 시간 활동 • 야간 연예(오락)
여가	
오염되지 않은 환경에서 휴식 스포츠 활동 자연경관 관광 도보여행	• 온천수영장 • 안락한 숙박시설 • 건강식과 특별요리 • 자유로운 시간 활동 • 야간 연예(오락)
적극적인 휴양활동	
오염되지 않은 환경에서 휴식 다양한 스포츠 및 기타 활동	• 안락한 숙박시설 • 건강식과 특별요리 • 다양한 스포츠 활동 • 여행 • 야간 연예(오락)

Smith와 Puczko(2009)의 보건관광 유형은 Wellness(건강)와 Medical(의료)로 크게 구분하며 영역의 범위에 따라 홀리스틱(Holistic), 레져와 레크레이션,

건강관리, 치료적 의료, 수술적 의료로 세분화하여 구분하였다. 보건관광과 관련한 시설들로는 스파, 의료기관, 호텔과 리조트, 레저센터, 크루즈 등을 그림 3-1과 같이 제시하였다.

표 3-2 Joan의 보건관광 유형 및 범위

Healthcare Tourism		
Medical Tourism	Cosmetic Surgery	Spas and Alternative Therapies
• Cancer treatment • Health screening • Heart surgery • Joint replacement • Medical check-ups • Neurosurgery • Transplants	• Breast augmentation • Facelifts • Liposuction	• Acupuncture • Aromatherapy • Beauty care • Facials and body scrubs • Exercise and diet • Flower remedies • Herbal healing • Homeopathy • Hydrotherapy • Hypnosis • Massage • Meditation • Mud therapy • Retreats • Stress management • Thalassotherapy • Thermal springs • Yoga

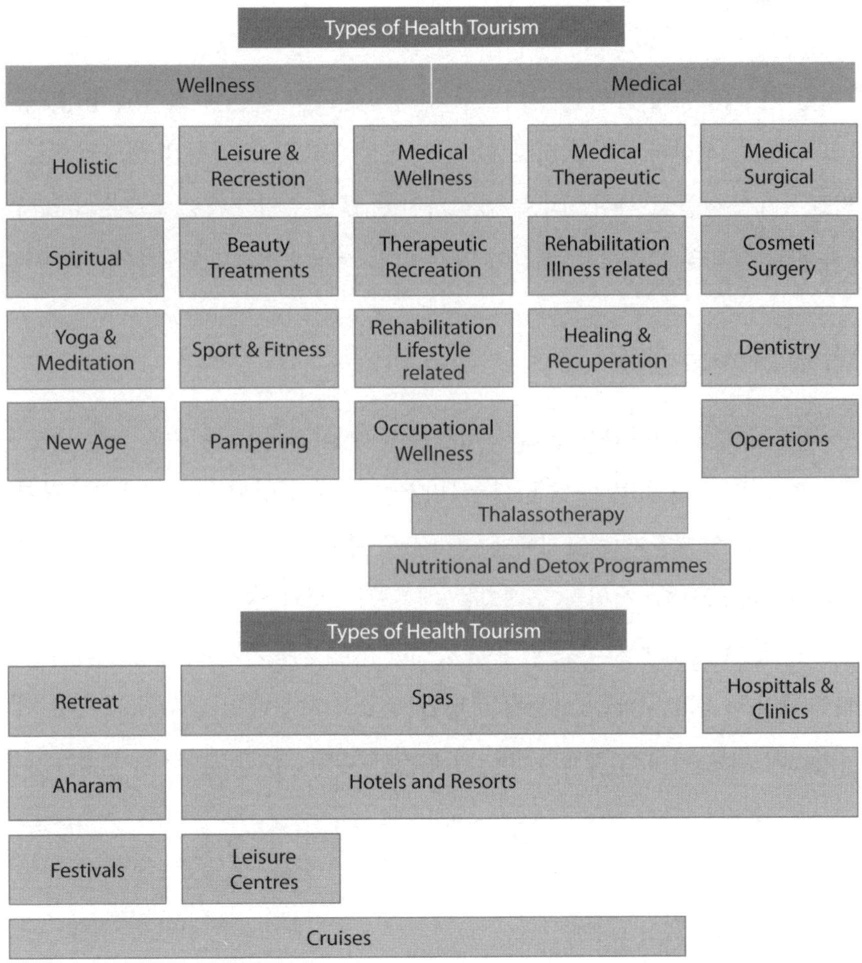

자료 : Smith and Puczko(2009)

그림 3-1 Smith와 Puczko의 보건관광 유형과 시설

2. 의료관광 상품의 특징

마케팅 연구를 통해 밝혀진 서비스재의 특성을 설명하는데 있어 무형성, 생산과 소비의 동시성, 생산과정에 소비자 참여, 이질성 그리고 소멸성을 대표적으로 들었다. 의료서비스 상품도 서비스의 특성을 가지고 있으며 의료관광 상품은 의료서비스 상품과 관광 상품의 결합으로 특징이 다른 어떤 서비스재보다도 강하다 할 수 있다.

1) 무형성(Intangibility)

무형성은 유형의 제품과는 달리 서비스는 구매 이전에는 볼 수도 느낄 수도 맛볼 수도 냄새 맡을 수도 들을 수도 없다. 서비스는 실체가 아닌 수행 · 체험 · 경험이기 때문이다. 서비스 제공자는 고객에게 서비스를 보여주기 위하여 전시하거나 설명하는데 어려움이 있으며, 서비스 구매자는 제공되는 서비스에 대해 오감을 이용한 평가를 할 수 없기 때문에 서비스에 대한 모호한 이미지를 가지며 평가에 어려움이 많다. 따라서 소비자의 구매는 신용에 바탕을 두고 신용구매인 경우가 많으며 제공되는 서비스의 질은 서비스 자체와 주변의 환경에 따라 평가되는 경향이 많다.

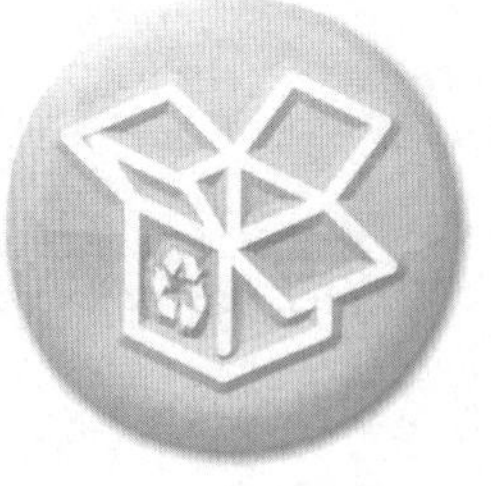
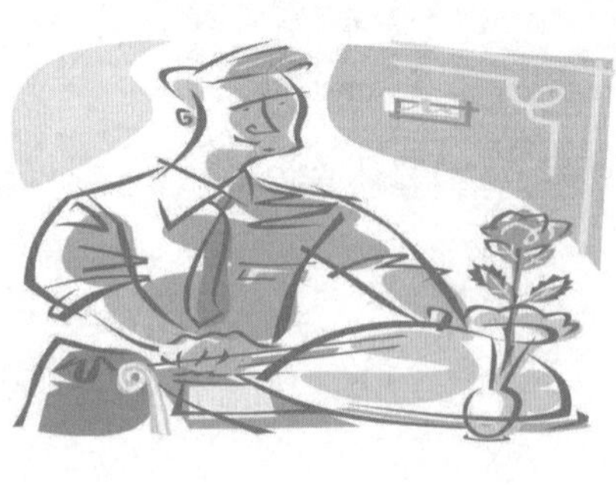

의사는 환자에게 의료서비스의 질을 보여주기 위하여 전시하거나 설명하는데 어려움이 있으며, 환자는 자신이 받는 의료서비스의 질을 평가하기가 어렵기 때문에, 의사를 선택할 때 자신의 의사에 대한 신뢰와 희망에 의해 좌우되는 경향이 많다. 또한 자신이 받은 의료서비스의 질을 평가 할 때, 의사의 평판, 의사의 의료행위, 주변의 환경, 장소의 편익, 다른 의사가 제공하는 의료서비스의 질 등에 의해 평가한다.

2) 생산과 소비의 동시성 & 생산과정에 소비자 참여

서비스 경험은 동시에 생산되고 소비된다는 것을 의미한다. 유형재는 먼저 생산되고 보관할 수 있지만, 서비스는 생산, 판매, 사용, 평가가 동시에 이루어진다. 서비스(의료, 호텔, 여행, 항공, 교통 등) 생산과정에는 고객의 참여가 필수적이며, 구매자는 생산과정에서 종사원과 직접적인 접촉을 하며 참여한다. 생산과 소비의 동시성은 생산자와 판매자가 일체감을 형성하여 서비스 행위를 창출한다는 것을 의미한다.

의료서비스 상품도 마찬가지로 생산과정에서 반드시 환자가 참여하여야 하며, 의사의 치료과정에 환자가 계속 참여하는 직접적인 접촉이 이루어진다. 의사와 환자는 일체감을 형성하면서 치료행위에 동참하는 고도의 상호작용을 갖게 되며, 아울러 개개의 환자-의사의 만남은 환자만족을 창출하는 기본적 영역이 될 수 있다.

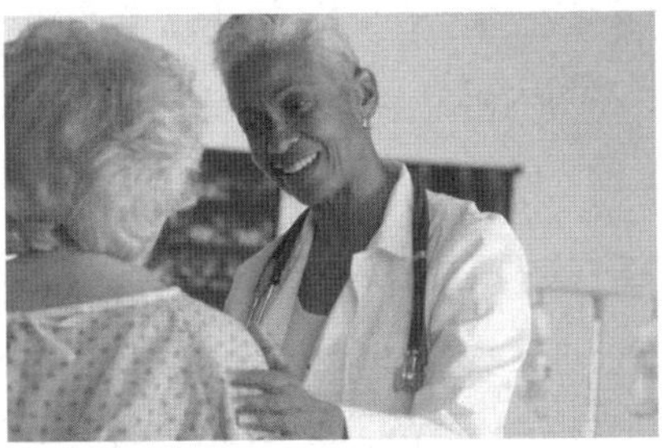

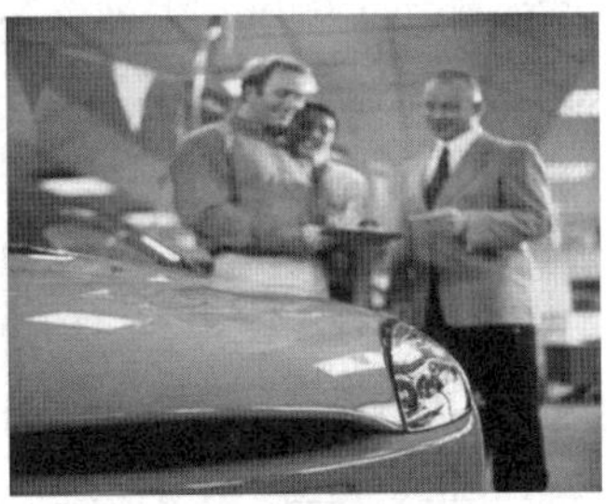

3) 이질성(Heterogeneity)

서비스는 다른 특징으로 이질성을 들 수 있는데, 서비스 경험의 질은 고객의 지각(Perception)에 의해 측정되기 때문이다. 서비스는 많은 종류의 상품과 서비스를 포함하고 있으며 선호하는 상품과 서비스도 고객마다 다르기 때문에 매우 복잡하다고 할 수 있다. 서비스는 고객과 서비스 제공자의 감정적 반응에 전적으로 의지할 수밖에 없기 때문에 표준화 하기가 어렵다. 의료서비스의 수행에 있어서도 다양한 이질성이 존재한다.

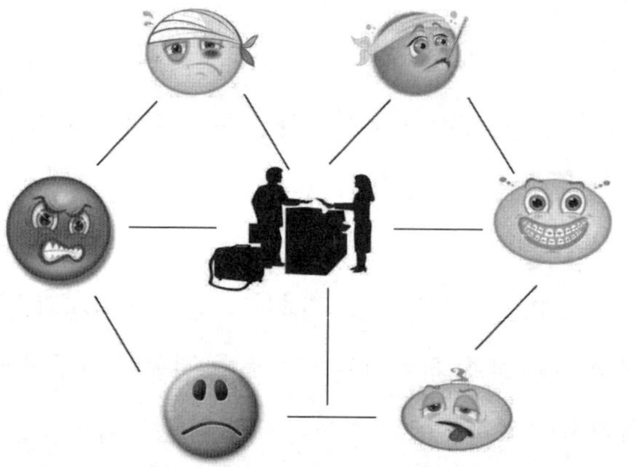

유형재는 생산과정 및 유통과정에서 엄격한 품질관리를 실시할 수 있어서 고도의 품질을 유지할 수 있으나, 의료서비스는 무형재이고, 생산과 소비가 환자 앞에서 이루어지며, 환자의 상태도 다양하기 때문에 의료서비스 제공자의 능력에 의해서 제공되는 의료서비스의 질에 따라서 받아들이는 정도가 일정치 않을 것이다. 또한 같은 의료서비스일지라도 다른 의료서비스 제공자에 의해 제공 되어질 때에는 다른 질을 가질 수밖에 없다. 동일인에 의하여 동일한 서비스를 제공 되어지는 경우에도

서비스 제공시점에 따라서 서비스의 질이 일정하지 않을 수도 있다. 왜냐하면, 서비스제공자 · 환자의 심리상태가 항상 일정하지 않기 때문이다. 이것을 극복하기 위해 의료서비스 상품의 일관성을 유지하기 위해 의료관광 상품의 표준화와 품질관리에 신경을 써야 한다.

4) 소멸성

소멸성이란 서비스는 저장되어 질 수 없는 것을 의미한다. 서비스 상품은 생산과 소비가 동시에 일어나기 때문에 저장이 불가능하며, 한번 잃어버린 서비스 기회는 회복하기가 어렵다. 유형재의 제품은 만들고 소비가 안 되면 저장했다가 나중에 팔면 되지만, 서비스는 생산과 소비가 동시에 이루어짐으로 미리 생산되기 불가능하고, 일정시점에서 소비되거나 사용되지 못한 서비스는 영구히 소멸되며 시간을 거꾸로 되돌릴 수 있다면 가능하다. 병원의 빈 병실, 대기실의 빈 좌석, 의사나 간호사, 약사 그리고 의료요원들의 대기, 수입의 보상은 결코 보상되지 않는다. 서비스는 수요예측이 어렵고 수요가 많다고 해서 공급을 늘리거나(병원시설, 장비, 인력), 줄이기가 쉽지 않다. 아울러 수요와 공급을 조정하거나 수요예측에 대비한 전략적 운영이 필요하다.

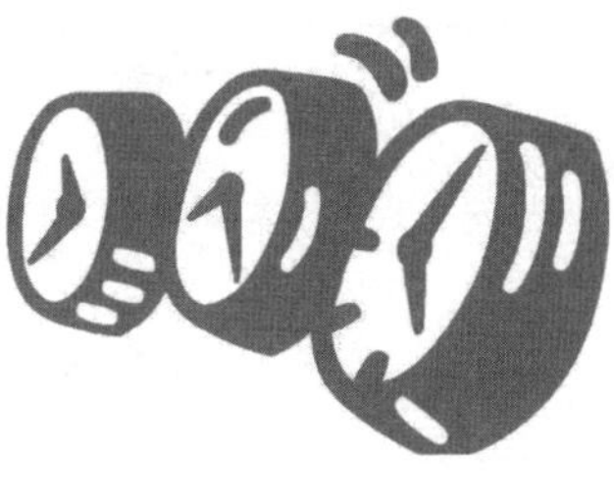

5) 의료관광 상품 특성 극복을 위한 마케팅 전략

의료관광 상품은 앞에서 설명한 바와 같이 그것이 갖는 독특한 특성들 때문에 서비스를 구매하려는 소비자들의 구매의사결정을 어렵게 만드는 경향이 있다. 즉, 만져보기도 어렵고 또 눈에 잘 보이지도 않기 때문이다. 따라서 외국인환자를 유치해야 하는 의료관광 주체의 입장에서는 신중한 마케팅 포지셔닝 전략으로 접근할 것이 요구된다.

마케팅적 접근을 통하여 그 특성들을 극복하기 위한 노력을 기울일 때도 의료관광 상품의 품질만큼은 확실히 보장할 것이 요구된다.〈표 3-3〉

표 3-3 의료관광 상품 특성 극복을 위한 마케팅 전략

의료관광 상품의 특징	특징의 구성 내용	대응 마케팅 전략
1. 무형성	• 실체 확인의 불가 • 효용 파악의 어려움	• 브랜드 명성의 제고 • 신뢰성 확보(인증평가 홍보) • 우수한 성과 홍보 • 서비스의 차별적 확장(확장 제품의 지속적 개발)
2. 동시성	• 생산과 동시에 소비 • 저장의 불가능	• 높은 접근성 구축 • 일체감, 동질감 확보 • 고객의 욕구 반영 강화
3. 이질성	• 제공자, 제공 시간, 제공 • 표준화의 어려움	• 전문성 제고 • 기술력의 차별화 • 상품의 균질화 노력
4. 소멸성	• 저장의 불가능 • 수요예측의 어려움	• 고급 통계기법과 경제학이론을 적용한 수요예측 강화 • 대기시간 축소를 위한 사전관리 철저

3. 의료관광 상품의 소비자 관점

1) 위험지각 상품

위험지각(Perceived Risks)이란 서비스 구매와 관련하여 고객이 경험하는 일종의 불안감이나 결과에 불확실성을 의미한다. 고객의 위험지각은 서비스 상품에 개인의 관여가 높을수록, 그리고 가시적 품질단서가 적을수록 높아진다. 위험의 지각은 불확실성과 구매의사결정의 결과로서 정보탐색과 서비스 품질의 특징인 유형성의 증가 브랜드 충성도의 증가 및 고객구매행동에 영향을 미친다. 또한 서비스의 무형성과 이질성, 동시성, 가변성 등의 특징으로 인하여 지각된 위험이 발생한다고 하였다.

유형재는 탐색의 질이 높은 반면 서비스재는 경험의 질이 높다고 한다. 규격이나 색상, 모양과 같은 탐색의 질은 구매이전에 평가되어질 수 있는 제품의 특성이다. 따라서 구매와 관련된 위험의 정도를 감소시킬 수 있다. 하지만, 서비스재는 경험의 질이 높기 때문에 구매 이전에 평가를 하는 것이 불가능해 더 많은 위험을 가지고 있다. 의료관광 상품은 구매 이전에 상품과 서비스를 경험할 수 없을 뿐 아니라 소비 후에도 그것을 평가하기가 어렵다. 구매 동기에 있어서도 많은 비용과 신체적 위험을 감수해야하기 때문에 이러한 소비자 관점을 잘 분석해야지만 소비자의 요구에 맞는 의료관광 상품과 서비스를 제공할 수 있을 것이다.

지각된 위험에 대한 정의는 소비자 행동관련 연구에서 처음으로 소개가 되었는데 위험지각이란 객관적이고 확률적인 위험과는 다르게 구별되어지는 것으로서 소비자에 의해 브랜드 선택과 상점에 대한 선택 그리고 구매방식에 대한 소비자의 선택적인 상황에서 주관적으로 지각하는 위험이라고 한다. 지각된 위험의 개념은 대다수에 있어서 어느 특정한 개인의 제품이나 브랜드에 대한 어느 정도의 불확실성의 전제적인 조건아래 구매에 대한 의사결정을 한다는 것을 의미한다. 특히 이러한 부정적인 요인에 대한 지각된 위험을 소비자에게 있어서 주관적인 구매를 행동하는 시점에서 바라본다면 지각된 위험은 미래의 기대효용의 가치에 대한 실현이 못 미칠 확률에 대하여 불확실성이라고 정의할 수 있으며, 소비자행동 연구에서 위험지각의 유형을 다양한 관점에서 분류하였다.

표 3-4 위험지각의 요인들

학자	위험지각의 요인들
Zikmund와 Scott(1973)	금전적 위험, 기능적 위험 신체적 위험, 심리적 위험 사회적 위험, 시간손실 위험 미래기회 상실
Larcoche(2004)	사회적 위험, 시간적 위험 성과적 위험, 심리적 위험 신체적 위험, 경제적 위험

위험지각은 Zikmund와 Scott(1973)의 연구에서 제시한 금전적 위험, 기능적 위험, 신체적 위험, 심리적 위험, 사회적 위험, 시간손실 위험, 미래기회 상실 등 7가지 유형의 범주에 대부분 포함된다고 할 수 있다. Laroche 등(2004)은 지각위험을 사회적 위험, 시간적 위험, 성과적 위험, 심리적 위험, 신체적 위험, 경제적 위험으로 나누어 고객행동과의 연구를 고찰하였는데 상품과 서비스를 구분하여 무형성이 지각된 위험에 유의한 영향을 미치는 것으로 나타났다.

① 신체적 위험(Physical Risk) : 자신의 신체적 안전이나 건강에 가해질 수 있는 위험에 대해 지각한다. 특히 해외로의 여행은 일반적으로 정치적으로 불안정하고 치안상태가 불안한 체제에 있는 국가로 관광할 때는 신체적 위험과 테

러의 공포에서 벗어날 수 없다. 현지의 풍토병, 전염병 등 각종 질병이나 사고, 테러의 위험이 단순한 실망차원이 아닌 심각한 해를 입거나 사망에 이를 수 있다는 가능성이 존재한다는 점에서 신체적 위험의 발생 가능성이 낮을 지라도 가장 민감한 요소라고 할 수 있다. 이와 같은 소비자의 신체적 위험지각의 문제 때문에, 의료기관은 고객의 생명, 건강과 안전 등에 대한 가시적인 단서를 제공하여 소비자의 위험지각을 최소화 시켜야 한다.

② 재무적 위험(Financial Risk) : 서비스 상품 구매를 위해 발생하는 비용이 개인의 소득대비 높은 수준일 때 고객은 재무적 위험을 지각한다. 특히 지출금액에 비해 서비스의 가치와 효익이 불확실할 때 재무적 위험은 더 크게 지각된다. 똑같은 가격대의 상품일 경우 가처분 소득이 낮은 사람은 높은 사람에 비해 재무적 위험을 느낀다. 결론적으로 비용에 대한 의식 정도가 높을수록 위험을 크게 인지한다는 것을 의미한다.

③ 심리적 위험(Pshychological Risk) : 구매하는 서비스 상품의 성격이 개인의 신념이나 자아 이미지에 부합되지 않을 때 소비자는 심리적 위험을 지각한다. 서비스 구매목적과 소비행위가 자신의 윤리적 기준과 가치관에 일치하지 않는다면 소비자는 심리적 불편함과 부담감을 느낄 것이다. 국외 관광 과정에서 관광지역의 교통, 질서, 규칙, 환경, 전통문화에 대한 이해나 지식의 부족 때문에 발생할 수 있는 현지 주민과의 마찰, 현지주민과의 의사소통의 어려움, 도난이나 분실사고의 우려 등이 심리적 불안감으로 작용함으로서 정보제공과 심리적 불안감을 해소할 수 있는 환경이 의료기관 뿐만 아니라 지역적으로도 조성이 되어야 한다.

④ 시간손실 위험(Time-loss Risk) : 시간손실 위험이란 상품정보탐색 행동, 구매행동 및 소비행동과 관련하여 소요되는 시간에 대한 고객의 지각을 의미한

다. 구매결정이 잘못되어 환불을 받고 재 구매를 해야 하는 경우 발생하는 시간적 손실에 대해서도 소비자는 위험을 지각한다. 바쁜 사람일수록 시간위험을 크게 지각한다.

⑤ 사회적 위험(Social Risk) : 사회적 위험은 서비스 상품과 관련하여 타인의 이목에 대한 의식 및 염려를 의미한다. 소비자는 구매활동에 있어 준거집단의 영향을 받는다. 구매의사결정을 할 때 소비자는 자신이 구매하는 서비스 상품과 그것을 이용하는 자신의 행동이 준거집단의 기준에 부합되는지를 심리적으로 점검한다.

⑥ 기회비용 위험(Opportunity cost Risk) : 소비자가 제품에 대한 선택권을 잃었을 때 최선의 선택대안이 없는 경우의 가능성에 대한 위험을 말한다.

⑦ 정보위험(Information Risk) : 소비자가 구매한 제품이 구매전의 부정확한 정보제공에 위하여 발생할 수 있는 경우의 위험을 말한다.

소비자가 의료관광을 구매하는 데는 높은 수준의 위험이 존재한다. 예를 들면 선택하고자 하는 병원, 의사, 간호사가 제공하는 의료의 질이 자국의 의료서비스 질과 비슷한지 또는 사후관리가 법적인 조치와 함께 적절히 이루어질지 대한 불확실성이나 원하는 의료시술이 제대로 이루어지지 못할 경우 발생할 부정적인 결과에 대한 위험을 지각하게 된다.

일반적으로 구매가 선택되어진 상황에서는 소비자의 지각된 위험으로 인하여 불안감을 유발시키며, 불안한 상태를 해소하기 위해 위험감소방안을 개발함으로서 최종적인 구매에 대한 선택을 하게 된다. 또한, 소비자의 지각된 위험은 소비자들에게 주어진 정보에 대한 불만족스럽고 자신에 대한 구매의 행위가 매우 중요하게 되는 상황에 처하게 된다면 지각하는 위험이 생겨나게 되고, 지각된 위험에 대하여 줄여지게 하도록 하는 방안들을 강구 하여야 한다.

소비자에 의한 지각된 위험유형에 따른 위험감소방안으로 정보원천에 대한 선호도를 나타내고자 하였는데 성능적인 위험이 크면 클수록 정보를 활용하며, 정보원천에 따라 소비자의 상대적인 선호도는 급격하게 달라지기도 하고, 지각하고 있는 성능적인 위험이 낮거나 혹은 보통인 상품에 대한 경우에는 시험구매를 가장 선호하나, 이러한 위험에 대하여 높은 상품의 경우에는 선호하지를 않는다. 그리고 지각하는 사회적 위험이 정보탐색에 대하여 중대한 영향을 끼친다는 사실을 입증해주는 증거는 매우 미약하다고 볼 수 있으며, 소비자에 의한 직접적인 관찰과 상품에 대한 2차적 정보원천에 비해 선호도가 매우 높다고 할 수 있다. 마지막으로 2차적인 정보원천 중에서 구전정보에 대한 선호도가 가장 높게 나타난다고 하였다. 소비자가 구매를 할 때 사회적 위험과 경제적인 위험에 대해 지각하는 수준이 높으면 높을수록 인적과 관련한 영향력이 크게 좌우한다. 다시 말해서 타 정보원천(미디어, 온라인, 자료 등)에 비하여 대화나 관찰을 포함한 구전정보에 대해 의존한다. 아울러 위험감소 방안과 판매 마케팅에 영향을 미치는 소비자 커뮤니케이션의 영향을 살펴보도록 한다.

2) 커뮤니케이션의 영향

광고정보는 상표의 인지단계에서 영향을 미치지만 구전은 구매단계에서 활발히 진행된다. 이러한 동기로 발생하게 되는 구전 커뮤니케이션은 소비자들이 상업적 정보보다는 친구나 이웃을 신뢰한다고 여기기 때문에 제품구매 시 영향력이 막강하다. 준거집단과 가족집단으로부터 습득하는 정보는 의사결정과정에서 위험을 감소시키는 중요한 수단이 되고 있는 것으로 알려져 있다.

한국관광공사의 마케팅 조사에서도 보면(Chapter 4), 한국의 의료서비스에 대한 정보접촉 경로 중, '주변의 추천'이 39.3%로 가장 높게 나타나 신체의 안전과 직결되어 서비스 이용 시 민감도가 높은 의료서비스의 특성을 반영하고 있는 것으로 보여 진다. 하지만, 외국에서 조사한 결과는 의료관광 정보의 정보원으로 Internet(49%), Friend(17%), Newspaper or TV(15%)를 나타났다. 의료관광의 특성 상 외국의 의료관광지와 정보를 찾는데 기술적인 요인이 많이 작용하고 있음을 알 수 있으며 구전, 온라인, 미디어부문에서 커뮤니케이션의 주요한 영향과 작용을 살펴보도록 한다.

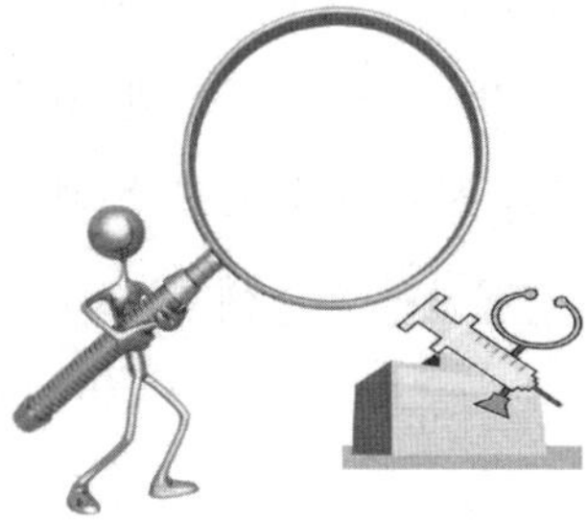

(1) 구전 커뮤니케이션

구전 커뮤니케이션(word-of-mouth)은 사람들이 자신의 상업적 이익과 무관하게 대화를 통해 제품, 서비스에 대한 정보를 전달하는 행위 즉, 입에서 입으로 전달되는 정보의 흐름이다.

소비자들의 구전 커뮤니케이션은 어떠한 형태의 상업적 커뮤니케이션보다 큰 효력을 발휘할 수 있다. 소비자들은 자신의 주변 인물들의 이야기를 광고보다 더욱 신뢰하기 때문이다. 또한 소비자들은 구전 커뮤니케이션을 통해 전달된 정보를 더욱 생생하게 받아들인다. 구전에 의한 정보는 주로 전달자의 직접경험에 의한 것으로서 다른 정보원천 보다 더 생생하게 느껴져 잠재고객의 구매 욕구를 불러일으키고 구매의사결정시 기억에서 인출될 가능성이 높다.

Voss(1984)는 수많은 대중 매체와 광고 커뮤니케이션에도 불구하고 일반 구매의 80% 이상이 특정인의 직접적인 권유에 의해서 이루어진다고 하였으며 소비자들이나 의사결정자들은 수동적이지 않으며, 이러한 연구는 구전의 영향이 매스 커뮤니케이션의 영향보다 크다는 것을 말해 주는 것이다. Haywood(1989)는 소비자들이나 의사결정자들은 수동적이지 않으며, 정보를 적극적으로 추구한다고 설명하는데, 이러한 상황에서 구전 커뮤니케이션은 기업이 이들의 목적을 달성하는 정도에 영향을 주는 훌륭한 마케팅 도구이며, 구전 커뮤니케이션은 기업의 전반적인 수행에 통합적이어야 한다는 것을 인식하는 것이 필요하다고 주장했다.

소비자들의 구전 커뮤니케이션은 다음과 같은 상황에서 더욱 효력이 발생된다. 상품의 사회적 가시성이 높을 때, 구매 전 객관적 평가기준에 의한 품질검증이 어려울 때, 고객의 상품친숙도가 낮을 때, 그리고 상품구매와 관련하여 소비자의 위험지각도가 높을 때 구전 커뮤니케이션의 의존도가 증가한다. 호텔 서비스와 같이 고객의 광고의존도가 낮고 인적 정보의 의존도가 높으며 제한된 특정 사회계층이 시장을 구성하고 있는 경우, 구전 커뮤니케이션과 버즈 마케팅의 중요성을 더욱 부각될 것이다.

의료 서비스의 특성 상 나타나는 의료정보의 비대칭성과 전문성으로 인해 의료기관을 전에 이용해 본 경험이 없는 의료 소비자는 의료기관에 대한 정보를 구하기 어렵고 전문적 지식이 많지 않으므로 의료 서비스기관을 선택할 때 병원 이용의 경험을 가진 사람들의 구전커뮤니케이션에 의한 정보 전달에 크게 의존한다.

(2) 온라인 커뮤니케이션

구전은 소비자들 간의 보이지 않는 네트워크를 형성하며 특정한 상품이나 서비스를 전파하는데 있어서 중요한 요인이다. 특히 소비자들이 정보를 공유할 수 있는 인터넷 등의 새로운 도구를 찾음으로서 중요해졌고, 결코 무시할 수 없는 것이 되었다. 기업은 자신들의 제품을 개별고객이 아닌 고객들의 네트워크에 중점을 두어야 한다는 사실을 알고 있다. 온라인 구전은 새로운 형태의 구전 커뮤니케이션이라고 할 수 있다.

온라인 구전의 신속성과 파급성은 엄청나다고 할 수 있다. 온라인 구전의 유형은 매우 다양하여, 인터넷 쇼핑몰에 올려진 상품평, 기업 웹사이트의 게시판에 게시된 고객의 의견, 온라인 포털의 토론 포럼, 블로그, 인터넷 카페, 이메일, 메신저를 활용한 실시간 메시징 등을 모두 포함한다.

소비자들은 인터넷 게시판을 통해 자신의 제품에 대한 사용경험을 타인에게 제공한다. 이러한 네티즌들의 브랜드 사용 후기는 해당 기업의 홈페이지, 브랜드 동호회, 그리고 포털사이트들의 지식검색 서비스 등을 통해 제공될 수 있다. 제품에 대한 소비자들의 직접적인 경험이 다수의 예상 소비자등에게 제공된다는 점에서 구전효과를 기대할 수 있다. 성영신 · 유형렬 · 장인숙(2001)의 연구에서는 인터넷 게시판에 존재하는 온라인 구전을 수집하여 분석 하였는데, 정보제공은 긍정적인 구전이 많았고, 감정표현은 부정적인 구전이 많았다. 또한, 전체적으로 긍정적 구전보다는 부정적 구전이 훨씬 많았는데, 이는 부정적 경험이 긍정적 경험보다 소비자를 심리적으로 더 강하게 자극하여 구전활동을 하도록 동기화시키기 때문인 것으로 조사 되었다.

(3) 매스 미디어 커뮤니케이션

Harrison-Walker(2000)는 매스 미디어의 구전 효과 차이를 분석하면서, 매스 미디어는 일반적으로 소비자의 인식을 창출하는데 효과적이지만 소비자들은 특히 서비스 구매 의사결정을 할 때, 매스 미디어보다는 구전에 더욱 비중을 두는 경향이 있음을 발견했다. Gelb & Johnson(1995)은 구전이 광고보다 더욱 효과적이고 행동으로 이어지도록 설득하는데 효과적임을 발견했는데, 정보원이 더욱 신뢰할 만한 것으로 수용자들에게 인식되기 때문이며, 잠재적 구매자에게 피드백이 발생하면 설명해주고 잠재적 구매자를 촉진할 수 있다는 것이다.

매체를 통한 일방적인 커뮤니케이션 방식이 가지고 있는 한계점은 첫째, 대부분의 기업들은 제품판매 증대나 기업이미지 제고를 위해 소비자와의 마케팅 커뮤니케이션 활동을 주로 대중매체를 통한 광고에 의존해 왔다. 그러나 엄청난 양의 광고에 의한 대량정보의 홍수 속에서 대중매체를 통한 광고는 마케팅 커뮤니케이션의 효율성에 있어서 한계를 갖게 된다. 둘째, 광고가 갖고 있는 상업성으로 인한 신뢰성의 결여, 일방적인 메시지의 흐름, 이질적인 불특정 다수를 대상으로 함으로서 대표 소구 대상에 정확히 도달하기 어렵다는 점 등이 대중 매체를 통한 커뮤니케이션의 문제점으로 지적할 수 있다. 지금까지 살펴본, 구전 · 매스미디어 · 온라인 구전 커뮤니케이션을 종합적으로 비교하여 보면 〈표 3-5〉와 같다.

커뮤니케이션 채널의 변화는 의료 환경에서도 예외는 아니다. 과거에 환자들은 오직 의사와의 면담 즉, 전문가와 구전커뮤니케이션에 의해서 자신의 건강과 질병에 대한 정보를 얻을 수 있었다. 하지만 현대에는 다양해진 커뮤니케이션 채널들을 통해 보다 손쉽게 의료상품, 건강 및 의료정보를 찾을 수 있게 되었고, 의사의 진료 이전에 다양한 정보의 많은 부분을 찾아 볼 수 있게 되었다.

표 3-5 구전 · 온라인 · 매스미디어 커뮤니케이션의 비교

특징	구전 커뮤니케이션	매스미디어 커뮤니케이션	온라인 커뮤니케이션
메시지 흐름	쌍방적	일방적	일방적 혹은 쌍방적
커뮤니케이션 접촉	대면적	간접적, 중간적 삽입	간접적 혹은 중간
신뢰성 정도	높음	낮음	사용자에 의존

즉각적 피드백의 양	많음	적음	지연된 피드백, 사용자에 의존
선택적 과정을 극복하는 노력	큼	작음	매우 큼
대중에게 전달되는 속도	비교적 느림	비교적 빠름	사용자에 의존
가장 효과적인 단계	태도의 형성과 변화	자식의 변화	지식 변화/ 태도형성 및 변화

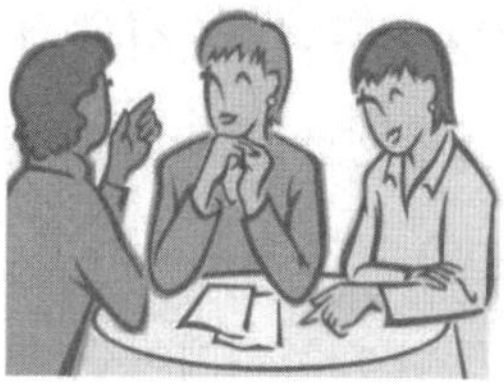
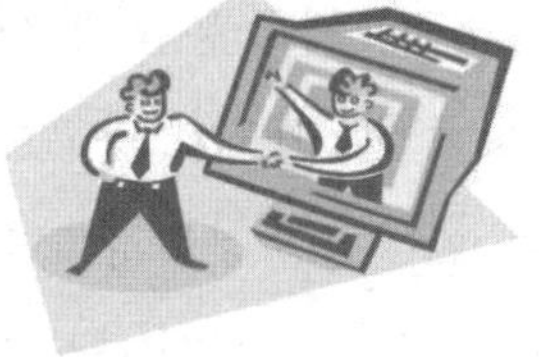

제2절 국내 · 외 의료관광 상품의 현황

I. 국내 의료관광 상품

1) 한국대표 의료관광 상품 공모전 현황

문화체육관광부가 주최하고 한국관광공사가 주관하는 의료관광 상품 공모전이 개최되고 있다. 선정된 의료관광상품에는 모객 판촉 지원금이 지급될뿐만 아니라, 선정업체와 전략적 파트너쉽을 맺고 공동 홍보마케팅을 추진하여 현지 언론매체 홍보지원, 해외 설명회 및 박람회 지원, 에이전시 팸투어 지원 등 상품

홍보마케팅 집중 지원 받게 된다. 또한 "한국관광공사 선정 우수의료관광상품" 인증 로고를 부여 받아 홍보에 활용하여 실질적으로 의료관광 유치기관이나 기업의 홍보마케팅에 도움이 될 수 있다.

2014년도에는 MICE산업 등과 융복합 의료관광상품, 일반관광객과 경증환자를 대상으로 하는 관광중심 체험형 의료관광 상품, 특정 중증치료 분야 등 고부가가치의료관광상품의 3가지 상품분야로 나누어 공모한 결과, 12개 상품이 선정되었다. 대상작에는 고려의료관광개발(헬스 체크업), 아스클레인터메드(한류팬 모녀의 행복한 스토킹투어), 잇츠코리아(수호천사 금줄) 등 3개 업체가 차지했고, 최우수작에는 잇츠코리아(전세기타고 동의보감촌으로), 홀리데이링크DMC(한방명의와 함께 하는 한국여행), 엠제이 루스코(고부가가치 신규의료사업) 등 3개 업체가 선정됐다. 우수작에는 블루메디(크루즈 뷰티엔터테인먼트) 등 6개 상품이 선정되었다.

2) 한국의료관광상품 8선(한국관광공사, 2013)

(1) 고려의료관광개발

① 해운대백병원 종합건강검진: 전문화된 건강검진 노하우를 축적한 해운대백병원 종합건강검진센터에서 기본종합건강진단 프로그램을 기초로 하여 질환별 특성에 맞춘 특화정밀건강진단 프로그램 제공

VIP숙박검진(1박2일:500만원)	기본 + PET_CT + MRI + 심장정밀검사
골드검진(360만원)	기본 + PET_CT + 심장정밀검사
실버검진(270만원)	기본 + 뇌 MRI + CT 3종 + 초음파

여성정밀검진(130만원)	기본 + 복부 & 골반CT + 초음파 3종 + 내시경 2종 + 특수혈액검사
남성정밀검진(125만원)	기본 + 흉부CT + 초음파 3종 + 내시경 2종 + 특수혈액검사
기본검진(45만원)	기초검사 + 심폐기능검사 + 소화기검사 + 혈액검사 + 여성(부인과, 유방)검사

② 엘리움 여성병원 여성질환 치료 : 여성질환에 대한 폭넓고 깊이 있는 진료 및 치료 시스템을 갖춘 엘리움 여성병원에서 산부인과 질환을 비롯하여 건강검진, 피부미용, 성형, 체형교정클리닉 등과 관련된 특화된 의료서비스 제공

여성진료센터	여성정밀검사(초음파) 10–20만원 부인과 성형수술 300만원 ~	산부인과 질환, 여성 암, 여성 성형 등 특화된 3D 복강경 수술을 실시
피부 · 비만 · 체형 센터	피부 재생 프로그램 14–60만원 쁘띠 성형 39만원 ~ 300만원	노화방지를 위한 웰니스 프로그램부터 산모들의 산전, 산후 건강관리 원스톱 진행

③ Tour Course : 해운대 바닷가와 인근 명소, 천년고도 경주, 영화의 거리 국제시장 자갈치 시장, 부산 쇼핑과 비빔밥 한정식

(2) HYUNDAI MEDIS

① Eye, Lasik Surgery(서울에서 얻은 새로운 세상 - Seoul詩線(서울시선)) : 청장년층의 라식시술부터 노년층의 노안수술까지 세대별로 체계화 하여 구성한 상품

기본 3박 4일 일정: Package 250만원~(안과 시술비 별도)

1-Day	2-Day	3-Day	4-Day
시력검진	안과시술	오행프로그램	중간검사

② Fertility Clinics(불임의 벽을 넘어 생명탄생의 기쁨을 - Lay Medi - I) : 대한민국 최고의 임신율과 분만율을 보유하고 있는 제일병원이 시험과 수정 및 배아이식 시술을 하며 이은미 한방병원의 협진으로 기순환을 활성화하는 한방불임 클리닉을 동시에 실시(환자의 상태에 따라 향방, 한방 치료 중 하나를 선택 가능)

기본 30일 소요(가격은 시술내용에 따라 상이)

1	2	3	4	5	6	7	8	9	10
한국 도착	병원 외래	기본 검사	과배란 유도기						
11	12	13	14	15	16	17	18	19	20
건강 검진	한방 자궁 기능강화 전신경락 복부화주 경락		시험관 수정 및 배아이식						
21	22	23	24	25	26	27	28	29	30
힐리언스 휴양			한방 보궁단 치료	임신 반응 검사	한방을 이용한 보궁, 좌훈, 보환, 보약 요법			출국	

③ Tour Course : 고품격 스파체험, 건강검진 및 헬스 케어, 한국문화체험과 DMZ투어, 서울시티투어, 서울쇼핑과 특별 한정식 코스

(3) COBIZ

① BIM 파트너스 : 분야별 최고 수준의 의료기술을 갖춘 부산지역 5개 병원 8개 분원이 연계하여 결성한 BIM 파트너스는 부산 주요지역에 위치하고 있어 부산 전역을 아우르고 있음(테즈락크루즈, 아큐아리움, 부산시티투어 등 최적의

의료와 관광이 결합된 서비스 프로그램 제공)

의료서비스 및 상품가격(10% 수수료 포함)

강동병원(정형외과 전문)	관절(무릎, 엉덩이) 1,697만원~ 척추 977만원~ 관절, 척추 정밀검진 110만원~
노블레스(성형외과 전문)	주름 성형 430만원~650만원 유방 성형 500만원~870만원 체형 성형 200만원~550만원
성모안과병원(안과전문)	라식 220만원~270만원
이엔이 치과(치과전문)	임플란트 국산 170만원~, 수입 220만원~ 심미보철 70만원(개당)~ 미백set 35만원~
킴스(피부과 전문)	IPL+SONO(초음파 관리) 35만원~ 레이저 토닝+SONO(초음파 관리) 35만원~

② 동남권 원자력의학원 : 암치료 전문 병원인 동남권 원자력의학원은 흉부암, 부인암, 소화기암, 갑상선암 및 두경부암, 유방암, 뇌종양 등 6대 암 센터가 운영(사이버나이프센터, 로봇수술센터 보유)

③ Tour Course : 해운대 주변, 생동감 넘치는 부산의 중심지, 영도 및 태종대, 서면과 싱싱한 바닷의 맛

(4) 파라다이스T&L과 메디크로바

① 웰빙 헬스 투어(쁘띠) Ⅰ : 오라클 피부과에서 성형 및 피부관련 시술을 받는 상품(메디컬스킨케어, 레이저 및 미용시술, 탈모치료 등 연령별, 개인별 맞춤형 의료서비스 시행)

기본 4박5일 일정: PACKAGE $1,035~(병원비, 항공비 별도)

1-Day	2-Day	3-Day	4-Day	5-Day
입국	성형&피부 시술	오전 시술/관광	오전 시술/관광	관광/출국

② 웰빙 헬스 투어(건강검진) Ⅱ : 48명의 숙련된 의료진과 PET, CT, MR, 대장내시경, 경동맥초음파, 심장초음파 등 첨단장비로 약 2시간에 걸쳐 정밀한 건강검진 서비스 실시

기본 4박5일 일정: PACKAGE $1,175~(병원비, 항공비 별도)

1-Day	2-Day	3-Day	4-Day	5-Day
입국	검진/템플스테이	템플스테이/관광	관광	한방체험/출국

③ Tour Course : 코엑스, 삼청동/인사동, 전등사, 동대문/명동과 보양 한국음식

(5) 휴케어

① 결혼, 위대한 탄생 : 예비 신혼부부를 위한 건강과 미용, 관광을 결합한 상품으로 낭만적인 서울의 명소를 관광하고 웨딩 스튜디어 촬영을 하면서 미백, 리프팅 등 효과적인 피부와 시술 및 케어

3박4일 코스: 총 예산 견적 40,000RMB~

웨딩	메이크업, 헤어샵+드레스, 턱시도 대여+웨딩 촬영(스튜디오, 야외)
관광	경북궁, 청와대, 서울북촌마을, 한강유람선(서울야경)
의료	피부과: 더모톡신(리프팅+모공축소) or Gentle Max(탄력+모공축소) or 메조큐어(미백+보습+진정) 중 택 1

② 휴케어안티에이징 패키지 : 개인별 맞춤 동안 성형프로그램으로 만족감을 드리며 최신 설비로 당일 치료의 편리함

1박 2일 코스: 총 예산 견적 8,888RMB

피부 진피층에 직접적으로 약물을 주입하는 방식으로 피부탄력과 주름개선 등의 효과	얼굴 주름(미간/팔자주름/이마), 사각턱 종아리, 다한증 치료 중 택1
미세 크리스탈 입자 등으로 피부를 정교하게 필링(박피)하여 모공축소, 잔주름개선, 각질 및 피지 제거 등의 효과	코필러, 이마, 팔자주름 중 택1

③ Tour Course : 북촌한옥마을, 경복궁/청와대, 명동쇼핑, 한강 유람선/서울 야경과 한식

(6) (주)코엔씨

① 행복여인헬스투어 : 여성전문 건강검진과 네일케어, 화장품공장 견학 및 화장교육 등의 미용컨텐츠 체험, 전통공연관람 등으로 알차게 구성한 프로그램

1인당 요금(40만원) 포함사항: 호텔, 식사, 차량, 입장료
불포함사항: 병원검진비용, 가이드팁, 국내외항공료, 공항세 · 항만세, 옵션, 개인소비

1-Day	인천공항 도착후 서울시내관광
2-Day	이대목동병원에서 여성전문 건강검진 및 헤어샵, 네일케어
3-Day	수원화성 행궁, 메이크업 강좌, 이천 스파비스 온천
4-Day	김치 담그기 체험, 한복체험, 남산한옥촌 관광
5-Day	이대목동병원 검진결과 상담, 출국

② 아름다운 뷰티투어 : 한국의 저명한 성형병원인 '아름다운 나라 성형외과' 전문의들의 탁월한 노하우와 최신 의료기술로 이루어지는 시술

생얼 만들기 코스(100만원)	피부 표면의 불필요한 각질을 정리하여 피부결을 부드럽게 하고 잡티, 주근깨를 없애며 비타민 성분과 산소공급을 통한 미백효과
미소 짓게 만드는 피부 만들기 코스(100만원)	미세전류와 초음파 진동을 이용하여 초강력 수분과 미백 성분을 침투시켜 미백효과는 물론, 유수분 균형을 맞춰 피부에 탄력을 주는 시술

③ Tour Course : 경복궁/독립기념박물관, 수원화성 행궁, 김박물관, 온천과 한식

(7) 하나투어ITC

한국 Beauty Tour 3박4일: 세계적인 열풍을 불러일으키고 있는 한류와 함께 인기를 끌고 있는 한국의 전통주 막걸리를 의료분야에 접목한 이색적인 의료관광상품(쌀로 만드는 막걸리는 미백성분과 보습성분이 많이 들어있어 피부미용에 효과적인데 아름다운 피부과에서 막걸리의 이러한 효과를 이용하여 피부 진피층 깊숙이 좋은 성분을 전달하여 피부를 보다 맑고 탄력있게 가꾸어줌)

성인 15명 기준, 1인당 69만원
포함사항 : 호텔, 입장료, 식사, 가이드 비용, 차량 비용, 막걸리 피부관리
불포함사항 : 항공요금, 가이드 및 기사 팁, 비자발급 비용

1-Day	인천공항 도착후 남산골한옥마을, 서울N타워 관광
2-Day	아름다운 나라 피부과 막걸리 피부관리, 국립중앙박물관, 이태원 자유쇼핑, 난타쇼 관람
3-Day	DMZ관광, 스킨케어 및 메이크업, 인삼쇼핑
4-Day	경복궁, 김치체험, 인사동자유쇼핑, 청계천 산책

(8) 블루메디

① 시크릿 한미여행 : 세계 최고 수준으로 평가받고 있는 한국 성형의 대표 품목인 눈성형과 코성형을 하고 한국관광과 쇼핑 등을 즐길 수 있는 의료관광상품(사전상담을 통해 고객의 수술희망부위에 대해 10장 이상의 고화질 사진 이메일을 전송해드리고 온라인 상담을 충분히 제공해드리며 병원예약, 수술 안내, 퇴원, 호텔이동 등의 전 과정에 불편이 없도록 완성도 높은 서비스제공)

눈(99만원~413만원), 코(200만원~578만원)
포함사항: 호텔, 입장료, 식사, 가이드 비용, 차량 비용
불포함사항: 항공요금, 가이드 및 기사팁, 비자발급비용

1-Day	인천공항 도착 전문가이드 공항 픽업 가로수길 쇼핑관광	4-Day	병원 방문 및 검진 공연관람
2-Day	병원방문 및 상담 결정 후 수술 진행(코, 눈) 병원에서 휴식 및 호텔이동	5-Day	병원 방문 및 진료 창덕궁, 인사동, 남대문 시장 등 관광
3-Day	호텔에서 휴식 필요시 가이드 추가 가능	6-Day	병원방문, 최종진료 귀국

② 한미쁘띠여행 : 외과적 수술 없이 비교적 간단한 보톡스, 필러 시술로 피부탄력과 주름개선 효과 등을 선사받고 한류 드라마의 생생한 현장을 관광하는 프로그램(경기도 가평의 쁘띠프랑스는 한류드라마 '씨크릿 가든'의 촬영지로 주인공 남녀의 운명적인 첫 만남과 애정이 싹텄던 곳)

쁘띠(필러 or 보톡스 선택 45만원~120만원)

1-Day	인천공항 도착, 기사 피켓 픽업, 병원도착 쁘띠 성형 상담 및 시술
2-Day	쁘띠프랑스 관광, 자유관광
3-Day	병원 사후 서비스 동대무 쇼핑, 서울고궁투어, N서울타워, 한옥마을 투어, 세계문화유산 투어 중 택1
4-Day	귀국

③ Tour Course : 서울고궁, 남대문시장과 동대문시장, 가로수길, 난타 점프공연과 한정식

3) 피부 및 성형 · 정형외과 전문 의료기관

국내에서 제일 발전한 의료관광분야로 꼽히는 피부 및 성형 · 정형외과를 대상으로 의료관광 상품을 세분화하여 제시하면 다음과 같다.

① Facial Contouring/Orthognathic Surgery(안면윤곽/양악수술)

② Breast Surgery(가슴성형)

③ Body Contouring Surgery(체형/몸매 성형)

④ Eyelids, Nose(눈, 코 성형)

⑤ Male Cosmetic Surgery(남성 성형수술)

⑥ Hair Transplantation(모발 이식)

⑦ 지방이식 클리닉

⑧ 스피드 성형클릭닉

⑨ Anti-Aging(안티 에이징)

⑩ Botox

⑪ 피부 클리닉

⑫ 제모 클리닉

⑬ 미용 제품(기능성 화장품)

4) 척추 · 관절 전문 의료기관

국내의 척추 · 관절 전문병원은 세계적인 수준을 자랑하는 우수한 기술력과 전문성을 인정받고 있어서 성장세가 빠를 것으로 예상되며, 척추 · 관절 전문 의료기관에서 영역을 넓혀 건강검진 및 내과, 외과를 병행하고 있다.

① Spine Treatment Clinic(척추 디스크 클리닉)
② Spine Cancer Clinic(척추암 클리닉)
③ Orthopedic Clinic(관절 클리닉)
④ Halth Care(건강검진)
⑤ 내과
⑥ 외과

5) 대학 · 종합병원

의료관광을 선도적으로 이끌어 가는 대학 및 종합병원은 시대의 요구에 맞게 빠르게 대응하고 있다. 첨단 의료장비와 시설, 전문 인력, 호텔의 객실과 같은 VIP병실(최첨단 시설 구비한 병실과 함께 가족실, 거실, 주방, 욕실, 진료실)을 제공하고 외국인을 위한 국제진료센터와 Medical Care Center를 운영하고 있다. 또한 전문치료부터 건강검진까지 필요한 거의 모든 의료상품을 한 장소에서 제공하고 있다.

① 일반진료치료(내과, 외과, 정형외과, 신경외과, 성형외과, 산부인과, 소아/청소년과, 신경과, 신경정신과, 피부/비뇨기과, 흉부외과, 안과, 이비인후과, 건강관리과, 치과 등)
② 전문치료(장기이식, 심장, 소화기, 신장, 뇌졸증, 뇌종양, 류마티스, 척추, 불임, 암, 당뇨비만,
③ 건강검진
④ 호텔, 교통, 식이요법의 결합상품

6) 한국전통의학

Traditional Korean Medicine(TKM)은 의료관광객을 한국으로 유치하는데 중요한 위치를 차지하고 있으며, 외국 의료관광객에게 유인력을 제공하고 있는 것으로 각종 조사에서 나타나고 있다. 현재는 한방부문에서 제공했던 전통 한의학에서 영역을 넓혀 서양 의학과 한방성형/정형부문까지 진출하여 의료관광 상품을 제시하고 있다.

① 한방 일반진료치료(내과, 소아과, 부인과, 이비인후과, 안과, 재활, 신경, 피부, 성형 등)

② 한방침구

③ 사상체질 진료

④ 특수 클리닉(중풍, 척추, 금주, 비만, 금연, 성인병, 보약, 단식, 치매 등)

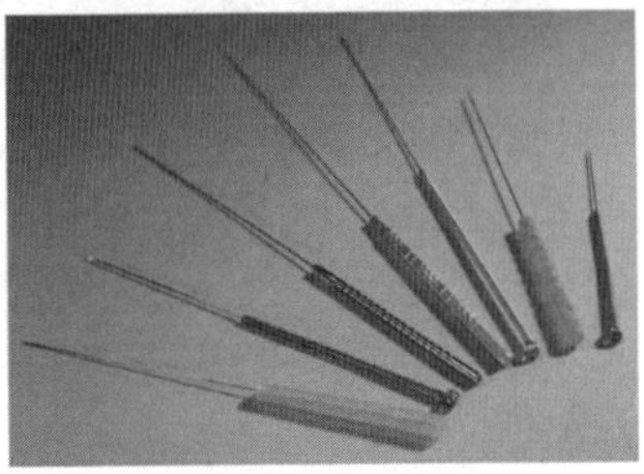

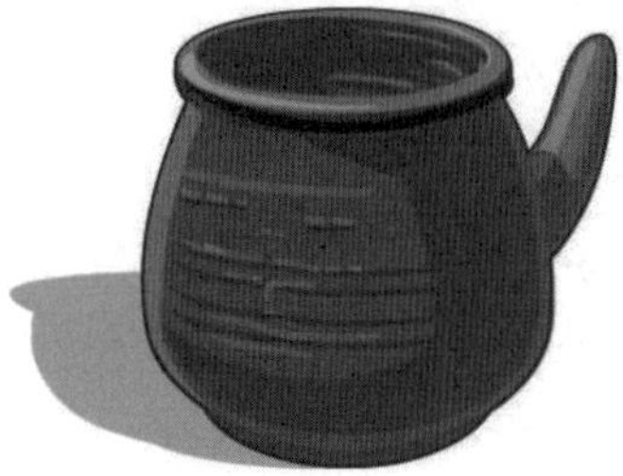

7) 건강검진 전문 의료기관

① 기본 건강검진 프로그램

② 정밀 건강검진 프로그램

③ 숙박형 건강검진 프로그램

④ 특화형(소화기, 폐, 심장, 암, 뇌졸중, 치매) 전문 프로그램

⑤ 여성전문 건강검진 프로그램

⑥ 건강검진 프로그램 +관광, 레저, 교육 결합상품

8) 치과 전문 의료기관

① 치과 전문진료(치아우식증, 치주질환, 부정교합)

② Implant Clinic(임플란트)

③ Clinic for Oral & Maxillofacial Orthodontics(악안면교정)

④ TMJ & Orofacial Pain Clinic(턱관절 및 안면통증)

9) 안과 전문 의료기관

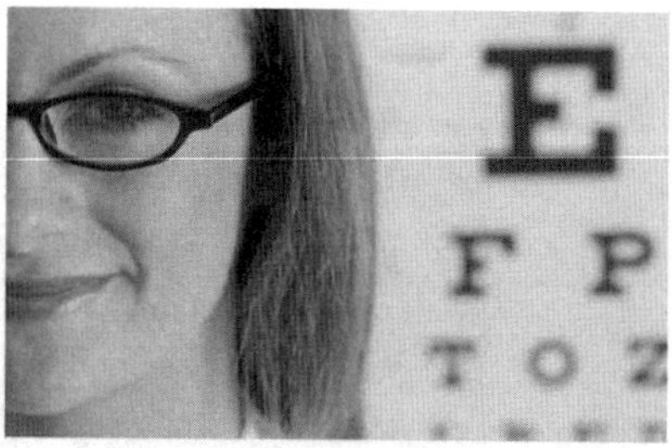

① 시력교정(라섹/라식)

② 고도근시 교정

③ 노안 교정

④ 렌즈 클리닉 및 삽입술

10) 산부인과 전문 의료기관

산부인과에 대한 의료관광 상품은 활성화되어 있지 않아 많은 자료를 얻을 수 없었지만 발전 가능성이 있는 분야임으로 제시하도록 한다.

① 출산

② 불임시술

③ 부인과 성형(임플란트 질/소음순 성형수술, 요실금)

11) 의료관광 관련 3rd Parties

① 여행사 : 피부미용, 성형/정형외과, 건강검진, 대학병원의 의료상품과 관광상품 결합, 'Medipak'
② 보험사 : 의료기관 및 유치업자의 위험관리를 위해 의료배상책임보험, 재물보험, 시설소유자 배상책임보험, 유치업자 전문인 배상책임보험
③ 의료경영지원 컨설팅 : 개원자문, 자산관리, 경영자문, 금융자문, 세무자문, 법무자문, 홍보마케팅 자문, 병원관리
④ 미디어 : Interactive 의료광고, 병원 전용 TV채널
⑤ 의료관련 IT기업 : 홈페이지, 온라인 마케팅, 시스템 인터페이스 및 통합관리
⑥ 호텔 : 스파와 마사지등의 상품을 볼 수가 있다.
⑦ 의료관광 관련 정부 및 관련기관: 문화체육관광부의 한국관광공사, 보건복지가족부의 한국보건산업진흥원 등
⑧ 의료관광 유치기관 및 기업

2. 해외 의료관광 상품의 현황

1) 아시아(Asia)

① 태국 : 범룽랏 병원은 타이항공 '로얄 오키드 홀리데이'와 연계하여 진료와 휴양을 연계한 의료관광 상품 개발 그 외에도 다양한 패키지 상품이 많이 개발되어 있다.

표 3-6 태국의 다양한 패키지 상품의 예

Package in Bangkok	Length	Tour Code
Superior Physical-Check-Up at Bangkok Hospital	3 Hours : AM	ROHA6
Medical Check-Up : Hearth Care Programme	3-4 Hours : AM	ROHA35
Comprehensive Health Examination for Women or Men	7 Hours	ROHA31
Package in Chiang Mai	**Length**	**Tour Code**
Medical Check-Up at Lanna Hospital	3-4 Hours : AM	ROHA8
Physical Check-up at Chiang Mai Ram Hospital	3-4 Hours : AM	ROHA39

② 인도 : 의료관광 상품으로는 치료와 아유베다(5천년 이상 인도의 일상생활에서 활용되어 온 의학) · 요가, 세계적인 관광명소인 타지마할 방문을 하나로 묶은 아유베다 · 요가 여행 패키지가 인기를 얻고 있으며 인도 관광청 홈페이지에서는 의료시설에 대한 소개와 함께 아유베다 · 요가 · 스파 사이트를 개설하여 관광객이 자신이 원하는 치료 · 명상 프로그램 및 관광 상품을 선택하여 직접 참가 신청을 할 수 있도록 하고 있다.

③ 대만 : 주요 타깃은 미국 거주 화교들이었으나 최근 중국 대륙의 대만관광시장 개방 소식과 함께 주요 타겟층을 중국 대륙, 동남아, 미주권 관광객으로 확대하여 성형관광 패키지 상품을 내놓고 있다. 최근 중국대륙의 성형시장은 빠르게 성장하고 있어 그 규모가 연간 약 8,000억 원 이상에 이른다. 성형 관광 상품의 일정은 수술 회복에 걸리는 시간에 따라 4일과 10일 상품으로 나누어지며, 가격은 항공권과 숙식을 포함하여 24~48만 원 정도이다. 시술은 보통 반일에서 하루 정도면 끝나고, 호텔 및 휴양시설에서 휴식을 가진 뒤 야시장, 온천, 특산품 관광 등으로 이루어진다.

④ 말레이시아 : 말레이시아 병원들은 의료와 골프관광을 연계하여 여행상품을 판매하고 있다.

2) 남미(Latin America)

① Paradise Cosmetic Inn(코스타리카) : 숙박시설(Inn)을 기본적으로 가지고 있으며 이를 바탕으로 성형/정형외과, 치과, 체중감량, 산부인과, 줄기세포, 테라피, 안과, Age Mangement + 숙박의 의료관광 상품을 선보이고 있다.

② Costa Rican Medical(코스타리카) : 성형 및 재건 수술, 정형외과, 안과, 혈관외과, 종양학, 비뇨기과, 치과, 예방의학과 교통, 의료호텔이 운영되고 있다.

③ Imagen Dental(멕시코) : 치과, 안과, 이비인후과+숙박과 등록서비스가 이루어지고 있다.

④ Exportsalud(엘살바도르) : 안과, 치과, 성형/정형외과, 심장, 소화기, 산부인과의 상품과 Tour Operator를 통한 열대지역의 해변, 화산, 열대기후를 즐길 수 있는 Vacation Package(휴가 패키지)가 판매되고 있다.

3) 다국적 및 기타 지역

① Surgical Trip(코스타리카, 독일, 인도, 이스라엘, 요르단, 멕시코, 싱가포르, 한국, 대만, 태국, 터키) : Network를 통한 순환기, 일반 외과, 산부인과, 정형외과, 척추, 이식, 비뇨기관, 체중감소의 의료상품과 함께 Pick up & Sending Service, VIP 여행서비스 등을 지원한다.

② 남아프리카 공화국 : 성형수술과 사파리 투어를 묶은 패키지 의료관광 상품을 인터넷 사이트를 통해 판매하고 있으며 유럽과 미국 등지에서 좋은 반응을 얻고 있다.

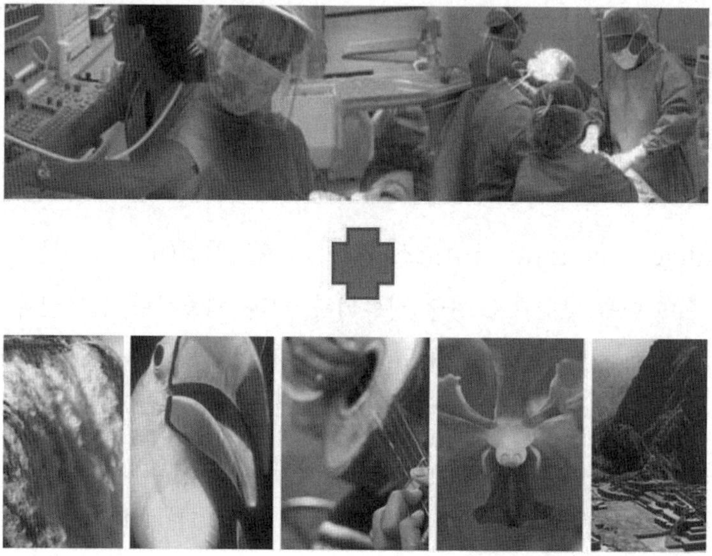

3. 의료관광 상품의 분류

국내 의료관광 상품의 현황을 살펴보고, 이를 좀 더 구체적으로 분류하여 의료관광 상품을 체계화 하도록 한다. 지금까지 보편적으로 알고 있었던 분류방식으로는 중증, 경증 및 한방 및 대체요법 또는 양방, 한방, 미용, 요양 등의 여러 분류 방법이 있다. 이를 고려하고 새롭게 분류하여 정립 하면 〈표 3-7〉과 같다.

표 3-7 **의료관광 상품의 분류**

대분류	중분류	소분류*	중증/경증	관광 활용정도
대학 · 종합병원 의료관광 상품	일반진료치료	내과 · 외과 등	경증	○
	전문치료	장기이식 등	중증/경증	●
	건강검진	건강검진	경증	○

한국전통의학 의료관광 상품	일반진료치료	내과 · 소아과 등	경증	○
	전통치료	사상체질 진료 등	경증	○
	특수치료	중풍 · 척추 · 금주 등	중증/경증	◐
전문의료기관 의료관광 상품	척추/관절	척추 디스크 치료	중증/경증	◐
	피부 및 성형	안면윤곽/양악수술	중증/경증	◐
	건강검진	기본 건강검진 등	경증	○
	치과	치과전문치료 등	경증	○
	안과	시력교정 등	경증	○
	산부인과	출산 · 불임치료 및 부인과 성형 등	중증/경증	◐
의료관광 지원 상품	여행사	의료 · 관광 상품		○
	보험사	위험관리		●
	의료경영지원	경영지원 및		◐
	컨설팅	홍보 마케팅		
	미디어	홍보 및 판촉		○
	의료관광 IT	시스템 지원 등		○
	호텔	스파와 마사지		○
관광 상품	자연 · 역사 · 문화자원, 관광시설, 스포츠, 공연 등			

○활발 ◐보통 ●활발하지 못함

*소분류 항목은 2.국내의료관광 상품의 현황 참조

제3절 의료관광 상품화

오늘날 기업들은 다양하고 빠른 환경에 직면해 있다. 어떤 환경은 신시장이나 아주 새로운 상품과 같은 혁신을 요구하기도 하고, 경쟁업체의 혁신을 모방하는 것과 같이 즉각적인 방어적 반응을 요구하기도 한다. 이러한 상황 하에서 관리한다는 것은 혁신적인 것과 모방적인 것, 공격적인 것과 방어적인 것, 창업가적인 것과 조직적인 것, 내부개발과 외부개발 등을 포함한 가능한 모든 범위의 전략을 이해하는 것이 필요하다. 좋은 전략이란 회사가 당면한 상황에 부응하는 상품 개발전략 포트폴리오를 갖고 있어야 한다. 의료관광에 있어서 상품화 전략에 필요한 이론들을 다음과 같이 제시한다.

I. 상품화

1) 상품화의 전략

신상품이라는 용어는 일반적으로 협의의 신상품은 다른 상품이 아직까지 수행할 수 없었던 새로운 기능을 수행하는 상품을 뜻하며 기술의 발달로 인하여 새로운 기술이 접목되고 상품의 기능이 확대 · 발전되면서 사용의 편리성이 증대되어 시장의 수요를 새롭게 창출하는 가장 원초적인 신상품을 말한다. 아울러 기업측면에서의 신상품은 이러한 좁은 의미의 신상품뿐만 아니라 상당한 정도의 개선된 기존의 상품이나 경쟁사의 상품을 모방 · 개량한 상품 또는 자사가 생산 · 판매하고 있지 않은 상품품목이나 상품계열을 인수하여 판매하는 상품과 같이 기업으로서는 처음 도입하는 모든 상품을 말할 수 있다. 신상품을 공급주체인 기업에 대한 새로움과 수요주체의 집합체인 시장에 대한 새로움에 따라 6가지 유형으로 분류할 수 있다.

표 3-8 **신상품의 분류**

원초적 신상품 (New-to-the world products)	전적으로 새로운 시장을 창출하는 신상품

신 계열 상품 (New-product lines)	기업이 처음으로 진출하는 기존시장에 대한 신상품
부가상품 (Addition to existing product line)	기업의 기존상품계열을 보완하는 신상품
개량상품 (Improvements in revisions to existing products)	성능이 개선되었거나 지각 가치가 높아져서 기존상품에 대체하는 새로운 시장
재정립화 상품(repositionings)	새로운 시장이나 세분시장을 표적으로 하는 기존시장
비용 인하 상품(Cost reduction)	보다 저렴한 코스트로 동일한 성능을 발휘하는 상품

자료 : William L. Shanklin & John K.Rhans(1984)

고객의 관점에서 살펴보면 Kotler의 정의대로 신상품은 잠재적인 고객에게 새롭게 인식되는 상품이나 서비스이다. 즉 신상품은 고객에게 보다 더 나은 이익을 제공할 수 있어야 하고 새로운 상품을 통하여 기존에 얻을 수 없었던 새로운 이익을 추가하여 얻음으로서 신상품으로 인식할 수 있다고 한다. 고객의 신상품에 대한 인지과정은 매우 다양하므로 신상품의 보다 더 나은 이익제공은 신상품 여부를 결정하는 중요한 기준이 된다.

신상품 개발전략은 기업 전체의 중요한 경영전략의 한 부분으로 이루어진다. 기업전략은 기업에 전반적인 방향을 제시하고 행동에 옮기도록 하는 기본적인 틀이다. 전략형성과정은 환경의 위협과 기회의 체계적인 분석으로부터 시작된다. 그리고 조직의 강점과 약점을 발견하고 수요와 경쟁의 이면에 있는 주요한 현상을 이해하는 것으로부터 시작된다. 그리고 목표, 프로그램, 계획, 예산을 조직의 경쟁적 우위와 시장기회에 맞게 세운다. 최종적으로 전술과 통제 메커니즘 목표를 달성할 수 있도록 적절하게 세운다.

신상품 전략은 기업 전략의 한 부분으로 기업의 전반적인 전략을 보충하는 수단이다. 신상품 전략은 기업의 능력과 환경에 의존한다. 다음은 기업의 전략과 신상품 전략 사이의 관계를 반영하는 중요한 질문이다.

① 우리는 어느 분야에 강점을 가지고 있는가?
② 우리의 약점은 무엇인가?
③ 우리가 과거에 성공한 이유는 무엇인가?
④ 우리의 주력 상품은 제품수명주기에서 어디에 해당하는가?
⑤ 재료의 비용과 이용가능성은 어느 정도인가?
⑥ 기술적인 변화는 어떻게 될 것인가?
⑦ 우리의 전문적인 기술을 어느 분야에 사용할 것인가?
⑧ 우리에게 영향을 미칠 정부의 행동은 무엇일까?
⑨ 경쟁업자는 어떻게 반응할 것인가?
⑩ 경쟁업자의 강점과 약점은 무엇인가?
⑪ 소비자의 변화는 우리에게 어떤 영향을 줄 것인가?

상기의 질문들은 상품화에 앞서 기업의 내 · 외부 환경 분석과 조직내부의 자원과 역량에 관한 가장 기본적인 분석사항을 알 수 있다.

2) 신상품개발 의사결정과정

조직이 선제적 혁신전략을 수행하기를 원하고 이미 전체적인 기업전략을 수립하였다면 아래와 같은 신상품 개발을 위한 5단계 의사결정을 진행해야 한다.

① 기회파악(Opportunity Identification) : 시장이 성장하고 있는지, 수익성이 존재하는지, 침투가능한지를 알아내기 위해 노력해야 한다. 이 단계에서는

조직의 강점과 능력에 부응하는 기회를 발견한다. 그리고 산출물은 기존 상품과 상당히 다른 여러 가지의 새로운 아이디어들이어야 한다. 그 아이디어는 실현 가능성의 영역을 넓혀야 하고 전략적인 기회와 일치하여야 한다.

② 설계(Design) : 시장에서 성공할 가능성이 높은 물리적, 심리적 속성을 가진 상품을 생산하기 위하여 아이디어를 평가하고 다듬는다. 이 단계에서는 신상품을 위한 전략적 포지셔닝과 마케팅 계획뿐만 아니라 창조적 R&D와 기술개발도 함께 일어난다. 이러한 설계기술은 기회파악 단계에서 정의된 전체 시장 안에서 니즈(Needs)를 정의하고 개발한다. 설계과정은 여러 개의 아이디어 중에서 잠재력이 가장 큰 아이디어를 선택하고 그것을 시장 니즈에 일치시키기 위하여 다듬는 과정이다. 여기서 주목할 것은 최초의 기술과 시장 아이디어가 처음에 아무리 좋다 하더라도 평가를 거듭함에 따라 이것들은 더 나은 방향으로 변화하고 발전한다는 것이다.

③ 테스트(Test) : 설계된 상품은 대단한 잠재력을 가지고 있으나, 이의 성공은 100% 장담할 수 없으며 테스트의 과정을 거친다. 소비재 상품에 있어서는 실험실 예비시험시장을 통해 상품/마케팅 전략을 결합하여 정확한 테스트를 실시해 볼 수 있지만, 서비스 산업에서는 상품과 서비스의 특성이 달라 어려움이 있지만 파일럿 프로그램 및 테스트로 가능하다.

④ 도입(Introduction) : 일단 상품을 테스트 했으면, 도입할 준비가 되었다고 말할 수 있다. 경쟁사가 빨리 진입할 것으로 예상되면, 회사는 상품을 빨리 도입하고 시장에서 확고한 지위를 확립하기를 원할 것이다. 그러나 회사가 경쟁사에 대하여 우위를 가지고 있지 않거나, 전국적 출시를 지원할 수 있는 자금을 가지고 있지 않고 아직도 소비자 반응에 다소간 위험요소가 존재한다고 생각하면, 상품을 개별 시장별로 출시해야 한다. 이때 이러한 전략을 "단계적 출시

전략(Roll out)"이라 부른다. 단계적 출시 전략의 장점은 생산과정에서 비용을 줄이거나 경쟁우위를 얻는 개선이 가능하다는 것이다. 마찬가지로 한 나라에서 시작하여 다른 나라로 나아가는 단계적 도입전략을 펼 수도 있다.

⑤ 수명주기관리(Life-cycle management) : 수년에 걸친 노력과 많은 비용을 들인 후에 상품은 성공적인 시장에 진입하였다. 이러한 노력의 보상인 이윤이 창출된다. 하지만, 시장반응과 상품의 수명주기를 관리하지 않으면 언제 시장에서 사라질지 모른다. 특히, 서비스 산업에서는 제품의 모방이 쉬움으로 이에 대한 움직임을 정확히 알고 대비하여야 한다. 새로운 경쟁자가 나타나면 방어적 전략을 수립해야 하며, 자신의 상품이 경쟁자의 공격을 받는다면 회사는 다음과 같은 질문에 대답할 수 있어야 한다.

① 우리 상품의 가격을 바꾸어야 하는가?
② 광고 문안이나 광고예산을 조정해야 하는가?
③ 다른 고객집단을 상대로 우리 상품을 재포지셔닝을 해야 하는가?
④ 우리 상품을 개선하거나 상품계열을 확장시켜야 하는가?
⑤ 유통 시스템을 바꾸어야 하는가?

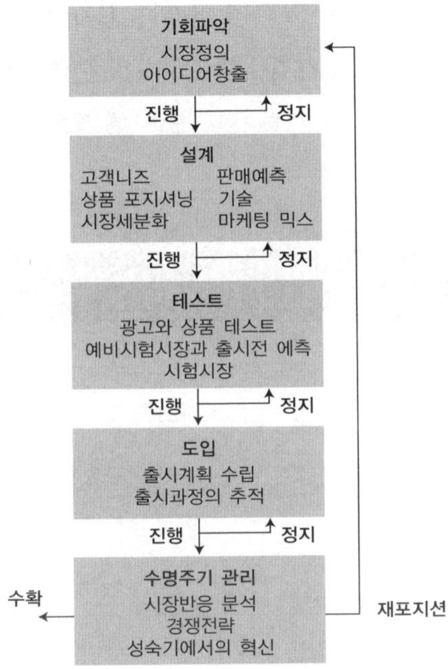

그림 3-2 상품화 Process

2. 상품화 성공요인

1) 상품화 성공의 관련변수

신상품의 성공에 관해 많은 연구가 발표되었다. 이중 가장 유명한 것은 Booz, Allen, Hamilton(1982)의 보고서와 Conference Board, Cooper와 Kleinschmidt(1987)그리고 de Brentani(1989)의 논문이다. 우리는 이 각각에 대해 살펴보고 신상품 개발과정이 성공요소의 기초가 됨을 지적하고자 한다.

아마도 성공의 가장 강력한 지표는 고객의 니즈에의 부합일 것이다. 고객니즈에 부합하고 가치를 제공하는 우수한 상품이 성공의 열쇠이다.

성장잠재력, 유리한 경쟁 환경, 기업내부능력과의 부합도와 같은 변수는 시장기회 파악 단계의 초기에 다뤄지고, 설계, 테스트, 출시를 통하여 수정된다.

표 3-9 상품화 관련변수

성공관련변수	Booz, Allen과 Hamilton	de Brentani	Cooper와 Kleinschmidt	Duerr
고객니즈에 부합	V	V	V	
고객에게 고가치 제품 제공		V	V	
혁신			V	V
기술적 우위	V		V	
성장잠재력		V	V	V
유리한 경쟁환경	V			
회사내부 능력	V	V	V	V
부서간 의사소통		V	V	
최고경영자 지원	V		V	V
정열적 주창자				V
신상품 조직	V			V
신상품 개발과정의 이용	V		V	V
불필요한 위험회피		V	V	

자료 : 이유재 · 박찬수(1995)

2) 의료관광 상품의 성공요인

의료관광 상품의 성공요인을 살펴보면, 의료상품과 관광 상품 그리고 관광지원 등이 중요한 요인으로 밝혀진 연구가 있었다. 이를 기초로 하여 제시하면 다음과 같다.

의료관광 상품은 의료산업과 관광산업이 복 · 융합되어 결합된 전략적 상품으로서 특성을 가지고 있다. 어느 한 부분만을 가지고 상품화 한다면 시너지 효과를 얻을 수가 없다. 국가의 의료산업이 아무리 발전하였다 하더라도 전체적으로 관광객을 흡입할 수 있는 관광자원과 시설이 없다면 무의미에 그칠 것이고, 관광자원이 풍부한 관광국이 의료시설이 없다면 의료관광을 시도도 못하는 것이다.

의료관광 상품화는 정부의 지원정책, 의료와 관광의 인프라, 마케팅 등이 효율적으로 결합되어 운영될 때만이 최상의 의료관광 상품이 만들어지는 것이다.

표 3-10 의료관광 상품의 성공요인

성공요인	측정변수
관광상품	의료상품과의 연계성
	관광 상품의 다양성
	새로운 관광 상품의 개발
의료상품	의료관광 상품의 구성
	핵심 의료상품의 경쟁력
	의료프로그램의 만족성
관광지원	의료관광 지원제도
	호텔 등 숙박시설과의 연계
	주변국 대비 경쟁력 있는 비용
	관광지원 제도
관광기타	의료관광 추가비용
	경쟁력 있는 관광자원 발굴
	경쟁국 대비 관광비용의 경쟁력

자료 : 전제란(2009) 편집

3. 서비스 상품관리

서비스는 유형의 제품과 대별되는 무형의 상품, 즉 서비스재(財)를 말한다. 즉 소비자가 돈을 지불하고 얻는 무형의 가치재를 뜻하는 것으로서 흔히 '서비스 상품'이라고 표현하며 의료상품 · 호텔상품 · 골프상품 · 금융상품 등을 들 수 있다. 아울러 유형의 물재를 돈을 주고 취득하는 것이 아니라 경험과 편익과 같은 무형의 가치를 느끼는 것이다. 또한 서비스 고객에게 경험과 편익을 판매할 목적으로 생산된 무형의 재화라고 정의할 수 있으며, 서비스 상품의 기획 및 개발, 브랜딩, 패키징 등도 모두 포함된다.

1) 서비스 상품의 시장성

서비스가 상품으로서 가치를 발휘하기 위해서는 시장성을 확보해야 하며서비스가 상품으로서의 효력을 가지기 위해서는 고객의 욕구를 충족시켜 줄 수 있어야 하고, 해당 서비스에 대한 특성과 장점이 부각되어야 하며, 소비자에게 어떤 편익을 제공할 수 있어야 한다. 서비스 상품이 시장에서 성공을 거두기 위해서는 다음과 같은 요건을 충족시켜야 한다.

① 시장에서 부족한 서비스는 있는가?
② 기존의 서비스를 새로운 방식이나 더욱 우수한 방식으로 제공할 수 있는가?
③ 새로운 서비스를 제공할 만한 것은 있는가?
④ 서비스 조직에 이익을 자져다 줄 만큼 수요가 충분한가?
⑤ 서비스 조직의 전체적인 이미지와 사명에 적합한가?
⑥ 인적 서비스 능력이 확보되어 있는가?

2) 서비스 상품의 분류

서비스 상품은 여러 기준에서 분류할 수 있으나 본서에서는 고객의 입장에서 구매하고자 하는 편익을 중심으로 다음과 같이 분류하였다.

표 3-11 **의료관광 상품의 성공요인**

서비스 상품 구분		서비스 업체의 예
시설편익		항공사, 호텔업, 골프장, 헬스센터 등
인적편익	사람대상	의료, 이 · 미용실 등
	사물대상	세탁소, 자동차 정비소 등
	용역	가사 대행과 대리운전 등
지식 · 정보편익		컨설팅, 법률, 교육 등
유통편익		백화점, 할인점, 도 · 소매업, 소매여행사 등
금융편익		은행, 보험, 증권회사 등
문화편익		방송, 공연, 게임, 음악, 영화, 축제, 스포츠 등
물적편익		레스토랑(음식), 의상실(옷) 자료 : 이정학(2009)

3) 서비스 상품의 복합성

서비스 상품은 제품처럼 단독의 속성을 가진 것이 아니라 복합요소로 구성되어 있다. 즉 핵심 서비스와 부가 서비스가 함께 복합되어 있거나, 여러 서비스를 패키지화하여 상품을 구성하는 경우가 많다.

(1) 핵심 서비스와 부가 서비스

핵심 서비스(Core Service)란 서비스 상품에서 주가 되는 서비스를 말하며, 부가 서비스(Supplementary Service)란 핵심 서비스의 이용을 편하게 하거나 그 내용을 확장시킨 것으로 보조적 서비스를 말한다.

서비스공급이 부족한 과거에는 서비스 기업이 핵심 서비스에만 초점을 맞추면 되었지만, 서비스 공급이 늘어나고 경쟁이 심화되고 있는 오늘날에는 핵심 서비스의 품질과 가격이 비슷하므로 핵심 서비스만으로는 차별화하기 어렵다. 핵심 서비스는 개발을 위해서는 많은 시간과 투자가 필요하고, 한번 고착화되어 버리면 쉽게 변형할 수 없으며, 경쟁업체가 모방하기 쉽지만, 부가 서비스는 적은 시간과 투자로서 개발이 용이하고, 모방이 되더라도 변형하기 쉽다. 아울러 핵심 서비스 자체를 등한시하거나 제대로 수행하지 못하면 서비스 기업으로서의 생존자체는 어려운 것이다.

또한 모두 달성하기 위해서는 핵심 서비스는 견고히 하고, 부가 서비스는 약속과 실천 가능한 범위 내에서 경쟁사와 차별화되고 경쟁의 원동력이 될 수 있도록 지속적인 개발이 필요하다.

(2) 서비스 패키지

서비스 패키지의 개념은 둘 혹은 그 이상의 서비스 단위요소들을 하나로 묶어 단일상품으로 판매하는 것을 서비스 패키지(Service Package) 또는 서비스 묶음(Service Bundle) 상품이라고 한다. 서비스를 패키지화하여 상품적 효력을 창출하기 위해서는 다음과 같은 전략이 요구된다.

① 수요를 유인하고 자극할 수 있도록 구성되어야 한다.
② 고객에게 가치 또는 묶음에 대한 혜택을 줄 수 있어야 한다.
③ 단위 서비스 요소들이 조화를 이루어야 한다.
④ 묶음의 제공요소가 자세하게 설명되어야 한다.
⑤ 패키지 상품의 유효기간 내에는 가격변동 불가의 원칙이 적용되어야 한다.

4) 신서비스의 개발

서비스 기업에 있어서 새로운 서비스를 개발한다는 것은 쉬운 일이 아니다. 막대한 시간과 비용을 들여 개발하였지만 실패하였을 경우 그 위험은 경영악화를 초래할 수 있기 때문이다. 그러나 서비스 기업이 이러한 리스크를 안고도 새로운 서비스 개발에 노력하는 궁극적인 목적은 기업의 지속적인 운영을 하기 위함이다. 구체적인 이유로는 다음과 같다.

① 새로운 표적시장이 등장하였을 때
② 기존상품을 대체하고자 할 때
③ 신규고객을 창출하고자 할 때
④ 기존고객을 유지하고자 할 때
⑤ 비수기 타개를 위하여
⑥ 유휴자원을 활용하기 위하여
⑦ 새로운 분야 또는 사업의 다각화를 통한 범위의 경제를 추구하기 위하여
⑧ 경쟁에 대처하기 위하여
⑨ 업계에서 선도적 위치를 확보하기 위하여 등을 들 수 있다.

4. 의료서비스 상품

1) 의료서비스 상품의 특징

의료서비스는 전통적으로 서비스재로 간주되어 왔지만, 다른 소비재 서비스와는 몇 가지 다른 특징을 가지고 있다. 이러한 차이점들은 의료서비스에만 독특할 수 있는 마케팅 문제를 해결해 줄 수 있다.

(1) 의료서비스는 모든 서비스들 중에서 가장 무형성이 높은 제품

의료서비스는 구매 이전에 제품을 경험할 수 없을 뿐 아니라 소비 후에도 그것을 평가할 수가 없는 경우가 많다. 수술을 받은 환자나 건강진단을 받은 환자는 모든 절차에 있어서 수준 높은 수술과 진단이 이루어졌는지에 대해 평가할 수 있는 능력이 없을 수도 있다. 또한 머리모양 손질이나 세차와 같은 서비스의 구매와는 달리, 어떤 특정한 의료서비스재에 대한 구입은 일생에 단 한번 밖에 일어나지 않을 수도 있다. 소비자는 또한 현재의 상황과 비교할 수 있는 사전의 경험이 없을 수도 있다.

의료서비스는 대부분의 소비자들이 서비스의 질을 평가할 수 있는 지식을 결여하고 있기 때문에 신뢰의 질이 매우 높다. 이는 소비자들이 자신이 받은 의료서비스에 대해 평가를 하려는 시도를 하지 않는다는 것을 의미하는 것이 아니라, 평가 그 자체가 어려울 수 있다는 것을 의미한다. 이러한 어려움은 소비자 만족에 직접적으로 영향을 미친다.

(2) 의료서비스는 소비자 기대와 실제의 치료결과 사이의 불일치

환자 특유의 신체적 상태가 환자의 투약이나 기타의 다른 치료들(물리치료 등)에 대한 반응을 결정한다. 수술의 성과는 수술이전의 환자의 상태 · 나이 · 성별과 같은 기타의 다른 개인적 특성들에 의하여 영향을 받는다. 유사하게 환자의 심리적 상태가 의료서비스 제공자에게 원하는 것을 결정하기도 하며, 어떤 환자들은 의사의 손길보다는 의사와의 사소한 이야기를 원할 수도 있다.

의료서비스는 환자의 상태에 따라 다양하게 이루어지기 때문에 치료가 고객화(Customized)되어질 수 있으며, 의료서비스의 성과는 궁극적으로 의료서비스 제공자와 환자에 의해 영향을 받는다. 의료서비스를 받는 모든 과정은 의사나 간호사, 의료기사, 병리사, 약사와 같은 수많은 의료서비스 제공자들과 관련되어 있다. 따라서 단 한 명의 개인이 치료를 할 때보다 많은 사람들이 치료에 관련되어지므로 치료의 질에 있어서의 다양성(Variation)에 대한 가능성은 매우 높다.

(3) 의료서비스 수요 예측의 어려움

다른 서비스재에 있어서는 수요의 예측이 비교적 쉬우며, 서비스재의 특성인 소멸가능성이라는 문제가 어느 정도는 관리가 가능하다. 자원의 효율적인 배분이 가능한 것이다. 레스토랑의 경우를 보면 점심시간에 가장 바쁘고, 미용사들은 주말이나 공휴일 이전에 가장 바쁘다. 그러나 병원의 경우에는 동일한 원리를 적용할 수가 없다. 계절적 추세(Seasonal trends)가 약간 있기는 하지만(봄에 안과환자 급증, 겨울에는 폐렴환자 증가 등) 갑자기 발생하는 바이러스의 유행이라든가, 자연적 재해 그리고 대형사고와 같은 것은 의료서비스의 수요를 갑자기 증가시킨다. 의료서비스의 본질적인 특성을 감안해 볼 때 초과수요(Excess capacity)는 병원을 짓거나, 다른 수용시설을 만들어야 한다. 특히 병원의 경우에 있어서 의사들이 수술을 주중의 오전에 하려는 선호들은 다른 유휴자원 문제를 낳을 수 있다. 마케팅은 유휴시간에 사업을 창출해내는 데에 중요한 역할을 수행할 수 있다.

(4) 의료서비스 제공자에 의한 의료서비스 구입에 대한 의사결정의 중심자

소비재 서비스들에 있어서는 의사결정은 분명하다. 반면에 의료서비스 구매에 있어서는 환자나 가족들이 의료서비스 제공자(병원 또는 의사)를 선택할 것인가를 결정하는 최초의 의사결정을 한 이후에는 대부분의 의료서비스 구매에 대한 부분적인 다른 의사결정들은 의료서비스 제공자에 의하여 결정되거나 영향을 받게 된다. 이러한 문제는 의사가 치료일정을 계획하는데서 나타나고 있다.

(5) 환자는 총비용을 지불하지 않고 의료보험조합과 함께 지불

의료보험조합이 대부분의 의료비를 지불한다. 환자와 의료서비스 제공자간의 직접적인 화폐교환은 의료보험이 제공되어지지 않을 경우에 이루어진다. 따라서 환자들은 가격에 비탄력적이며, 자신의 돈에 대한 가치를 추구하는 것은 흔히 의료서비스 구매 시에 고려사항이 안 된다.

환자들은 의료서비스 구매 시에 어떤 특정한 서비스에 대한 지불을 전적으로 하지 않기 때문에 제품이나 서비스에 대한 화폐적 교환의 개념은 전적으로 적용이 가능한 것이 아니다. 대부분의 의료서비스 구매 시에 가격은 지배적인 요인이 아니기 때문에 그러한 제품들에 대한 마케팅은 어떤 독특한 문제들을 불러일으킬 수 있다.

2) 의료서비스 상품의 개념화 요인

의료서비스는 유형의 제품과 무형의 서비스로 구성되어 있다. 의료서비스는 치료를 위해 사용하는 의료기구와 환자에게 이전되어 소비되어지는 제품과 같은 2가지 유형의 제품으로 구성되어 있으며 의료서비스 상품유형은 유동적일 수 있고 의료서비스 제공자는 경쟁자들이 제공하는 요인보다도 많거나 다른 요인들을 제공할 수도 있다.

의료서비스 상품은 다음과 같은 요인들로 구성되어 있다. 진단이나 치료를 위한 의료기구들, 의사의 의료행위, 심리상담, 환자교육, 지지그룹, 물리적 공간(대기실에서의 프라이버시), 병원이용 가능시간, 간호사들의 서비스, 병원내의 청결서비스, 병원행정 서비스 등이다.

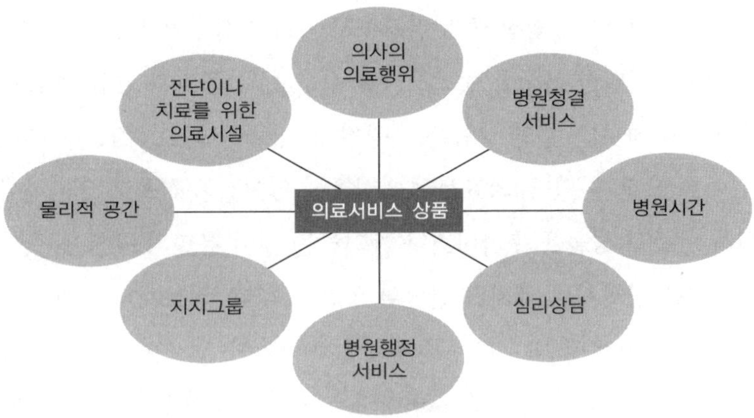

그림 3-3 의료서비스 상품의 개념화 요인

성격을 살펴보면 순수한 무형의 서비스 요인들이고, 환자에게 이전되어 소비되는 속성들을 지니고 있으며, 의료 서비스를 제공하기 위해 사용하는 제품들이고 요인들 자체도 하위요인들을 포함하고 있다. 병원내의 청결 서비스는 청소기의 유형이나 침대 시트커버의 질 등과 같은 여러 가지 하위 서비스나 하위 제품들을 포함하고 있다.

제품믹스란 조직체에서 제공하는 제품에 대한 폭, 길이, 깊이 등에 의해 정의되어진다. 의료서비스 분야에서 상품믹스란 주요한 임상분야(Major clinical departments)나 병원기능의 복합성의 정도이다. 상품믹스의 폭이란 조직에 의해 제공 되어지는 상품계열의 수를 말한다. 각각의 상품계열 내의 서로 다른 상품들은 상품계열의 길이를 정의한다. 상품믹스의 깊이란 동일한 욕구를 충족시키기 위하여 이용 가능한 대체적인 상품들의 수를 의미한다. 어떤 특정한 상품계열 내의 각각의 제품들은 깊이를 가진다. 상품계열이란 상품을 구매하는 소비자의 욕구를 충족시켜주는데 상호 관련되는 상품들의 그룹이다. 산부인과 · 정형외과 · 소아과에서 제공하는 의료서비스 상품들은 상품계열이라고 볼 수 있다. 산부인과에서 제공하는 상품계열은 불임치료, 분만 서비스, 임신 중의 건강관리 그리고 산전치료 등을 들 수 있다. 상품믹스의 깊이란 동일한 욕구를 충족시켜줄 수 있는 상품의 다양한 정도이다. 산부인과 상품계열의 하나인 분만 상품은 제왕절개, 정규분만, 그리고 자연분만이라는 세 가지 깊이를 가질 수 있다. 의료서비스 상품에 있어서는 상품믹스의 깊이를 변화시키기 위해 상품 속성들을 추가하거나 제거하는 것이 유형의 제품에 있어서의 제품믹스의 깊이를 변화시킬 때처럼 간단한 일은 아니다. 의료서비스 제공자는 많은 상품계열을 제공함으로서 보다 많은 환자들을 유치할 수 있으며, 상품계열을 제공함으로서 환자들이 자신의 질병과 관련하여 다른 병원을 찾지 않아도 되기 때문에 '완전한 의료서비스 제공자'라는 이미지를 줄 수 있다.

5. 관광 상품

1) 관광 상품의 개념

인간의 관광욕구를 충족 시켜주는 하나의 수단으로 작용하는 관광 상품의 개념은 관광기업이 관광자의 욕구를 유발시키고 충족 시켜줄 대상을 바탕으로 관광활동에 관련된 유형재와 각종 서비스의 제공이 결합되어 이루어진 유 · 무형의 결합상품이다. 그러나 관광 상품의 결합요소 중 무형적 성격의 추상적 상품인 서비스부문의 비중도가 유형재에 비하여 대체로 높은 편이다.

관광 상품은 일반적 상품에 비해 유통과정과 관련된 환경적 변수들의 영향에 민감한 특성을 가지고 있다. 이러한 관광 상품의 개념에 대하여 살펴보면, 한국관광공사는 "관광 상품이란 관광업계가 생산하는 일절의 재화와 서비스이고, 협의의 관광 상품은 여행상품과 관광과 유관되는 일절의 서비스이며, 관광사업자가 관광자원을 바탕으로 판매할 것을 전제로 상품화 한 것이다."라고 정의한다.

관광 상품을 광의로 말한다면, "관광업계가 생산하는 일체의 재화와 서비스"라고 정의했다. 여기서 관광업계는 숙박업(호텔, 모텔, 여관, 캠핑장 등), 여행업, 운수업(철도, 자동차, 항공, 선박 등), 요식업(각종 음식업, 바, 레스토랑 등), 휴양·레크리에이션(자연농원, 주말농장, 게임센터, 온천, 스키장 등), 관광사업 등을 망라한 관광 관련업체라고 하였다. 결국 이들 업체들이 생산하는 관광 상품은 관광객을 만족시킬 수 있는 유형·무형의 상품으로 관광객이 구입하는 기념품, 각종 식당, 특산물 등과 같은 구체적이고 유형적인 상품과 서비스(관광안내, 여객운송, 게임 등)와 같은 추상적이고 무형적인 상품이다. 그러나 관광 상품의 주종을 이루는 것은 어디까지나 서비스 상품이다. 아울러 협의로 말할 때의 관광 상품은 "여행상품과 유관되는 일체의 서비스"라고 한다. 구체적으로 정의하면 관광 상품은 "관광업자가 관광자원을 바탕으로 판매할 것을 전제로 상품화한 것"이라 할 수 있다.

2) 관광 상품의 특성

관광 상품은 소비자에게 만족을 준다는 측면에서 근본적으로 일반상품과 동일하나 몇 가지 다른 특성을 가지고 있다. 관광 상품의 요소는 자연, 역사, 문화자원, 관광시설, 스포츠, 레크리에이션 등과 같이 다양하며, 이 같은 요소를 구성하여 여러 가지의 상품을 만들어 소비자에게 판매하게 된다. 일반적인 관광 상품의 공통된 특성을 살펴보면 다음과 같다.

(1) 유형성과 무형성의 공존

관광산업의 여러 분야, 예를 들면 쇼핑상품, 관광지의 특산물, 여행지의 음식물, 관광지의 수족관, 동물원, 박물관 등은 유형의 형태를 갖춘 관광 상품이다. 하지만 상당수의 관광 상품 및 서비스는 무형성을 가지고 있어서 구매하기 전에 점검해 볼 수도 없고, 시행해 볼 수도 없는 특성이 있다.

따라서 무형의 관광 상품은 영화, 비디오, 슬라이드, 사진, 팜플렛, 안내브로셔 등의 보조 수단을 통해 소비자에게 구체화 시킬 수 있다.

(2) 복합성

패키지 여행과 같이 관광 상품은 복합적인 재화로 구성되어 있다. 교통수단, 숙박시설, 관광목적지와 관광자원, 위락자원 등이 합쳐져 관광이라는 상품을 만들어 내는 것이다. 그러나 여기서 유의할 점은 주된 관광 상품은 바로 관광 또는 위락자원이며 교통, 숙박시설 등은 이를 지원하는 부차적 상품이라는 점이다.

(3) 생산과 소비의 동시성

일반 제조상품은 사전에 별도의 장소에서 생산되어 나중에 판매되고 소비자가 구매하면 비교적 장기간 사용 · 보관 할 수 있는데, 대부분의 관광 상품은 먼저 판매가 되고 다음에 생산과 소비가 동시에 발생한다. 패키지여행의 경우 먼저 패키지 상품을 구매하고, 정해진 날짜에 여행을 출발하게 된다. 이때 고객이 여행을 하는 동안 생산이 이루어지게 되며 동시에 소비도 이루어진다.

또한 고객이 있어야만 생산이 이루어지기 때문에 상품의 경우 생산의 불연속성이 발생하게 된다. 즉 레스토랑에서 고객이 올 때까지 종업원이 준비하고 대기하는 시간은 생산이 이루어지는 시기가 아니라 생산을 준비하는 단계이며 고객이 식사를 주문할 때 생산이 이루어지는 것이라고 할 수 있다.

(4) 비저장성

관광 상품은 생산되는 즉시 판매 · 소비되는데, 판매가 이루어지지 않았을 경우에는 재고로 저장할 수 없는 비저장성이 있다. 항공기 좌석이나 호텔객실은 당일 관광상품으로 생산되고 판매되며 일부 판매되지 않은 항공기 좌석이나 호텔객실의 경우에는 그대로 소멸되어진다. 이러한 소멸성은 공급이 경직되는 비저장성인 재고 불가능을 의미한다.

(5) 유사성과 모방성

관광 상품 및 서비스는 어느 업체가 개발 · 판매하면 타 업체에서 쉽게 모방할 수 있는 단점이 있고 유사한 점이 많은 특성이 있다. 교통상품에서의 항공기 기내식사, 비행기 기종, 관광버스, 유람선 등 거의 모든 나라가 유사하게 운영하고 있으며 후발업체도 쉽게 기존업체의 상품을 모방할 수 있는 것이다. 그리고 신규업체 측에서 볼 때는 기존업체가 보유하고 있는 기존상품과 서비스를 개발하기에는 시간과 투자가 수반되므로 투자위험을 두려워하여 기존 상품을 모방하는 경우가 많다.

따라서 선발업체는 신상품과 서비스의 개발에 지속적으로 투자를 하여야 하며, 타 업체가 모방하기 어려운 서비스, 전문성, 신뢰성으로 상품을 차별화하여야 한다.

(6) 인적서비스의 중요성

관광 상품은 다른 산업보다 인적서비스의 중요성이 강조되고 있는 분야이다. 왜냐하면 공급(판매)과 구매(소비)가 거의 동일현장에서 이루어지기 때문에 상품을 취급하는 종사인력들의 판매방법, 기술, 매너, 상담술, 안내기술 등에 따라 매출액의 증대와 감소에 영향을 끼칠 때가 많으며, 인적의존성이 크기 때문에 기계화에 한계가 있으며 일정한 상품의 질을 유지하기 어렵다. 그래서 관광업체에서는 매뉴얼을 통해서 일정한 상품의 질을 유지하기 위해 노력하고 있다.

(7) 계절성

관광은 외부에서 이루어지는 활동으로 기후나 계절과 같은 자연환경에 많은 영향을 받으며, 관광지의 자연환경에 따라 성수기와 비수기가 확연하게 구분되므로 관광 상품은 계절성을 지니고 있다.

계절성은 관광 상품이 기상조건에 의해 영향을 받는 것을 말하지만, 주(week)의 특정한 요일 또는 날(day)의 시간대로부터 발생하는 수요의 변동까지 적용되기도 한다.

계절성을 극복하기 위한 방법으로는 비수기 동안 가격을 인하하는 방법이 있다. 다른 방법은 계절적인 악조건을 유리한 방향으로 유도하여 거기에 맞는 상품을 개발하는 것이다. 즉, 얼음조각전, 얼음낚시대회, 눈 축제, 스키, 사냥, 온천욕과 같은 것을 상품화하여 관광객을 유치하는 방안이다.

(8) 가격체계의 불안정성

관광 상품의 계절성과 소멸성으로 인해 고관여상품은 가격체계가 불안정하다. 관광 상품은 성수기와 비수기가 뚜렷하게 구별되며, 소멸성으로 인해 호텔이나 관광지의 주말요금, 단체요금, 특별판촉요금 등 가격체계가 상호균형을 이룰 수 있으며, 관광객에 따라서 동일상품이나 서비스에 대한 각기 느끼는 가치판단이 다르다는 이질성 때문에 높은 가격에도 저항을 받지 않는 경우가 생기는 것이다.

(9) 상품의 비이동성

관광 상품은 형태를 갖춘 구체적인 상품이 거의 없고 서비스 형태의 상품이 현지(생산지)에서 판매되므로 다른 곳으로 옮겨 수송 판매할 수 없다.

특히 지연성이 큰 상품일수록 그러하며, 서울에 위치한 호텔 객실을 부산으로 옮

겨서 판매할 수 없고, 오직 서울에서만 판매가 가능하다. 어디까지나 관광 상품은 장소와 불가분한 관계를 갖고 있다.

6. 호텔식 스파의 의료관광 상품화 사례

국내 · 외 유명 업체들이 스파를 설치하고 있다. 이유는 무엇일까? 새로운 서비스를 찾아 움직이는 고객들을 잡기 위해서는 트랜드를 찾아 대처하여야 하며, 호텔들이 경쟁에 앞서기 위해서는 트랜드인 웰빙과 고급화에 맞추어야 한다. 2003년 미국 스파 방문자가 한해 1억 4천여 명 정도이고 이중 27% 정도가 리조트 · 호텔 스파를 이용했다고 한다.

스파는 단순히 온천에서 피로 회복을 하는 차원을 넘어 의학적인 효과까지 인정받고 있으며, 다양하게 발전하고 있다. 미국의 예방의학 연구 잡지는 미국인의 건강관리 경향은 약 50%의 사람들이 전통적인 의료치료를 보완하기 위해 마사지, 요가, 명상 등과 같은 보조 · 대체요법(CAM)을 이용하고 있거나 이용한 경험이 있다고 하며, 웰빙 · 의료관광 트렌드로 자리 잡아 가고 있으며 의료관광 상품화로 설정할 수 있겠다.

1) 스파 브랜딩(Branding)의 사업성 및 시장성

스파 의료관광 상품을 구매하는 소비자들은 스파 상품이 고가의 상품일지라도 합당한 가격을 지불할 충분한 욕구를 지니고 있으며 상품이 건강이라는 이슈와 직접적으로 관련되는 성격을 지니고 있기 때문이다. 스파는 골프 · 스키시장 중 업스케일(up-scaled)마켓의 차별화욕구에 부응할 수 있는 상품으로서 소규모 투자로 리조트나 호텔 전체의 이미지를 업그레이드하는 효과를 얻을 수 있다. 골프와 스키상품에 치유(건강)라는 자족적 서비스를 첨부하여 개개인의 건강과 관련한 상품 이미지를 완성시킬 수 있기 때문이며 스파 자체가 목적지로서의 역할을 수행할 수 있으며, 리조트나 기타 관광시설 등의 여타 시설로서 유인력을 배분하거나 강화할 수 있는 효과 를 기대할 수 있다.

2) 스파 의료관광 상품을 위한 마케팅 전략

스파 상품은 건강과 관련되어 있어 대체적으로 고가의 상품이라는 특성을 지니며, 상품을 구매하는 고객은 비교적 경제적인 여유가 있고 학력이 높은 집단일 가능성이 있다. 이러한 고객층을 대상으로 스파상품을 판매하기 위해서는 시장의 욕구와 마케팅 전략이 필요하다.

(1) 개인별 특화 마케팅

고객 개인의 특성을 고려한 '특화 마케팅 전략'을 위해서는 사생활을 보호하고 익명성을 보장하여 자유로움을 느낄 수 있도록 하는 'Private Room'을 마련하고 편안함을 제공할 수 있어야 하며 사전 예약에 따른 1:1관리 시스템을 운영하여 선호하는 사항이 무엇인지 파악하여 재방문시 감동을 전달할 수 있어야 한다. 또한 인도의 아난다 스파 리조트의 사례와 같이 상담을 통하여 고객 개개인에게 맞는 스파 프로그램을 추천할 수 있도록 건강상태를 체크해 주는 헬스 컨설던트를 있게하며 고객의 건강상태를 확인하고 결과에 따른 개인별 프로그램을 진행할 수 있도록 하여야 하며, 선택에 의한 프로그램 제작 및 진행을 위하여 다양한 프로그램에서 상품을 고를 수 있도록 하는 서비스가 제공되어야 한다.

(2) 다양하고 세분화된 프로그램 마케팅

스파 상품은 기본적으로 웰빙을 위한 상품의 일부이기 때문에 스파 상품이라고 해서 단지 스파만을 제공하는 상품은 한계가 있다. 이를 극복하기 위해 미용 테라피, 건강 테라피, 혼합 테라피, 관광 또는 쇼핑 을 제공할 수 있어야 한다.

미용관련 상품의 경우 전신관리 · 부분관리 · 부분비만관리 등으로 프로그램을 세분화시켜 소비자들이 원하는 프로그램을 선택할 수 있도록 하여야 하며, 다양한 이용 시간대의 프로그램과 특화재료를 이용한 치료 및 특정시설을 이용하는 치료 등과 같이 상품을 다양화하여 가격에서도 차이가 있도록 하여야 한다. 또한 주변의 관광자원이나 레포츠활동, 쇼핑, 관람 등과 같은 다른 프로그램과도 연계하여 다양한 패키지상품을 개발하여 고객의 만족을 극대화 할 수 있어야 한다.

(3) 특정계층 유인 마케팅과 특화재료 · 분야를 이용한 마케팅

특정계층만을 대상으로 스파 상품을 개발하거나 특화된 재료를 이용하여 필요로 하는 시장만을 표적으로 마케팅전략을 세운다면 기업의 측면에서 보다 효율적으로 고객을 확보할 수 있을 것이며, 특정계층인 상류층만을 위한 트리트먼트 룸과 가격에 의하여 출입을 통제한다거나 연인들만을 위한 커플 스파 전문, 전문직 여성을 위한 피부미용 전문 스파를 운영함으로서 특정화된 이미지를 창출해 낼 수 있을 것이다.

또한, 특정화된 재료는 이스라엘의 사해 머드나 충남 보령 머드 및 각종 온천, 이탈리아의 해초소금, 인도의 허브, 프랑스의 해수 · 해초, 일본의 유황온천, 계절별 꽃을 이용하여 차별화 할 수 있으며, 전통적으로 내려오는 테라피를 이용하여 인도의 '아유르베타' 전통치료법, 고대 중국식 마사지 기술, 한국의 왕실 전통마사지, 인도네시아 전통 테라피, 일본식 전통 목욕탕, 터키식 스파시설 등이 있다.

(4) 스파를 통한 새로운 포지셔닝

스파 의료관광 상품의 기획은 웰빙의 목적인 육체적 · 정신적 건강검진의 목적을 포괄할 수 있도록 총체적인 명상 프로그램과 각종 질병의 치유 및 고급형 휴식의 이미지 등을 구축할 필요성이 있다. 또한 리조트나 호텔의 이미지를 적극 활용할 수 있도록 해야 하며, 비수기 극복을 위한 적극적인 방안으로 은퇴한 하이엔드(High end), Baby boomers 시장의 고객을 유치하여 보다 장기적인 체류를 할 수 있도록 하여야 한다.

3) 유명 스파 리조트 · 호텔의 사례

(1) 라 끄리닉 드 파리 매니지먼트 & 스파

그랜드 힐튼 호텔에 위치해 있으며 라 끄리닉 드 파리(LCDP)의 30년 전문 연구 노하우와 호텔식 서비스를 결합해 국내 최초로 선보이는 신개념 의료서비스로 신체 각 부위의 상태를 세포단위로 정밀히 측정한 후 그에 맞는 호르몬 요법과 맞춤 항산화제 요법, 식이요법, 운동 처방 등 통합적인 건강관리 및 에이징 메니지먼트(Aging Management)를 선보인다. '라 끄리닉 드 파리 매니지먼트 & 스파'의 모든 프로그램은 미국과 프랑스에서 테스트한 정밀 검사 결과에 따라 과학적으로 처방되며 특히 유렵의 선진 테라피 기술과 이국적인 발리식 마사지, 인삼 · 율무 · 상황버섯 등 최고급 한약재를 이용한 한국 전통의 황실 테라피 등 격조 있고 편안한 스파를 제공한다. 또한 음양오행의 이치에 맞게 대나무와 특수 제작된 도자기를 이용하는 인양 테라피, 왕실에서 사용했던 전통 놋대야에서 즐기는 한방 족욕, 인도네시아 자바의 허브와 오일을 이용해 전신의 긴장된 근육을 풀어주는 자바니스 마사지, 유럽식 스웨디

시 아로마 마사지와 림프 마사지, 스톤 테라피, 지친 남성에게 활력을 불어 넣는 숄더 & 백 케어 등 이제까지 경험하지 못했던 새로운 개념의 스파를 경험 할 수 있다. 또한 한국 전통의 테라피로 고객들의 호응도가 높은 '코리안 트래디셔널'은 전신 바디 트리트먼트로 경락 마사지를 이용해 근육의 긴장도를 풀어줘서 혈액순환을 촉진하며 심신의 건강과 함께 안정을 도모하는 탁월한 효과가 있다. 특히 국내 고객 분들이 외국인 또는 선물용으로 프로그램을 예약하고 있다. 이외에도 4일간 그랜드 힐튼 호텔에서 숙박하며 각종 스파 프로그램과 전문의가 처방한 특수 영양식단, 요가와 마사지를 혼합한 요가사지(Yogassage)를 경험할 수 있는 '4 Days Package' 상품도 마련되어 있다.

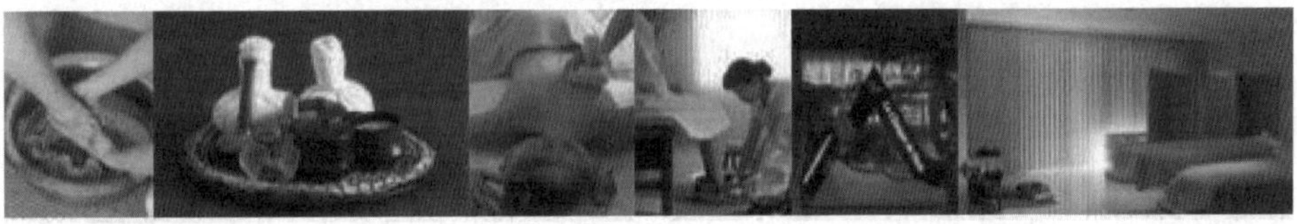

(2) 만다라 스파

세계적인 수준의 고품격 리조트와 호텔 온천을 선도하는 기업으로 일본, 인도네시아, 말레이시아, 중국, 태국, 인도, 아랍, 멕시코, 아프리카, 바하마, 하와이와 미국 등에서 많은 업체를 운영하고 있으며, 체인 호텔 기업인 힐튼 · 메리어트 · 웨스틴 등의 특급호텔과 스파운영을 하는 세계적인 기업이다. 아울러 국제적으로 승인받고 있으며, 파트너는 국제적으로 잘 알려진 리조트나 비즈니스 호텔과 연계되어 있다. 온천은 주위의 환경과 조화를 이룰 수 있도록 디자인 되어 있으며, 고객의 기대수준을 충족시키고, 지역적인 특색을 경험할 수 있도록 하기 위해 노력하고 있다.

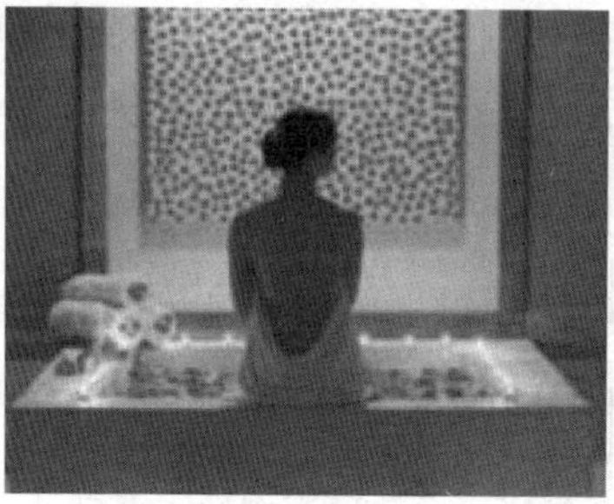 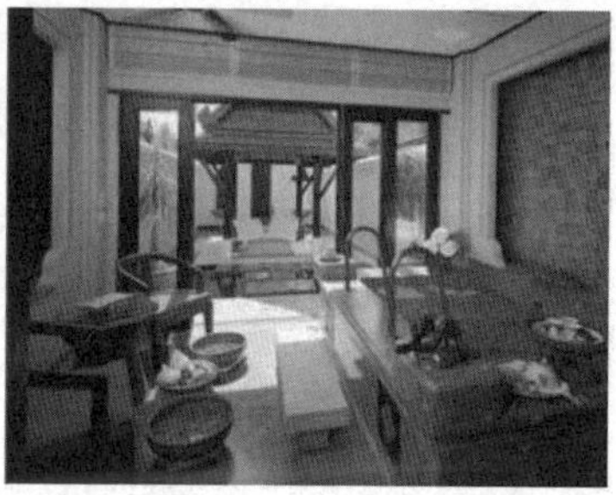

(3) 아난다 리조트

인도에 해발 1천 미터 높이의 언덕에 위치하고 있으며, 발코니와 욕실에서는 갠지스 강과 평원의 아름다운 정경을 감상할 수 있도록 설계되었으며 인도의 전통치료법과 아유르베다 요법을 근간으로 웰빙상품을 중심으로 운영되고 있다.

아난다(Ananda)라는 이름은 아유르(삶)과 베다(지식 혹은 과학)의 합성어로 유래된 것으로 아난다에서는 인도철학에서 기원한 흙 · 물 · 불 · 바람 · 공간의 5가지 요소를 기초로 사람들의 체질을 분류하여 크게 바타(Vata, 바람 : 노년기), 피타(Pita, 불 : 성인), 카파(Kapha, 물 : 성장기)로 구분하고 이것을 바탕으로 인간의 체질을 다시 7가지로 세분화하여 개개인에게 맞는 치료법을 제공하고 있다. 고객들은 아유르베틱 의사에게 진찰 및 치료요법에 대하여 상의할 수 있으며, 치료법과 요가를 함께 병행하여 높은 효과를 거둘 수 있도록 하고 있다.

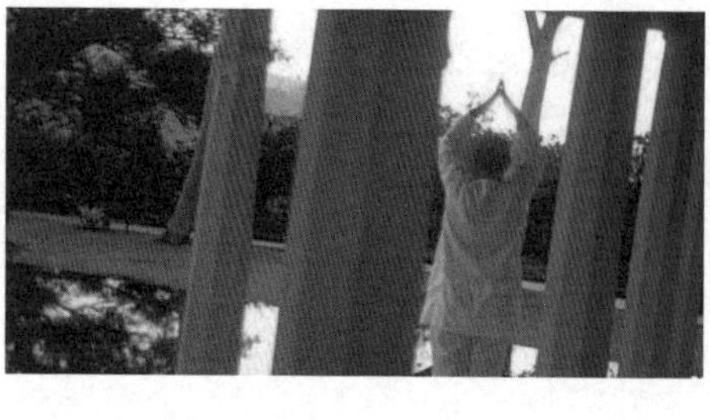 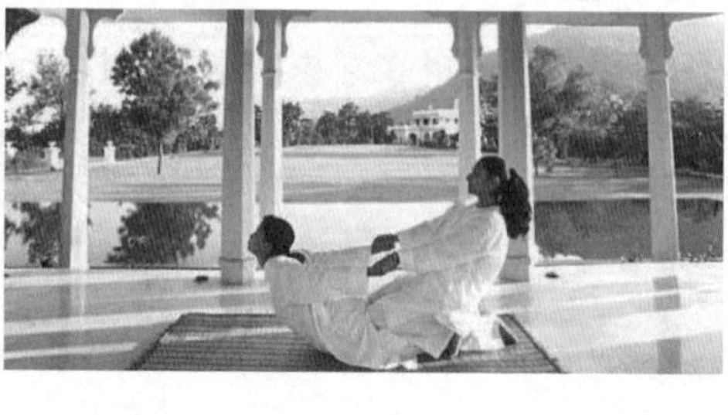

(4) Chiva-som International Health Resort

태국의 'Chiva-som International Health Resort'는 상류층을 위한 리조트로서 고객의 건강상태를 체크해 주는 헬스 컨설턴트가 있으며 고객의 건강상태를 진단 한 후 개인에게 맞는 건강회복 프로그램을 진행하고 있다. 또한 다양한 스파 서비스를 제공함으로서 고객들의 만족을 증가시키기 위해 노력하고 있다.

(5) Banyan Tree Bintan Resort

인도네시아의 '반얀 트리 빈탄'(Banyan Tree Bintan) 리조트는 다양한 스파 프로그램을 운영하고 있는데, 7시간 이용할 수 있는 '더 반얀데이', 2~3시간 이용할 수 있는 '패키지 프로그램', 60~90분 동안 마사지, 랩, 스크럽, 페이셜 트리트먼트 등의 서비스를 제공받을 수 있는 다양한 프로그램이 있다.

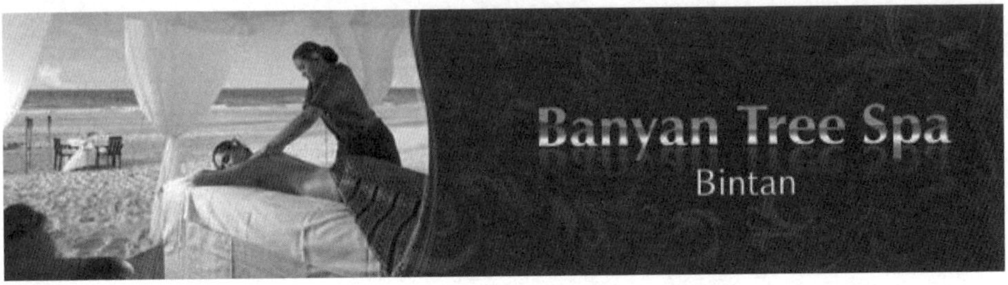

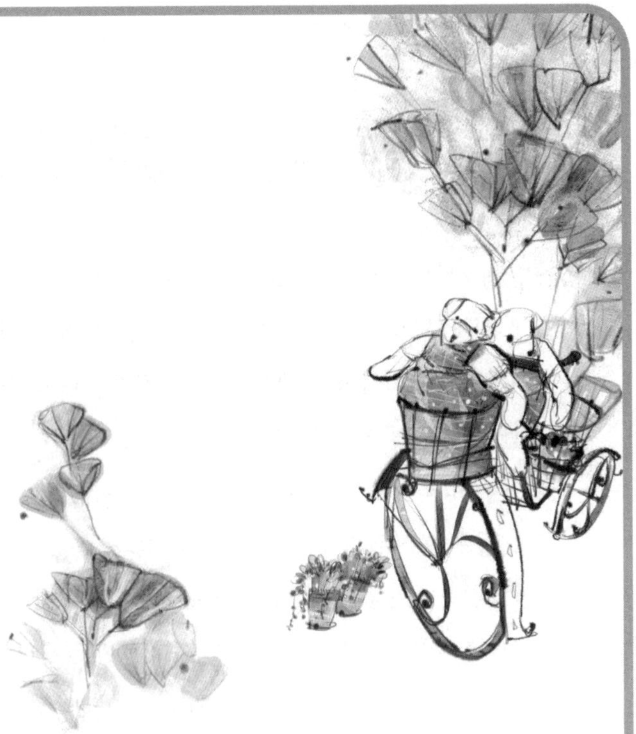

Chapter 04

의료관광 경영전략

제1절 경영전략의 특성 | 제2절 환경분석

제3절 SWOT 분석 | 제4절 리스크관리

제5절 서비스 프로세스의 경쟁적 전략과 핵심역량

제1절 경영 전략의 특성

현재 각국에서 벌어지고 있는 의료관광 활성화 정책과 의료기관 및 기업의 움직임에 대처하고 경쟁하기 위해서는 지금 절실히 필요한 것이 전략적 경영이다. 전략은 치열한 시장 경쟁 하에서 기업이 경쟁우위를 차지하기 위한 아이디어, 계획, 실행에 관한 모든 방법으로 볼 수 있다. 또한 변화하는 환경에 적응하기 위한 기업의 생존방식이다. 현대 기업들은 이제 전략이란 단어를 떼어놓고 경영을 논할 수 없을 정도로 필수 불가결의 존재가 되어 버렸다.

경영전략(Strategic Management) 개념은 기업 경영진의 능력이라 말할 수 있으며 그 능력은 어떻게 자신의 기업과 그 기업이 경쟁하고 있는 경영환경(Environment)에서 변화를 주도하는 요인들을 효과적으로 파악하느냐에 달려있다. 이런 파악은 경영진에게 최대의 재무적 가치(Financial value)를 산출할 수 있는 경쟁수단에 투자할 것을 요구한다. 이 과정에서 경영진은 반드시 기업에게 가치를 제공하는 경쟁수단에 일관적, 효과적으로 경영자원을 배분할 수 있는 사업구조를 구축해야 한다. 만일 기업이 변화하는 와중에 사업기회를 포착할 수 있는 기회를 바탕으로 경쟁우위(Competitive advantage)를 차지할 수 있는 경쟁수단에 투자를 하고, 경영자원을 효과적으로 경쟁수단에 배분하여 가치를 창출함으로서 기업의 소유주와 투자자들이 원하는 재무적 결과를 성취할 가능성이 높아질 것이다. 이에 대한 기본적인 이론을 살펴보도록 한다.

I. 전략의 구성 요소

경쟁우위를 얻기 위해 효과적인 전략수립과 실행은 전략의 6가지 구성요소에 의존한다. 전략의 6가지 구성요소는 비전, 가치 창출, 계획과 관리, 글로벌 인식, 이해관계자, 영향력 있는 기술이다. 이러한 요소들은 각 요소가 지니고 있는 독특한 방법에 의해 해당 조직의 전략에 기여하게 된다. 조직은 효과적이고 일관된 기본적인 전략을 수립하기 위해 서로 상호 관련성을 갖도록 노력해야 한다.

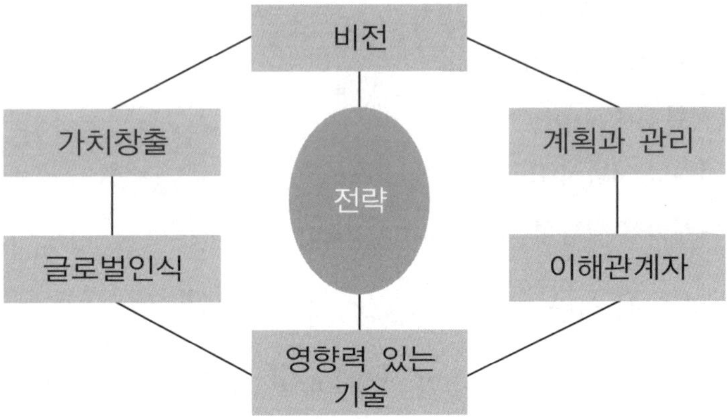

자료 : R. A. Pitts and David Lei(2006)

그림 4-1 전략의 구성 요소

6가지 구성요소의 핵심역량은 다음과 같이 세분화하여 제시하였다.

(1) 비전 역량

① 비전(Vision)

② 사명(Mission)

③ 목표와 목적(Goals and Objectives)

(2) 가치창출 역량

① 고객 중심(Customer Focus)

② 경쟁자 중심(Competitor Focus)

(3) 계획과 관리 역량

① 활동 적합성(Activity Fit)

② 기업 적합성(Corporate Fit)

③ 제휴 적합성(Alliance Fit)

④ 인재 적합성(People Fit)

⑤ 보상시스템 적합성(Reward System Fit)

⑥ 커뮤니케이션 적합성(Communication Fit)

(4) 글로벌 인식 역량

① 기회 · 위협 파악(Opportunities/Threats Exist Anywhere)

② 다른 사업에 대한 경험(Different Business Practices)

③ 문화적 인식(Cultural Awareness)

(5) 영향력 있는 기술 역량

① 신속한 혁신(Faster Innovation)

② 방어적 관리(Big Companies Act Small)

③ 적극적 관리(Small Companies Act Big)

(6) 이해관계자 역량

① 주주(Shareholders)

② 고객(Customers)

③ 종업원(Employees)

④ 지역사회(Communities)

⑤ 상위 관리자(Senior Managers)

미션은 조직의 목적을 설명하는 조직의 설립 이유이자 존재 이유이다. 그것은 비전으로 가는 과정을 정의하고, 가치를 조직행동에 포함시킨다. 또한 전체 조직이 어떻게 상품이나 서비스를 제공해야 하는지 설명하고, 고품질 서비스에 대한 헌신(Commitment)을 포함한다. 미션, 비전, 가치는 서비스상품, 서비스 환경, 서비스 전달시스템을 설계하는 데도 사용된다. 비전은 조직이 갈망하는 미래의 상태를 전달한다. 비전은 조직의 목적 혹은 포부를 알리기 때문에, 공동의 이상을 성취할 수 있도록 직원을 격려하고 통합시킨다. 가치는 직원들과 고객들을 포함한 조직과 이해관계자들의 우선순위를 나타낸다. 가치의 예는 훌륭한 고객서비스와 훌륭한 임상품질을 포함한다(마이런 포틀러 외, 2013).

2. 경영전략의 과정

경영전략 과정은 일반적으로 전략분석(Strategy analysis), 전략수립(Strategy formulation), 전략실행(Strategy implementation)의 3단계로 나뉘어 볼 수 있으며, 과정을 간단히 설명하면 다음과 같다.

(1) 사명(Mission)

① 기업은 현재 무엇을 하고 있는가?

② 장래 무엇을 할 것인가?

(2) 상황분석(Situation analysis)

① 외부환경(환경분석) : 위협과 기회(경제/사회/기술/정치적 환경)

② 내부환경(기업분석) : 강점과 약점(구조/자원/프로세스/직원/문화)

③ 산업분석 : 경쟁분석과 포지셔닝(구조/진화/경쟁)

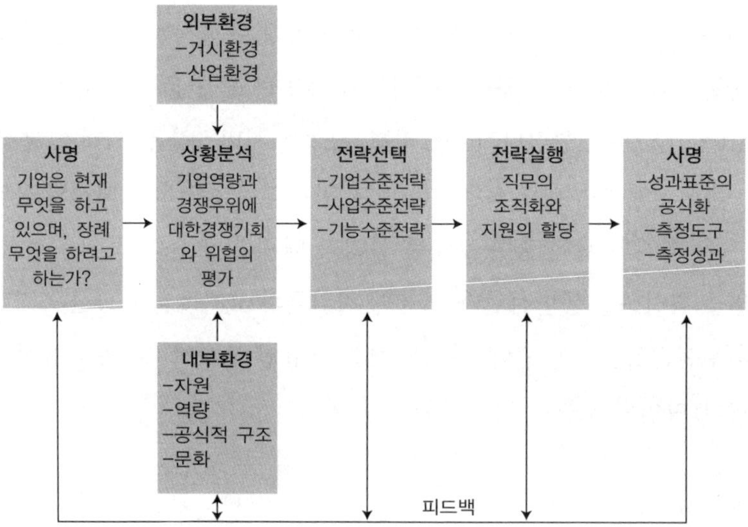

자료 : Raghavan Parthasarthy(2007)

그림 4–2 **경영전략 과정**

(3) 전략선택(Strategic choice, Strategic options)

① 사업수준전략 : 원가우위전략, 제품 차별화 전략

② 기업수준전략 : 수직적 통합, 전략적 제휴, 다각화, M&A

③ 기능수준전략 : 각 기능별(마케팅, 재무, 생산, 인사, R&D, 정보시스템) 전략

(4) 전략실행(Strategy implementation)

① 전략실행 : 조직구조
② 전략통제 : 통제과정

(5) 성과평가(Evaluating performance)

① 성과표준의 공식화
② 측정기구 및 성과측정

의료서비스의 전략기획은 미션과 가치로 시작하여 경영진, 직원들, 수용능력, 예산 배분 그리고 마케팅에 대한 구체적인 실행 계획으로 끝난다. 전략기획은 미래를 위해 오늘 실현 가능한 최선의 결정을 할 수 있는 방법과 모든 이해관계자들에게 조직의 방향성을 전달할 수 있는 방법을 조직에게 제공한다. 미션, 비전, 가치가 상세히 표명되고, 내 외부 평가가 완료되면, 조직은 고객들의 미래 요구와 욕구, 기대를 최대한 충족할 수 있는 서비스 전략을 개발하고 시해할 수 있다(마이클 포틀러 외, 2013).

제2절 환경 분석

I. 외부 환경 분석

경영환경은 기업에게 기회와 위협을 동시에 제공하고 있다. 기회는 기업에게 부가가치 창출의 목표를 달성 초과할 수 있는 기회를 제공할 수 있는 상황이며, 기업의 생존마저 위협하는 상황을 말한다. 이런 상황에서 기업은 반드시 환경을 다각적

으로 관찰함으로서 미래에 기업에게 위협과 중요한 기회를 창출하는 원인을 제공하는 변화의 주도요인을 정확하게 파악할 수 있어야 한다.

외부환경은 기업의 의사결정과 경영성과에 큰 영향을 주며 외부환경에 대한 체계적인 분석이 요구된다. 환경의 형태는 거시환경과 산업 환경으로 나눌 수 있다.

거시환경은 경제적, 사회적, 정치 · 법적, 기술적, 문화적 환경 등으로 사회경제적 추세에 기인한 일반적인 변화를 겪으며, 사업 전반에 영향을 미친다. 기업외부의 환경에서 유래된 요소들로 기업이나 다른 조직의 행동에 의해 변경되거나 통제받지 않는다는 특징을 가지고 있다. 의료관광과 관련한 주요한 외부환경으로는, 하이테크의료라고 명명될 정도로 상상하기 힘든 의료기술의 발전이 예상되며 의료서비스에 있어서도 전문화된 중 소규모 병원의 설립과 운영이 활성화되고 대규모 병원들은 기능 또는 단위별로 분권화 되는 조직구조로 바뀌어 가고 있다. 의료관광이 새로운 융 복합산업으로서 성공적인 결과를 내기 위해서는 선진화된 의료기술을 보유해야 한다. 병원의 역할은 스크리닝, 진단, 치료, 만성질환의 감시, 질병과 증상의 완화 등으로 구분할 수 있는데 스크리닝 기술, 유전자치료, Tumor Marker등의 기술이 발전하고 있다. 원격의료의 발전과 환자 자료전송 및 정보기술은 만성질환의 지역사회 감시체계를 발전시키려는 노력으로 의료관광 발전의 밑바탕이 될 수 있다.

산업 환경 또는 과업환경은 일반적으로 기업에 직접적인 영향을 미치며 일반적으로 거시환경보다 더욱 직접적인 영향을 끼친다. 산업 환경의 예로 고객, 주주, 공급자, 경쟁기업, 지역사회 등으로 산업에서 기업에 서로 다른 영향을 미친다. 기업을 둘러싸고 있는 거시환경과 산업 환경을 그림으로 표현하면 〈그림 4-3〉과 같다.

기업 환경은 재무관리, 인사관리, 마케팅, 운영, 연구개발과 경영관리 분야에서의 변화를 일으키는 주도요인들로 구성된다. 일반적으로 기업 환경에서의 변화는 기능영역의 지식구조가 진화함에 따라 나타나며, 변화는 경영자의 최상의 업무를 수행함으로서 일어날 수도 있다. 기업들은 효과적으로 경쟁하기 위해 끊임없이 최상의 수단과 과정을 찾으려 하며, 그들은 간혹 향상된 성과를 달성하기 위하여 새로운 방법을 발견하지만 동종기업들에 의해 모방된다. 아울러 경쟁력을 유지하고 혹은 경쟁에서 한발 앞서기 위하여 기업들은 기업 환경을 항상 관찰하고 있어야 한다.

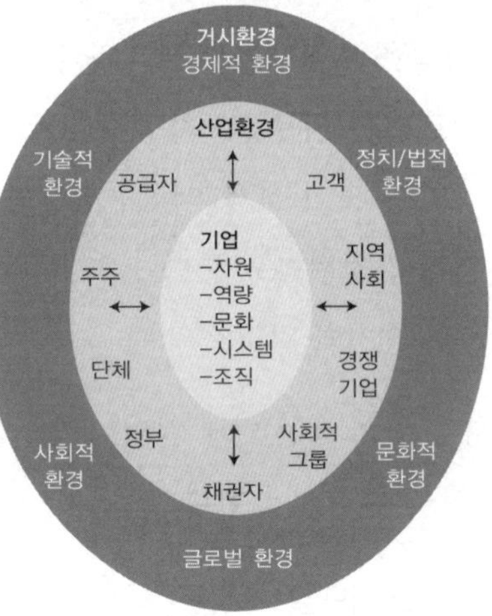

그림 4-3 **거시 · 산업 환경**

환경과 환경진단이라는 개념은 특히 현재처럼 역동적인 환경에서 경영전략의 전반을 이해하는데 매우 중요하다. 변화를 예측하고 변화에서 기회를 선점하여 경쟁에서 주도적 기업이 되는 것이 오늘날의 경영을 대변한다. 경영자들이 기업의 가치를 창출하려면 반드시 미래지향적 이어야 하며 신속히 움직이고 가끔은 상당한 위험(Risk)을 무릅써야 한다.

2. 외부 환경 분석을 위한 I/O 모델

경쟁우위를 위한 산업조직(Industrial Organization)모델은 1960년대부터 1980년대 사이에, 외부환경은 기업의 성공을 위한 전략의 기본요인으로 여겨졌다. 평균이상 수익률의 산업조직모델은 기업의 전략수행에 지배적인 영향을 미치고 경쟁을 위해 선택한 산업의 기업은 조직내부의 관리자가 선택하는 것보다 기업성과에 강하게 영향을 미친다(I/O모델은 외부요소가 내부요소보다 더 중요하다는 관점). 기업의 성과는 산업군의 범위, 규모의 경제, 시장진입장벽, 다각화, 제품차별화와 산업에서의 집중화 정도에 의해 결정된다고 본다.

I/O 모델의 진행은 다음의 순서와 같다.

① I/O 모델의 목적달성을 위해 제일 먼저 일반, 산업, 경쟁자 환경을 파악하고 그에 따른 전략실행 방향을 설정해야 한다.

표 4-1 **평균이상 수익률의 산업조직모델**

1. 외부환경, 특히 산업환경을 연구	외부환경 • 일반 환경 • 산업 환경 • 경쟁자 환경
	⬇
2. 평균 이상 높은 수익률을 획득할 수 있는 높은 가능성 산업에 위치	매력적인 산업 • 평균이상 수익률을 획득할 수 있는 구조적 특징의 산업
	⬇

3. 평균 이상 수익률을 획득할 수 있는 매력적인 산업이 요구하는 전략을 확인	전략수립 • 고유한 산업에서 평균이상 수익률과 연결된 전략의 선택
	⬇
4. 전략수립에 필요한 자산과 기술을 개발하고 획득	자산과 기술 • 선택된 전략의 실행 시 요구되는 자산과 기술
	⬇
5. 전략실행을 위해 기업의 장점(자산과 기술 개발 및 획득)을 사용	전략실행 • 선택된 전략의 효과적인 실행과 연결된 전략적 행동의 선택
	⬇
	우수한 수익률 • 평균이상 수익률 획득

② 전략실행을 위해 외부환경 뿐만 아니라 가용한 내부 환경의 자산과 기술을 개발해야 한다.

③ 수익은 기업의 내부적 자원과 능력에 의하기 보다는 외부특성에 의해 결정 된다.

④ 전략수립에 있어 의지, 실행, 결정은 선택한 경쟁 산업의 특성을 고려한다.

3. 내부(기업) 환경 분석

내부분석은 내부자원에 대한 분석이며 내부 환경이란 해당 기업이 보유하고 있는 모든 자산, 능력, 정보, 지식 등을 의미한다.

기업은 인력이나 자원 부족 등의 약점을 발견하고, 핵심역량이나 경쟁우위 같은 자신의 장점을 내부 분석을 통해 파악해야 한다.

조직의 역량이란 그 조직이 전략과 직원, 시스템을 통해 잘하는 것이 무엇인지, 경쟁에서 어떻게 차별화될 수 있는지이다. 예를 들어, 헬스사우스(HealthSouth)의 핵심역량은 '수술을 받은 사람들이나 상처를 입은 사람들의 신체기능 회복'이다. WSHA(Washington State Hospital Association, 워싱턴 주 병원협회) 같은 의료조직들은 '목적과 목표를 달성하기 위한 실적 기대를 규정하는 것을 돕기' 위해 핵심역량을 개발한다. WSHA의 역량은 회원 병원들에 대한 서비스 헌신, 결과를 제공하는 능력, 개인의 성실성 그리고 문화적 역량을 포함한다(마이런 포틀러 외, 2013).

4. 내부 환경 분석을 위한 자원기반 모델(Resource-Based Model)

자원기반 모델은 조직의 고유한 자원과 능력의 집합체이며 평균이상 수익률 달성할 수 있도록 하는 근간이 된다. 기업성과의 변화는 산업구조적 특성보다는 기업의 고유한 자원과 능력에 우선한다. 자원의 사용과 통합을 기반으로 기업의 고유한 능력개발과 상이한 자원의 획득 그리고 자원과 능력의 변화(차이)는 경쟁우위의 근거가 된다고 가정한다. 지속적인 효과는, 경쟁사가 이해하거나 모방할 수 없도록 능력이 강화될 것이다. 경쟁우위의 원천으로, 능력은 "너무 간단하지도 복잡하지도 않아야 된다. 간단하면 모방을, 복잡하면 내부 조종이나 통제가 어렵기 때문이다"

자원기반 모델은 매력적인 산업에서 기업이 경쟁적 우위를 달성할 수 있는 전략을 선택할 수 있도록 제시한다(I/O 모델은 매력적인 산업을 식별하는데 사용). 기업의 자원과 능력은 경쟁우위를 위한 기반이 잠재력을 가지고 있지만 실현을 위해서는 다음과 같은 특성을 가져야 한다.

표 4-2 **내부 환경 분석**

유형 자원	
재무자원	• 기업의 현금보유량 • 기업의 주식보유량 • 기업의 차입능력
실물자원	• 현재 공장과 설비 • 유리한 제조입지 • 어떤 시점에서의 기계, 장비의 기술수준
기술자원	• 무역 노하우 • 혁신적인 제품공정 • 특허, 저작권, 상표
조직자원	• 효과적인 전략적 계획과정 • 우수한 평가통제 시스템
무형 자원	
인적자원	• 종업원의 경험과 능력 • 신용 • 관리기술 • 기업특유의 업무실행과 절차
혁신과 창조성	• 전문적, 과학적 기술 • 혁신 역량
평판	• 브랜드 명칭 • 품질과 신뢰성에 대한 고객평판 • 공정성에 대한 공급자의 평판
조직역량	
• 기업의 역량과 기술을 투입 및 산출부문에 투입시킨다. • 유형 · 무형의 자원을 결합하고, 바람직한 목적을 위해 조직의 과정을 이용한다. 예) • 뛰어난 고객서비스 • 우수한 상품개발 능력 • 상품 및 서비스의 혁신성 • 인적자원의 고용, 동기부여, 유지를 위한 능력	

① 가치성 : 외부환경에 대하여 위협을 무효화하고 기회를 유리하게 이용 할 때

② 희소성 : 잠재적인 경쟁자들 중에 소수기업만 소유될 때

③ 모방의 비경제성 : 다른 기업이 모방을 위해 비용의 손실(과다지출)로 모방하지 못할 때

④ 비대체성 : 구조적으로 동등하지 않을 때 시대의 진행에 따라 자원은 모방되거나 대체가 되므로 상기 4가지 특성을 조합하여 핵심역량으로 활용해야한다.

⑤ 자원 : 기업의 생산 프로세스 즉 설비투자, 종업원 개인의 기술, 특허, 재무, 능력 있는 관리자의 투입이며 기업자원의 3가지 유형은 물질(현물, 실물)자원, 인적자원, 조직자본이다.

⑥ 능력 : 경쟁우위를 위해서는 독자적인 개별적 자원의 운용이 아닌 능력이라는 형태로 되었을 때, 경쟁우위의 원천으로서 가능성을 가진다.

- 직무수행에 필요한 자원의 투입능력
- 자원의 통합방식 능력
- 능력은 시간의 흐름에 따라 발전함으로 경영성과를 달성하기 위해서는 역동적인 관리가 필요함

⑦ 핵심역량

핵심역량은 경쟁사에 대하여 경쟁우위의 원천으로서 공급되는 자원과 능력을 말한다. 그리고 종종 조직기능 형태로 보여 진다.

표 4-3 **평균이상 수익률의 산업조직모델**

단계	내용
1. 기업자원의 확인. 경쟁사와 비교하여 강점과 약점 연구	자원 • 기업의 생산 공정에 투입요소
2. 기업의 능력을 결정. 경쟁사보다 뛰어난 능력이 무엇인가?	능력 • 과업과 활동을 통합적으로 수행하기 위해 통합 조성된 자원의 능력
3. 경쟁우위의 관점에서 기업자원과 능력을 결정	경쟁우위 • 경쟁사를 능가하는 기업의 능력
4. 매력적인 산업에 위치	매력적인 산업 • 기업의 자원과 능력을 이용할 수 있는 기회를 가진 산업
5. 기업이 외부환경에서 기회와 관련된 자원과 능력을 이용할 수 있는 전략을 선택	전략실행 • 평균이상 수익률을 얻기 위한 전략활동
	우수한 수익률 • 평균이상 수익률 획득

끓는 개구리의 우화

끓는 개구리의 우화는 변화를 예상하고 변화를 관찰할 필요를 설명하는데 좋은 예이다. 유명한 우화가 암시하듯이 만일 개구리를 물이 끓고 있는 주전자에 집어넣으면 개구리의 즉각적인 반응은 팔짝팔짝 뛰고 점프하며 뛰쳐나올 것이다. 개구리는 탈출한 곳이 다른 끓는 주전자가 아닌 안전한 곳이기를 희망할 것이다. 다행히도 대부분의 개구리들은 이런 딜레마에 처하지는 않으며 경영자들도 마찬가지일 것이다. 대신에 그들은 가끔 환경이 지속적으로 변하고 있는 것을 경험하게 된다. 변화는 무시됐거나 전혀 고려하지 않았던 사건들이 조금씩 증가하면서 일어나는데, 개구리를 보통 온도의 물에 집어넣는 경우와 유사하다고 할 수 있다. 이때 개구리의 반응은 아마도 새로운 환경에 친화하려 할 것이다. 만일 열을 가하여 물을 끓이기 시작하면 개구리는 미세한 변화에 적응하려는 노력을 시작할 것이며, 개구리의 새로운 변화는 미미하고 순간적일 것이라고 판단할 것이다. 물이 끓기 시작하기까지 동일한 점진적인 상황인식은 지속될 것이고, 결국 환경변화에 대처하기에는 너무 늦게 된다.

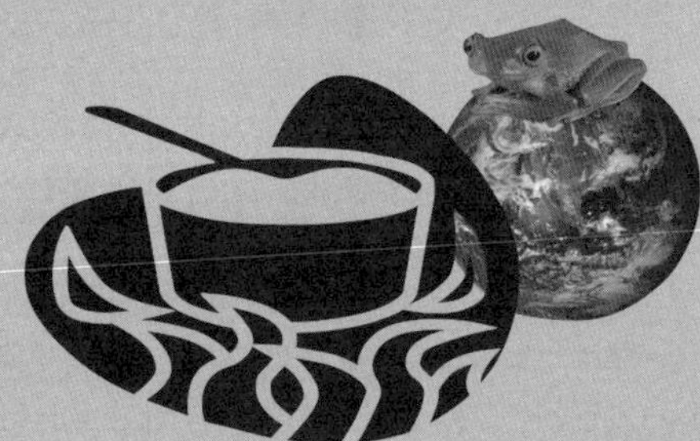

우화 속의 개구리는 그가 당면한 환경의 변화에 점진적으로 반응하였다. 우화가 표현하듯이 이런 점진적인 행위는 개구리와 대부분의 기업체 모두에게 치명적일 것이다.

제3절 SWOT 분석

I. SWOT 분석의 개념

SWOT 분석은 일명 상황분석(Situational analysis)으로 기업의 강점(Strengths)과 약점(Weakness), 외부환경의 기회(Opportunities)와 위협(Threats)을 동시에 고려한 분석이다. SWOT 분석은 종종 전략계획이나 장기적인 경영계획에 관한 것으로 기업의 사명, 목적, 전략 및 정책개발과 연결된다. 전력이나 정책개발은 SWOT 분석으로 시작되는데, SWOT 분석은 외부의 위협과 내부의 약점이 상존하는 가운데 외부의 기회와 내부의 강점 사이에 전략적 적합성을 파악하는 과정이라고 할 수 있으며 경영전략에서 외부환경과 자원기반관점으로 이해할 수 있다.

SWOT 분석은 전략적으로 고려해야 할 요인들의 리스트를 만드는데 유용한 기법으로 기업의 경쟁적 지위를 전반적으로 평가하는데 도움이 된다. 〈표 4-4〉는 기업의 전략적 자원기반을 SWOT 분석으로 실시한 것으로 SWOT 분석의 구체적인 요소에 해당한다.

표 4-4 SWOT분석의 요소

내부강점(Strength)	내부약점(Weaknesses)
• 시장 지배력 • 주요 영역에서의 핵심역량 • 규모의 경제 • 저 원가 • 충분한 재무적 및 현금 자원	• 분명하지 못한 전략 방향 • 노후화된 설비 • 노후화된 설비 • 여러 이유로 인한 평균 이하의 수익성 • 시장점유율의 취약성

<table>
<tr><td>• 리더쉽과 경영기술
• 고객 인지도
• 잘 인지된 기능적 분야의 전략
• 경쟁자로부터의 보호막
• 특허 기술
• 우수한 광고 캠페인
• 네트워크 구조
• 제품혁신 구조
• 검증된 경영관리
• 우수한 제조역량
• 우수한 전문기술
• 평판
• 차별화된 제품
• 제품 또는 서비스 품질
• 기타</td><td>• 핵심강점과 핵심기술의 부족
• 빈약한 재무구조와 현금흐름
• 핵심기술이나 역량의 부족
• 관리기술과 리더쉽 부족
• 혁신과 새로운 아이디어 부족
• 전략실행의 능력부족
• 진부한 R&D
• 내부업무 문제와 관련된 골칫거리
• 조직의 취약성
• 폭이 좁은 제품라인
• 마켓 이미지 취약성
• 유통망의 취약성
• 낮은 품질과 평판
• 차별화되지 않은 제품과 소수 제품에 의존
• 평균 이하의 마케팅 기술
• 전략변화에 필요한 자금부족
• 핵심경쟁력에 관련된 자금부족
• 핵심경쟁력에 관련된 단위당 원가가 높음</td></tr>
<tr><th>외부기회(Opportunities)</th><th>외부위협(Threats)</th></tr>
<tr><td>• 신 시장 및 세분화된 시장
• 신상품
• 다양한 고객요구를 충족하기 위한 제품라인의 확장 방법
• 차별화된 기회
• 시장 성장률
• 전략적 속도
• 민주적, 사회적 변화
• 기술이나 기술적 노하우를 신제품 또는 사업으로 이전 가능성
• 수직적 통합
• 해외시장에서 낮은 무역장벽
• 시장수요의 급속한 증가로 인한 빠른 성장능력</td><td>• 저 원가의 해외경쟁자 진입
• 대체상품의 판매성장
• 시장 성장률의 저하
• 경쟁자 증가
• 고객 및 공급자로부터의 압력
• 낮은 시장 성장률
• 해외 환율과 외국정부의 무역정책의 역방향 변동
• 고비용의 규제 요건
• 기술적 위협
• 정치적/경제적 환경변화
• 새로운 무역장벽
• 역방향의 인구통계적인 변화</td></tr>
</table>

• 신기술의 출현 • 정치적/경제적 환경의 변화 • 국제적인 성장 • 경제적인 호전	• 구매자 요구와 기호의 변화 • 고객 및 공급자의 협상력 증대

자료 : 김형준 · 김혜정(2008)

2. 효과적인 SWOT 분석과 한계

1) 효과적인 SWOT 분석

SWOT 분석을 실시하는데 있어서 수준을 높일 수 있는 몇 가지 요인이 있다.

① 간단해야 한다.

② 강점과 약점은 가능한 한 산업의 주요 요소와 관련시켜야 한다.

③ 강점과 약점은 경쟁적인 말로서 표현되어야 하고, 가능하다면 무엇에 '적합'한지 재확인해야 한다. 그리고 '경쟁자 보다 더 나은'으로 표현되어야 한다.

④ 분명하게 표현해야 하고, 무감동적인 말은 피해야 한다.

⑤ 기업의 희망사항과 현재 상황을 구별해야 한다. 또한 차이점이 현실적이어야 한다.

⑥ 기업과 경쟁기업의 강점과 약점은 실질적인 것이 중요하다.

2) SWOT 분석의 한계

SWOT 분석은 간단한 방법으로 해당 기업의 전략을 도출할 수 있는 유용한 기법이긴 하지만 다음과 같은 한계점을 가지고 있다.

① 리스트가 길다.

② 역량을 반영할 때 가중치를 두지 않는다.

③ 모호한 말들이 사용된다.

④ 단일요소를 두 범주에 둘 수 있다(예, 강점이 약점이 될 수 있다).

⑤ 분석자는 자료로서 견해를 검증할 의무가 없다.

⑥ 단지 단일 수준의 분석에 지나지 않는다.

⑦ 전략수립 시 논리적으로 연결되지 않는다. 라는 한계점을 지적하는 견해도 있기 때문에 이러한 점을 인식하고 SWOT 분석을 실시한다면 오류를 최소화할 수 있다.

표 4-5 라틴아메키라 SWOT분석의 예

강점(Strength)	약점(Weakness)
• 대부분의 의료관광 목적지가 미국 대륙(미국, 캐나다)에 인접 • 유리한 환율 • 영어와 스페인어 능통 • 볼거리와 다양한 관광자원 • 전반적으로 친절하고 동양문화와도 친숙 • 좋은 기후 • 우수한 의료서비스와 수술: 재활, 은퇴자, 암 치료, 낮은 제약비용, 가임의학(reproductive medicine), 당뇨치료	• 폭력, 부패, 빈곤, 각종 질병의 두려움 • 품질 측정과 품질 순위 시스템의 표준화가 부족 • 의료과실이 발생할 경우, 법적인 구제수단이 어려움 • 보험회사의 부족
기회(Opportunity)	**위협(Threat)**
• 미국대륙에 살고 있는 Hispanics(라틴아메리카 사람)의 대규모 인구증가 • 미국과 캐나다는 전통적으로 라틴아메리카에서 의료치료와 저비용의 서비스를 받아왔음	• 질병(유행병), 갱들의 전쟁, 테러 또는 기타 부정적인 사건 들-빈곤, 과밀, 범죄자 집단, 불안정한 정부, 문화적 충격 • 특정국가에서 의료관광산업의 반대를 주장하는 사회주의

• 미국과 캐나다 정부의 지원 프로그램이나 기금(fund)을 제공 • 미국인들이 자유무역협정의 결과로 비자 없이 여행이 자유로움 • 정부의 의료관광 지원 • 의료비용의 절감을 위해 미국기업의 강력한 의지 • 경제사정의 영향으로, 서비스 지불에 대한 충분한 현금을 가지고 있지 못함	• 북미와 유럽의 의료관광객을 유치하는 아시아 국가들과의 경쟁 • North America의 주요 이해관계자들에 주장되는 의료의 세계화(조합, 정치인과 의료협회)

3. 의료관광의 SWOT 분석 사례

1) 라틴아메리카의 SWOT 분석 〈표 4-5〉참조

2) 아시아의 SWOT 분석

표 4-6 **아시아 SWOT 분석의 예**

강점(Strength)	약점(Weakness)
• 성숙한 의료관광 시장 • 최신 시설과 숙련도 • 의료관광객을 위한 국가 · 지역 간의 협조 두려움 • 정부 지원 하에 세금감면 • 높은 교육열과 인구증가로 인한 인력의 부족풀(labor pool)의 풍부 • 대체보완의학(CAM)의 발전(요가, Ayurveda, • 의료과실이 발생할 경우, 법적인 구제수 허브, TCM, TKM 등) • 중동 의료관광객과 인접 • 풍부한 관광자원 • 우수한 의료서비스와 수술: 웰빙/CAM, 안과, 근골격 치료, 심장치료, 이식, 혈액투석과 일반/성형외과	• 여행체류 기간이 짧음 • 사회불안, 폭력과 테러, 부패와 빈곤/질병의 • 유럽과 북미 언어 능력(독일어, 프랑스어 등) • 아시아의 문화는 서구문화와 많이 다름 단이 어려움 • 빈곤/부유한 의료관광객간의 의료서비스 시스템에 큰 격차

기회(Opportunity)	위협(Threat)
• 아시아 지역의 인구증가는 많은 장점을 제공 • 많은 분야에서 빠르게 성장하는 아시아 경제의 다양성 증가 • 강력한 정부의 의료관광 지원 • 연료비용의 감소는 항공료 인하와 의료관광을 장려 • 중동지역의 부흥은 아시아지역으로 여행을 유도 • 아시아의 국가들은 의료서비스와 교육을 강조 • 인프라 구축을 위해 강력하고 지속적인 투자	• 질병(유행병), 테러, 사회적 불안, 과밀, 몇 몇 지역의 더러운 환경 • 라틴아메리카, 동유럽, 중동 의료관광 시장과의 경쟁 • 경제사정의 영향으로, 항공료와 서비스 지불에 대한 충분한 현금 미 보유 • 보험회사의 제한된 업체 수 • 아시아 지역이외에도 세계 각국에서 의료관광이 빠르게 성장

3) 한국의 SWOT 분석

(1) 사례 1

표 4-7 한국의 SWOT 분석의 예 1

강점(Strength)	약점(Weakness)
• 세계적인 의료수준 • 선진국에 비해 저렴한 의료비용 • 뛰어난 서비스 • 우수한 의료진 • 한방 마사지, 헬스케어 • 세계 최고수준의 최첨단 의료장비 • 접근성 용이 • 병원의 신뢰성	• 제도적 환경 미비 • 의사소통 부족 • 태국, 싱가포르에 비해 늦은 출발 • 의료관광 비자 발급 어려움 • 의료와 관광서비스 연계 미흡 • 전문적인 의료관광유치, 시스템 부족 • 정부의 지원과 육성 부족
기회(Opportunity)	**위협(Threat)**
• 권역 내 임상시험 전문인력 양성	• 병원 간 과다 경쟁

• 권역 내 임상시험 전문인력 양성 • 한류의 영향으로 한국인의 트렌드 힐 스타일 선호(성형, 피부미용, 한방, 건강검진 등) • 특화된 의료관광 상품개발 • 제주 메디컬 리조트 설립 • 정부의 신성장 동력으로 선정으로 인한 정부의 지원	• 병원 간 과다 경쟁 • 필리핀, 브라질, 코스타리카, 멕시코 등이 성형수술과 치과부문의 의료관광객 유치 가세 • 태국의 호텔급 병원 증가

(2) 사례 2

표 4-8 **한국의 SWOT 분석의 예 2**

강점(Strength)	약점(Weakness)
• 우수한 의료기술력 및 특성화된 의료서비스 보유 • 기술 대비 가격 경쟁력 우위 • 정부와 의료기관의 해외환자 유치에 적극적인 의향 • 세계적인 정보통신기술(ICT)인프라 • 중소병원의 해외환자 유치 및 해외진출에 대한 적극적인 자세 • 지리적 접근성	• 국내 의료서비스의 낮은 대외인지도 • 해외환자 유치관련 프로세스 및 인프라 보족 – 상품화 및 마케팅 노력 부족 – 언어문제 – 전문 인력 부족 – 시설부족 • 과도한 규제 및 정부의 열악한 지원 • 대형병원의 진료 포화상태
기회(Opportunity)	**위협(Threat)**
• 국내의료에 대한 외국인의 관심증대 • 한류영향 국가 인지도 상승 • 성장 잠재력 높은 시장 존재 • 외래 관광객 증가 • 의료시장 개방으로 인한 고용증대 가능성 • 생명공학 분야에 대한 국가 인지도 상승	• 현행 의료법의 법적 규제 • 의료시장 개방에 대한 대외 압력 증대 • 한방, 양방간의 갈등 • 아시아 경쟁국의 해외환자 유치확대

(3) 사례 3

표 4-9 한국의 SWOT 분석의 예 3

강점(Strength)	약점(Weakness)
• 의료시장의 급속한 확대와 높은 경쟁정도 • 의료서비스 질에 대한 소비자 만족 • 높은 병상 점유율 및 회전율 • 제약산업 인력이 비교 국가군 평균 인력수와 비슷한 수준 • 제약분야 특허의 인용정도가 비교적 높음 • 우수한 의료 기술력 확보 • 기술 대비 가격 경쟁력 우위	• 미약한 자본투자 • 의사, 간호사, 치과의사, 약사 수의 비교국가군 평균 인력 수보다 부족 • 높은 보건의료 물가지수 • 국내의료서비스의 낮은 대외 인지도 • 해외 환전 유치관련 인프라 구축 • 언어문제 • 시설 부족 • 전문 인력 부족
기회(Opportunity)	**위협(Threat)**
• 시장 성장률로 인한 외부산업의 유입 가능성 • 민간의료보험시장의 확대 가능성 • 생명산업의 질적 잠재력과 급속한 노인인구 증가로 인한 실버산업의 확대 가능성 • 의료시장개방으로 인한 고용증대 가능성 • 한류영향으로 인한 국가 인지도 상승 • 해외 관광객 증가	• 급속한 노인인구 증가 속도에 비해 고령자를 위한 저조한 지출 • 의약품과 의료기기분야의 낮은 시장 점유율 • 건강, 안전 및 환경에 대해 고려하지 않는 기업 문화 •타 산업에 비해 의료내수시장 크기의 상대적 빈약 • 의료시장개방으로 인한 국내 병원 위협 • 의료시장 개방에 대한 대외압력 증대 • 경쟁국의 해외환자 유치 확대

제4절 리스크관리

의료관광의 주체인 병원을 비롯한 각종 의료기관이 외국인환자를 유치하고 의료 및 관광서비스를 제공하는 과정은 국내환자에 대한 그것과는 사뭇 다른 차원의 문제이다. 의료관광은 서비스 공급자인 의료기관이나 소비자로서 외국인환자 모두에게 익숙하지 않은 상황이기 때문에 여러 가지 차원에서 오해나 문제가 발생할 수 있고, 이것은 의료관광 사업을 수행하는 주체들이나 외국인환자 모두에게 위기로 발전할 가능성이 충분하다.

특히, 의료사고, 화재 및 운송사고로 인한 사망사고와 같은 문제는 국제분쟁으로도 번질 가능성이 크기 때문에 평소부터 의료관광 사업을 추진하는데 있어서는 리스크 관리가 철저히 이루어져야 한다.

I. 리스크 개념 및 유형

사전적 의미에서 리스크(risk)는 '손해, 상해, 불이익, 또는 파괴의 가능성'으로 풀이되고, 학술적으로는 '측정 가능한 불확실성'이나 '기대되는 결과로부터 벗어날 가능성' 등으로 해석되기도 한다. Pauchant와 Mitroff(1992)는 리스크가 여러 학문 분야에서 다르게 해석되고 있다고 보았다.

경제학 관점에서 리스크는 인플레이션이나 실업을 의미하고, 정치학의 관점에서는 정치지도력이 실패하는 상황을 말하기도 한다. 경영학의 관점에서는 경영활동의 결과로 발생할 수 있는 도덕적, 사회적 또는 경제적 측면에서의 손실 가능성을 의미한다. 하지만 리스크가 항상 부정적인 뜻으로만 사용되지는 않는다. "위기가 곧 기회다."라는 말처럼 때로는 낡은 관습을 깨는 계기로 작동하기도 한다.

우리나라는 1997년 IMF 구제금융이라는 심각한 리스크 경험을 통하여 정년보장과 같은 과거의 안이한 사회구조를 경쟁적 체질로 바꾸는데 성공했다는 평가를 받고 있다. Lerbinger(1997)같은 사람은 리스크의 속성으로 세 가지를 들고 있다. 그것은 급작성, 불확실성, 시간의 제약성이다.

이러한 리스크의 징후들은 포착할 수 없는 것은 아니지만 대부분의 리스크는 급작스럽게 닥친다는 특징을 갖고 있다. 이러한 리스크의 속성을 살펴보면 다음과 같다.

- 대부분 피할 수 없는 경우가 많다.
- 관리할 수 있는 여지가 있다.
- 독립된 사건이라기보다는 조직시스템의 실패에서 기인한다.
- 정보의 공황 상태를 몰고 온다.
- 예측할 수는 없지만 예상은 가능하다.
- 갑자기 불확실한 형태로 엄청난 시간적 압력 속에서 닥쳐온다.
- 불안정하고 조직과 구성원들에게 스트레스를 주며 공중관계를 악화시킨다.
- 양호한 공중관계 유지에 실패할 경우 리스크는 상황을 악화시킨다.

산업보건 및 안전자문서비스 분야에서는 리스크를 손실의 발생 가능성과 손실의 심각성을 곱한 것으로 보았다. Carroll(2009)은 의료기관에서 발생할 수 있는 리스크의 유형을 6가지로 분류하고 있다. 크게는 임상적 리스크와 비즈니스 리스크의 2가지로 분류되는데, 환자진료과정에서 발생할 수 있는 리스크는 임상적 리스크로 구분하였고, 나머지 5가지 리스크는 인적 자원이나 물적 자원과 관련된 위험을 의미하는 것으로 비스니스 리스크로 구분하였다.

의료관광사업과 관련해서 주의를 기울여야 할 리스크는 아무래도 외국인환자에 대한 진료 리스크와 재정적 리스크라고 할 수 있다. 외국인환자를 치료할 때는 서로 언어가 다르고 질병치료에 대한 신념이나 관점 등이 다르기 때문에 잘못된 의사전달의 위험이 내재되어 있다.

언어가 통하지 않는 상태에서 진료가 이루어진다는 것은 상시적 의료사고 가능성이 내재해 있다고 해야 할 것이다. 그만큼 의료관광사업의 수행에 있어서는 외국인환자를 진료하는 것에 대한 리스크 수위가 매우 높기 때문에 기본적으로 의료관광을 담당해야 할 인력의 외국어 구사능력은 뛰어나야 한다.

재정적 위기도 중요한 리스크 요인이 되는데, 그 이유는 실제로 진료를 마친 병원에서 외국인환자로부터 진료비용을 받지 못하거나 에이전시로부터 비용을 받지 못하여 미수금이 발생하는 경우가 종종 발생한다. 이와 같은 사례는 전형적인 재정적 리스크에 해당한다.〈표 4-10〉

표 4-10 **리스크 유형**

리스크 유형		세부 내용
임상적 리스크	환자진료 리스크	• 의료과실과 의료사고 및 의료분쟁
		• 환자의 임상정보 비밀 누출
		• 다른 환자, 직원으로부터의 학대나 폭력
		• 종교, 국적 등에 준한 차별
		• 환자 개인 물건의 도난이나 손실
		• 환자 위급 시 대처 부실 등
비즈니스 리스크	의료진 리스크	• 의료진과 병원 간 소송
		• 리베이트를 비롯한 도덕적 해이 등
	직원 리스크	• 직업병이나 직업 관련 재해
		• 직원에 대한 차별(인종, 성 차별 등)
		• 성희롱
		• 해고 관련 소송 등
	자산 리스크	• 화재
		• 자연재해 등으로 인한 자산 손실
	재정적 리스크	• 투자 손실
		• 치료비 미수
		• 구매 관련 손실 등
	기타 리스크	• 테러
		• 폐기물 관련 오염

출처 : 진기남(2016), p. 118 참조

2. 리스크관리 시스템

리스크관리는 어떻게 리스크에 미리 대비할 것인가 하는 준비단계로부터 시작해서 리스크가 발생하는 과정에 대한 대응 및 사후 처리의 단계로 나누어진다. 의료기관에서의 리스크관리는 환자의 사망과 같은 의료사고, 직원과 조직의 자산과 관련된 위험을 사전에 확인하고 평가하여, 줄이거나 극복하기 위한 체계적인 노력을 전개해나가는 것을 리스크관리로 볼 수 있다.

Smith와 Wheeler(1992)는 조직에서 재정적인 손실을 최소화하기 위해서 예방 가능한 사고와 손상의 발생을 줄이는 프로그램을 고안하는 활동이 리스크관리라고 하였다.

의료관광을 수행하는 의료기관에서 리스크를 관리해야 할 주체는 의사, 간호사, 진료지원부서와 행정실 등 4개로 볼 수 있다. 그리고 이들 네 주체가 리스크를 대비하기 위해 체계화되어 있다면 그것을 리스크시스템이 구축되었다고 할 수 있다.

리스크관리의 주체들 중 의사는 치료라는 의료전달체계를 확립하는 주체이고, 간호사는 돌봄이라는 환자관리체계 확립의 주체가 된다. 진료지원부서는 진료지원체계 구축의 주체이고, 행정실은 행정지원체계 구축의 주체가 된다.〈표 4-11〉

표 4-11 리스크관리의 주체

리스크관리 주체	관리 내용
의사	의료전달체계 확립
	• 의료과실을 줄이기 위한 노력
	• 응급상황에 대비한 전달체계 확립
	• 환자와의 신뢰관계 형성
	• 의무기록의 정확한 기재와 보존
	• 다른 부서와의 원만한 커뮤니케이션

<table>
<tr><td rowspan="4">간호사</td><td>환자관리체계 확립</td></tr>
<tr><td>• 환자 사고 예방을 위한 환자관리 체크리스트의 준비, 점검</td></tr>
<tr><td>• 업무 내용을 간호차트에 상세히 기록</td></tr>
<tr><td>• 응급상황 발생에 대비한 간호부 내 보고체계 확립</td></tr>
<tr><td rowspan="3">진료지원부서</td><td>진료지원체계 확립</td></tr>
<tr><td>• 응급상황에 대비한 진료지원부 비상연락망 구축</td></tr>
<tr><td>• 의사의 오더에 따른 신속한 검진 및 결과의 피드백</td></tr>
<tr><td rowspan="4">행정실</td><td>행정지원체계 확립</td></tr>
<tr><td>• 응급상황 접수 후 환자 보호자에게 연락, 환자 이송, 보호자에 대응</td></tr>
<tr><td>• 경찰, 보건소, 언론사 등 조사 요구 시 행정실 대응 후 의사, 간호사 등 관련자와 인터뷰 연결</td></tr>
<tr><td>• 원무/행정/보험심사 등 각 팀별 업무혼란이 발생하지 않도록 책임 범위와 역할 분장</td></tr>
</table>

출처: 장경원 등(2008) 참조

3. 리스크관리의 단계

일반적으로 의료기관에서 리스크관리는 5가지 단계로 진행되는데 가장 먼저 리스크를 식별한다. 다음으로는 식별된 리스크를 분석하고 측정하며, 통제하고 관리하게 된다.

첫째, 리스크 식별단계에서는 의료기관에 손실을 야기할 수 있는 리스크가 무엇이 있는지를 파악하는 것이다. 의료분쟁으로 인한 소송이나 법정 외 화해를 통한 손실, 자산 손실, 의료사고나 환자의 사망으로 기관의 이미지 손실 등 다양하다.

리스크를 식별한다는 것은 이처럼 병원에 현재 또는 과거에 손실을 초래한 사건들을 수집하는 것을 의미한다. 이를 위해서는 설문조사, 외국인환자의 불만, 병원신임평가, 과거의 의료사고 조사 등의 방법이 동원된다.

둘째, 리스크 분석은 리스크로 인하여 손실이 발생할 가능성, 손실의 심각성 및 빈도를 분석하는 것이다. 리스크 분석은 주로 조직의 목표에서 벗어난 행동들이 얼마나 이루어지고 있는지, 어떤 부분에서 재정적 손실이 발생할지에 초점을 맞추어 진행된다.

셋째, 리스크 분석이 끝나면 병원 안에 있는 자원들을 동원하여 통제가 가능한 리스크 수준인지 여부를 측정한다. 즉, 조직 내부적으로 통제가 가능한가, 통제할 수 있는 자산을 보유하고 있는가 하는 것을 리스크 측정이라고 한다.

넷째, 리스크 통제는 리스크가 가져올 손실을 예방하거나 줄이는 조치를 취하는 것을 말한다. 리스크 통제에는 주로 5가지 방법이 있다.

1) 위기노출 회피이다. 이것은 손실의 가능성을 제로로 만드는 것이다. 예를 들어, 병원이 산부인과에서 의료사고 위험을 높게 평가해서 해당 진료과를 없애는 것이다.
2) 손실 예방은 직원교육, 정책 변화, 절차 리뷰와 개선 등을 통해서 리스크로 인한 손실을 예방하는 것이다.
3) 손실 감모는 의료사고 시 환자나 가족에 대한 위로 및 사후관리를 통해서 사고의 파장을 최소화하거나, 즉각적인 사고조사를 통해서 후속조치를 취함으로써 손실을 최소화하는 것이다.
4) 손실의 격리는 조직의 업무와 자원을 적절히 배정함으로써 손실 발생 시 조직 전체가 충격을 받지 않도록 하는 것이다. 이를 위해서 분리와 중복이라는 2가지 전략이 있다. 분리는 업무나 자원을 여러 장소에 분산시킴으로써 한 곳에서의 손실이 전체에 파급되는 것을 차단하는 것이다. 중복은 여분의 자원을 비축하거나 대체 물품을 확보함으로써 원재료나 주요 물품에 이상이 발생했을 때

피해를 줄이는 방법이다.

5) 비보험적 전가는 구매 대신 리스를 통해서 장비를 이용하면 사고발생 시 손실을 줄일 수 있다.

다섯째, 리스크관리 단계이다. 여기에서는 각 부서의 담당자들이 원활한 커뮤니케이션이 이루어지고 사후관리를 통해 개선이 이루어지고 있는지를 확인하는 단계이다. 리스크의 관리방안을 선택할 때에는 여러 대안들 중에서 어떤 것이 최선의 방안인지를 선정해야 하는데, 이때에는 각각의 대안이 조직의 목적을 달성하는 데 얼마나 효과적인지를 평가하는 기준을 마련하여 평가해야 한다.

다음으로 리스크관리 방안을 효과적으로 실행하기 위해서는 리스크관리 담당자가 조직 내의 여러 책임자들과 효과적인 커뮤니케이션을 통해서 그들의 적극적인 동참을 이끌어내야 한다.

리스크관리에서 마지막으로는 이미 실행되고 있는 리스크관리 방안들을 적극적으로 모니터하고 평가하는 것이다. 이 과정에는 다양한 부서의 책임자가 공동으로 참여하는 것이 바람직하다. 리스크관리 담당자는 매년 리스크관리 보고서를 작성하여 의료사고나 불만접수건수의 변화, 새로운 프로그램 개발, 보험계약상의 변화 등을 병원 조직 구성원들에게 널리 알리도록 해야 한다.

의료관광과 관련한 정책업무를 담당하고 있는 한국보건산업진흥원은 외국인환자 진료를 둘러싼 의료사고에 대비하기 위하여 외국인환자와 국내의 의료기관 간에 사용해야 할 영문 진료계약서, 수술동의서, 사전의료지시서, 진료기록 열람복사 관련 서식 등 의료기관에서 활용할 수 있는 표준양식을 개발하였다(한국보건산업진흥원 홈페이지 참조, http://medicalkorea.khidi.or.kr/ : 외국인환자 유치 및 소개에 관한 표준협약서).

한편, 다른 나라를 방문해야 하는 의료관광객은 방문 전부터 당연히 경제적, 심리적 리스크를 인식한다. 이에 대하여 진기남(2015)은 의료관광 사업을 수행하는 의료기관에서는 외국인환자의 소비자로서의 리스크 인식에 초점을 맞추고 방문 전 리스크관리, 방문단계에서의 리스크관리, 방문 후 리스크관리 방안을 제시하고 있다.

방문 전 리스크관리 대상 항목으로는 재정적 리스크, 성과 리스크, 신체적 리스크, 사회적 리스크, 심리적 리스크, 시간적 리스크에 대한 관리를 제시하고 있다. 방문단계에서의 재정적 리스크, 성과 리스크, 신체적 리스크, 사회적 리스크, 심리적 리스크, 시간적 리스크 등이 관리되어야 한다는 것이다. 방문 후 관리되어야 할 리스크관리 대상항목으로는 재정적 리스크, 성과 리스크, 신체적 리스크, 사회적 리스크, 심리적 리스크, 시간적 리스크 등을 제시하고 있다.

4. 의료관광 리스크 관리 목적

의료관광 사업은 해외환자를 유치하여 의료 및 관광 서비스를 공급하는 과정으로써 국내환자를 진료하는 것과는 다른 양상에 직면하게 된다. 때문에 의료관광 성공모델에 대한 심도 있는 탐구를 통하여 선진화된 리스크관리 시스템을 구축하고 철저한 관리가 이루어지도록 해야 한다. 이와 같은 리스크관리를 하는 목적을 살펴보면 다음과 같다.

첫째, 한국을 찾아오는 외국인환자들의 서비스 만족도를 높여 국제신뢰도를 향상시킨다. 중국을 비롯한 베트남, 인도, 브라질 등 개발도상국들은 경제력은 지속적으로 커지고 있는데 반해 의료서비스가 빈약하다. 때문에 이들 나라에서 질 높은 의료서비스를 받기를 원하는 계층의 의료관광 서비스 구매는 일정기간 지속적으로 증가할 것으로 예상된다. 이에 부응하여 대만이나 말레시아 같은 나라들도 정부의 주도하에 의료관광사업에 뛰어들고 있다.

한국은 본래 가지고 있는 의료기술이 뛰어나고 한해 20만 명 이상의 의료관광객을 유치하고 있기 때문에 이들에게 질 높은 의료관광 서비스를 제공함으로써 서비스 만족도를 높임으로써 이들의 추가적 공헌을 충분히 얻어낼 수 있다.

둘째, 재정적 손실을 최소화하는 것이다. 리스크를 무릅쓰고 외국인환자를 유치하여 의료관광 서비스를 제공하는 것은 현재보다 더 높은 수익을 누리기 위해서이다. 그런데 불의의 사고로 인하여 국제적 분쟁에 휘말려 그동안 쌓아온 브랜드 명성에 손상을 가져오고 그로 인한 재정적 손실을 입는 경우도 있다.

의료관광 사업은 원천적으로 다양한 리스크를 안고 있다. 언어 소통의 불량으로 인한 의료사고의 위험으로부터 운송으로 인한 비의료상의 원외사고도 예상되기 때문에 이로 인한 의료기관의 재정적 손실이 철저히 예방되도록 해야 한다.

셋째, 의료분쟁을 예방하는 것이다. 법률과 제도가 서로 다르기 때문에 상대국에 대한 철저한 이해가 없으면 의료분쟁이 발생하기 쉽다. 때문에 사전에 의료분쟁의 발생을 예방할 수 있는 리스크관리 차원에서 의료분쟁 예방 매뉴얼을 작성하여 교육하도록 하고 사후관리도 철저히 하도록 해야 한다.

넷째, 국가 및 의료기관 이미지의 추락을 방지하는 것이다. 국제간 의료분쟁은 국가의 개입을 초래하게 되는 차원으로 발전하기도 한다.

예를 들어, 2014년도에 외국인환자 유치업자에게 속아 미용성형술에 1억 원 이상의 비용을 지불한 중국인 환자가 의료사고를 당하는 사건이 발생했다. 이로 인하여 서울 한복판에서 계속 시위를 하고 외교부에 진정을 하는 등 적극적인 피해구제행동을 하는 과정에서 외국 언론기관의 취재가 이루어져 국가 간 문제로 비화되어 병원과 의사가 제제를 받는 사태도 발생했다.

이러한 불미스런 사건이 발생하면 국가는 물론 병원이나 해당 진료과목의 의료진들도 국제적으로 위상이 추락되기도 한다. 이와 같은 일을 사전에 예방할 수 있는 철저한 리스크관리가 필요하다.

제5절 서비스 프로세스의 경쟁적 전략과 핵심역량

서비스 프로세스의 경쟁적 전략은 크게 원가주도(비용우위)와 차별화 프로세스로 구분된다. 따라서 서비스 기업은 자사의 환경과 시장환경을 고려하여 2가지 전략 중에 경쟁적 우위를 가질 수 있는 프로세스에 전략적 초점을 맞추어야 한다. 일반적으로 원가가 낮거나 서비스가 단순하고 표준화에 의한 대량 서비스를 제공하고자 할 때 원가주도전략, 원가가 높거나 서비스가 다양하고 고객화에 의한 소량 서비스를 제공하고자 할 때는 차별화 전략을 선택한다.

표 4-10 서비스 프로세스의 경쟁적 전략

• 낮은 원가 • 서비스기능의 단순화 • 표준화에 의한 대량서비스 제공	• 높은 원가 • 서비스기능의 다양화 • 고객화에 의한 소량 서비스 제공
원가주도 프로세스 ←	→ 차별화 프로세스

I. 저원가 전략 및 프로세스

1) 저원가 전략

저원가 전략(Low-cost strategy)은 기업 또는 사업 단위에서 경쟁기업과 비교가 되는 제품을 효율적으로 설계, 생산, 판매할 수 있는 능력이다. 원가우위를 추구하는 기업들은 고객들에게 경쟁사보다 낮은 가격을 제시하여 결과적으로 높은 시장 점유율을 차지하는데 목표를 두고 있다. 기업이 목표시장을 폭 넓게 설정한다면 저원가 전략은 원가우위에 목표를 두게 되며, 반면에 보다 축소된 시장을 목표로 한다면 저원가 전략은 원가집중에 기반을 두게 된다. 특히 원가집중 전략은 규모가 작고 명확히 정의된 틈새시장을 확보하기 위해 가능한 낮은 가격을 설정해야 한다. 서비스 산업에는 적용시키기 어렵지만, 사업전략 측면의 부분임으로 참고적으로 제시하며 경쟁기업보다 원가측면에서 우위를 차지할 수 있는 원천은 규모의 경제, 생산성의 증가, 기술, 학습과 경험효과를 거둘 수 있다.

① 규모의 경제 : "생산량이 증가함에 따라 제품단위당 비용이나 어떤 활동이 줄어드는 것"을 말하는데 대량생산으로 인해 얻을 수 있는 경제적 이익이 커지는 것을 뜻한다. 대량생산을 통해 생산량이 차츰 증가함에 따라 평균비용곡선이 최적생산규모에 이를 때까지 감소하게 된다. 하지만 최적생산규모를 지나게 되면 오히려 비용이 증가하게 된다.

② 생산성의 증가 : 고객 수요가 증가할수록 공장부지, 종업원, 설비 등 기업의 생산능력을 충분하게 이용할 수 있으며, 고정비용이 여러 단위로 분산되어 단위당 원가가 낮아지게 된다.

③ 기술 : 기업이 발달하는 기술을 원가절감에 이용하면, 초기에는 비용이 증가하나 장기적으로는 원가우위를 달성할 수 있다. 현대에서는 이러한 기술에 뒤떨어지는 것은 바로 경쟁에서 도태된다는 것을 사례에서 알 수 있다.

④ 학습과 경험효과 : 학습효과는 경험적으로 관찰된 모형으로 일명 '경험효과'라고 부른다. 학습효과는 어떤 활동을 반복 할수록, 누적 생산량이 증가되어 단위원가가 감소되는 효과를 말한다. 경쟁전략에서 원가우위의 원천으로 학습곡선을 적용하려면 기업은 경쟁사보다 먼저 학습하여 학습효과를 크게 하여야 하

며 서비스의 종사원 교육과 연관이 있다.

2) 저원가 프로세스

원가주도 프로세스를 실현하기 위해서는 표적고객을 저가격 구매층으로 하고, 고객 서비스를 표준화해야 하며, 서비스 프로세스에서 개인적 요소를 줄여야 한다. 구체적인 전술로는 서비스 프로세스에 기계의 활용이나 고객의 참여 등을 들 수 있다. 물론 원가주도 프로세스의 대가는 고객에게 서비스를 저가로 제공할 것이며 필요한 것이 기계의 활용과 고객참여 유도이다.

(1) 기계의 활용

서비스의 인적 의존도가 높기 때문에 인건비의 비중이 높을 뿐 아니라 빠른 업무처리를 하기에는 능력과 시간적 한계가 있다. 은행의 현금 자동인출기는 창구의 병목현상을 없애 줄 뿐 아니라 직원을 줄일 수 있으며, 은행마감시간 이후에도 서비스를 가능하게 하였다. 또한 보험설계사들은 노트북을 통하여 즉석에서 정보를 제공할 수 있게 된다. 이와 같이 인력을 대체할 수 있는 기계를 활용한다면 원가주도 프로세스를 수월하게 구축할 수 있다.

(2) 고객참여 유도

서비스 프로세스에 고객이 참여할 수 있도록 한다면 원가주도 프로세스를 가능하게 한다. 즉 종업원이 담당할 서비스 프로세스를 고객이 직접 담당하도록 하는 것이다. 맥도날드의 셀프 서비스, 피자헛에서 샐러드의 고객 셀프서비스, 주유소에서 고객이 직접 기름을 셀프로 주유하는 프로세스 등이있으며 고객의 대기시간을 줄여주고 인적 서비스의 공급량도 줄여 인건비 절감을 통한 원가주도 프로세스를 가능하게 한다. 고객참여에 대한 대가로 요금의 할인이나 부가 서비스 등 기회이익을 고객에게 줄 수 있어야 한다. 그러나 고객화 서비스를 원하는 고객은 셀프 서비스에 대한 거부감이 따를 수 있다는 점에서 신중한 검토가 요구된다.

2. 차별화 전략 및 프로세스

1) 차별화 전략

차별화 전략(Differentiation Strategy)이란 제품의 품질과 특징, 사후 서비스 차원에서 구매자에게 유일하고 뛰어난 가치를 제공할 수 있는 능력으로서 서비스 기업에서 경쟁적 우위를 달성하기 위해 사용하기 적합한 전략이다. 또한, 차별화는 넓은 시장에 초점을 맞추고, 고유한 제품 및 서비스 창출과 관련 된다. 전사적 또는 사업부 단위에서 제품에 대한 초과구매력을 가질 수 있다. 광범위한 규모의 차별화는 디자인이나 브랜드의 이미지, 기술, 제품의 특징, 유통망, 고객서비스 등 모든 요소를 조합하여 이용함으로서 달성될 수 있다.

차별화 전략은 소비자가 요구하는 가치에 대한 철저한 이해가 필요하고 소비자의 요구에 맞는 제품과 서비스를 생산할 수 있어야 한다. 차별화 전략의 특징은 다음과 같다.

① 고객들에게 표준화된 제품으로 만족시킬 수 없을 때 적절한 전략이다

② 제품 차별화는 독특한 제품 디자인, 우수한 마케팅 능력과 유통, 고품질의 원자재 사용 등 적용방법은 매우 다양하다

③ 차별화 전략은 복수의 차별화 전략을 확보할 경우, 타 기업과 경쟁우위에 있을 수 있다

④ 다양한 차별화 전략의 요소들을 통합함으로서 경쟁사와의 차별화에 우위에 있을 수 있다

제품차별화의 방법은 학자들마다 약간의 차이가 있지만, 여기에서는 M. E. Porter의 기업 제품 차별화에 대한 방법을 살펴보도록 한다.

차별화 전략의 장점은 고유한 제품 또는 서비스의 독자성을 창출하게 하고, 경쟁으로부터 위협을 최소화 시킨다. 또한 제품 및 서비스의 유일성과 브랜드의 충성도로 인하여 새로운 경쟁자를 방어하며, 브랜드가 고객에게 인기 있는 이유로 강력한 구매자 · 유통자는 위협이 되지 않는다. 하지만 차별화와 브랜드 이미지를 보호하기 위해 요구되는 시장조사, 제품설계, 좋은 품질의 원자재 등을 위해 비용이 소요될 수 있다는 단점을 가지고 있다.

경쟁우위는 경쟁사를 능가하는 제품과 서비스의 포트폴리오를 개발하고 관리하기 위해여 기업이 보유하는 고유한 기술과 자원이다. 효과적인 경쟁수단은 경쟁사가 기업의 상품과 서비스의 포트폴리오를 쉽게 모방하지 못할 때 달성될 수 있다. 경쟁이 아주 심화되고 모방하기 쉬운 호스피텔리티산업 또는 의료산업에서 장기적인 경쟁우위를 달성하는 것은 결코 쉬운 일이 아니다.

표 4-11 **제품차별화 방법**

제품 또는 서비스 속성에 초점을 두는 방법
• 제품의 특징 • 제품의 복잡성 • 제품 도입의 적시성 • 입지
고객과의 관련성에 초점을 두는 방법
• 제품 고객화 • 소비자 마케팅 • 기업평판
기업 내 연관성에 초점을 두는 방법
• 기업 내 기능간의 연계성 • 타 기업과의 연계성 • 제품믹스 • 유통경로 • 서비스와 지원

2) 차별화 프로세스

서비스 프로세스의 차별화 전략은 보다 고객화된 서비스를 창조하는 것인데, 물리적 · 인적 · 시스템적 서비스의 차별화로 나눌 수 있다.

(1) 물리적 서비스의 차별화

고객이 고가를 지불하거나 고가를 지불할 의사가 있을 때는 건물 · 시설 · 인테리어와 같은 물리적 서비스의 차별화를 기대한다. 숙박을 하고자 할 때 여관보다는 호텔을 선택 하였을 때는 고가를 지불하더라도 물리적 서비스의 차별화를 기대하는 것이다. 따라서 고객화 서비스를 위해서는 물리적 서비스의 차별화에 신경을 써야 한다.

(2) 인적서비스의 차별화

인적서비스의 차별화 역시 고객이 고가를 지불할 때 기대되는 요소이다. 식사를 하기 위하여 패스트푸트 레스토랑보다 호텔의 고급 레스토랑을 선택했하였다면 인적 서비스의 차별화를 기대하는 것이다.

(3) 시스템적 서비스의 차별화

커뮤니케이션 수단과 경로 등의 시스템적 서비스 차별화는 고객에게 서비스 등급 수준의 이미지를 형성하는데 중요한 역할을 한다. 즉 기업 이미지 통합작업(Corporate Identity), 광고, 인터넷 정보 서비스의 유무와 내용, 디자인 등으로 서비스 수준을 측정할 수 있는 것이다. 예를 들어 똑같은 수준의 물리적 서비스와 인적 서비스 프로세스를 가지고 있는 두 서비스 기업이 있다고 가정할 때 CI 작업이 잘 되어있고 광고 활동을 하고 있으며, 인터넷 정보 서비스 등의 시스템적 서비스를 갖추고 있는 기업과 그렇지 않은 기업과의 서비스 수준은 차별화 되는 것이다.

3. 서비스기업의 핵심역량

서비스기업의 핵심역량을 〈그림 4-4〉에서 보면 도움이 될 것이다. 모델은 전략선택과 자원분배 간에 중요한 연결을 보여주는 유용한 틀을 제공한다. 모델의 중심에는 고객과 접촉하는 종사자와 고객 사이에 발생하는 거래(transaction)가 있다. 거래는 기업에 의해 개발된 모든 상품과 서비스가 고객 접점 종사자에 의해 고객에게 제공되는 교환과정(exchange process)이라고 말할 수 있다. 성공적으로 수행하기 위해 기업은 모델의 두 번째 직사각형으로 표현된 핵심역량들을 개발해야 한다. 세 번째로 보조역량을 반영한다.

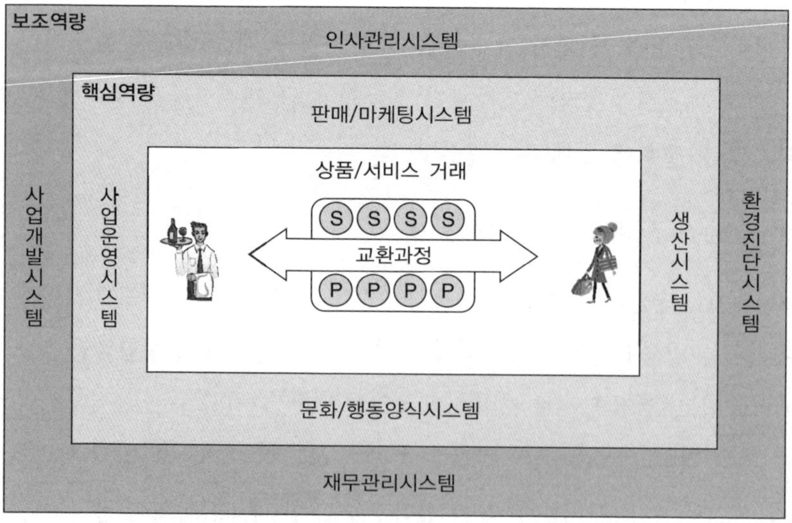

그림 4-4 서비스기업의 역량 모델

서비스기업의 경영자는 상품과 서비스를 전달하기 위한 수단을 창조해야 하며 정확한 시간과 장소에 전달을 위한 탁월한 능력, 핵심통합에 집중화, 성과와 가치의 높은 표준화와 같은 보조역량을 만들어야 한다.

교환과정은 '진실의 순간'이라고말할 수 있다. 고객서비스 종사자와 고객 사이에 발생하는 거래는 복잡한 교환과정이다. 복잡성은 서비스 경험에 본질적으로 내재하는 불확실성과 고객이 찾는 물리적인 상품을 생산하는 데 포함되는 생산 및 기술적인 과정의 결과이다. 거래당사자는 그들이 요구하는 특정한 기대들을 가지고 있는데, 이런 기대들이 어떻게 충족될 것인가는 당사자가 거래에 투입하는 많은 자원과 능력의 기능에 달려 있다. 적절한 실행을 확신하기 위해 서비스기업들은 자신의 자원과 능력을 개발할 수 있지만, 고객들의 자원과 능력을 개발하는 데까지는 영향력을 미칠 수 없다는 점이 기업에게 심각한 과제를 안겨주고 있다.

또한, 거래는 교환과정의 단계가 여러 하부시스템으로 구성되었기 때문에 복잡하다. 단계는 어떤 거래도 쉽게 조합되지 않는 투입, 과정 및 산출과정을 가지고 있다. 거래에 더욱 많은 상품과 서비스가 포함될수록 더욱 많은 시스템이 존재하므로 기업은 복잡성에 직면하게 된다. 이런 상황에서 기업은 상품과 서비스를 원하는 수준으로 완전하게 수행하기 위해서 어떤 역량이 필요한지를 결정하기 위해 반드시 교환과정의 전반적인 측면을 검토해야 한다.

서비스거래에서는 서비스의 무형적인 본질 때문에 경영자에게 더욱 힘든 과제를 제공하고 있다. 그러므로 원하는 수준의 서비스를 생산하기 위해 이용되는 기술들은 반드시 제공되는 서비스의 무형적이고 소멸성을 고려해야 한다. 서비스는 종종 경험으로 지각되는데 기술들은 부정확한 표준과 서비스를 제공받는 대상자마다 이질적인 본질을 반영할 수 있어야 한다. 아주 짧은 판매경로(서비스는 생산과 소비가 동시에 이루어지기 때문에)는 거래에서 신뢰성 있고 일관된 서비스 표준이 필요한 품질통제 측면에서 심각한 과제를 던져주고 있으며 서비스는 종사자와 고객 간의 교환을 포함하기 때문에 기술들은 반드시 정보전달에 따른 불확실성과 거래에 수반되는 직무의 불확실성을 고려해야 한다.

고객과 직원 사이의 교환은 단지 상품과 제공되는 서비스뿐만이 아니다. 그것은 고객과 접하는 직원과 고객을 연결하는 양방향 커뮤니케이션(쌍촉화살)처럼 전체 거래 동안에 발생하는 인간 상호작용의 기능이다. 교환 절차는 교환에 양쪽 부분의 특성을 반영하는 행동적인 구성들이고 거래 주변의 상황 배경 (형식들, 분위기 등)에 의해 영향을 받는다. 교환에서의 양쪽 부분의 행동에 영향을 주는 태도와 지각, 커뮤니케이션 기술, 거래의 필요에 의해 직원들이 하는 정보 분석과 검색, 역할구성과 수행, 각 부분들 사이의 신뢰 개발과 관습들을 포함한다. 이러한 과정은 교환에 참여한 고객의 기대에 부응한 기업문화와 훈련, 프로그램 개발의 반영이다. 비록 절차들과 연계된 역량들을 정확히 파악하기 어렵지만 경쟁우위를 달성시키려면 상호작용이 정확히 평가되어야 하고 수행되어야 한다.

거래의 복잡성에 연관된 불확실성을 줄이기 위해 기업은 핵심역량의 선택에 지혜로운 투자가 되어야 한다. 경쟁요인들은 여러 가지 시스템에 집중한다. 기업의 경영, 문화와 행동, 생산, Sales & Marketing 시스템은 상품과 서비스 생산에 관련한 불확실성으로부터 교환 절차를 완충하는데 도움을 준다. 경영이 해야 할 일은 필수적인 상품과 서비스를 기업에게 전달하기 위해 핵심역량 직사각형 안에 알맞은 시스템을 선택하고 개발시키는 것이며 실행하기 위해 기업이 최고의 자격을 부여받은 개인들을 선택하지 않는 한 실행될 수 없을 것이고 경영의 책임은 필요한 자원들이 가장 가치를 생산하는 경쟁 수단을 확실하게 배분되도록 하게 하는 것이다.

사업운영시스템은 기업이 실행하는 회계, 예산, 기획, 통제, 협력 활동들에 초점을 맞춘다. 또한 경영정보 시스템과 위험감소(부채나 자연재해에 대비하여 보험가입),

합법적인 활동들도 포함한다. 문화와 행동시스템은 기업이 거래에서 일관성이 유지되도록 신의와 가치의 구성을 도와준다. 생산 시스템은 원재료부터 마지막 상품으로 나오기 까지 관련된 기술들을 포함한다. 세일&마케팅 시스템은 고객이 기대하는 상품과 서비스와 메시지에 대한 불확실성을 줄이는 기능이다. 또한 서비스 기업들에서 발견할 수 있는 불확실한 작업흐름의 정도를 제거하도록 도와준다. 이러한 경쟁력들을 개발하는 것은 절대적이고 필수적인 것이며 기업의 경쟁 수단과 잘 구성된 상품과 서비스의 포트폴리오가 효과적으로 전달이 되도록 통합해야 한다.

다음 〈표 4-12〉는 서비스거래 분야에서 핵심역량의 예를 보여주고 있다. 기업의 핵심역량들을 고유한 방법으로 조화하여 경쟁사들이 모방하기 아주 어렵게 하지 않는 한 개별적으로 고려했을 때 핵심역량들은 쉽게 모방이 가능하다. 기업들이 경쟁사보다 효과적으로 여러 역량들을 함께 통합할 수 있는 능력이 없으면, 서비스수준 및 구매가격에 대한 가치에 고객들의 기대가 점점 증가하는 시대에서 장기적인 경쟁우위를 창출하는 것은 모든 기업에게 매우 힘든 목표임을 입증될 것이다.

표 4-12 **서비스거래에 관련된 핵심역량의 예**

거래비용의 효율성	직무자율성의 정도
거래의 속도	서비스표준의 명확성
행동에 대한 교육	거래당 당사자들의 밀도의 정도
의사소통기술에 대한 교육	거래당 자산의 집약도의 정도
종사자에 대한 권한위임의 정도	거래당 필요한 특별기술의 수
능력있는 서비스인력의 확보	서비스전달과정에서 복잡성 감축 정도
서비스문화의 정도	거래당 직무 불확실성 감축 정도
종사자의 태도	거래당 업무흐름 불확실성 감축 정도
서비스마케팅의 유효성	종사자 충성도
서비스성과의 일관성 혹은 신뢰	내부마케팅의 효험
고객의 특별한 욕구에 대한 감수성의 정도	고객의 욕구에 대한 반응성
서비스접근의 편리	고객의 안전 및 보안에 대한 충족

고객충성도 무형성의 정도	서비스전달의 각 단계에서 적절한 서비스 능력 서비스거래에 대한 기술적 지원 (정보기술, 전문가시스템, 인공지능 등)

김인용 이상혁(2014)는 의료기관 핵심역량으로 물적자원, 인적자원, 재무자원, 의료기술자원, 무형자원, 마케팅, 관리혁신, 정보화 역량으로 분류하였다. 첫째, 물적자원 역량으로는 외래환자 및 입원환자를 고려한 충분한 병상규모, 첨단 의료장비와 현대화 된 시설, 의료에 관련된 편의시설과 효율성 제고. 둘째, 인적자원 역량으로는 의료진의 역량으로 지명도, 연구 실적 등, 행정력, 조직 구성원의 만족, 노사관계 등. 셋째, 재원자원 역량으로 자금조달능력, 유동자금 및 재무구조의 건전성. 넷째, 의료기술자원역량으로는 의료기술의 선진화, 내원환자 중 중증질환의 비율, 의료의 질 관리, 신규 의료서비스의 개발 및 도입. 다섯째, 무형자원 역량으로는 의료기관의 지명도, 협력의료기관의 원활한 관계 유지와 접근성, 지역주민과 유대관계 유지. 여섯째, 마케팅 역량으로는 의료기관의 인지도, 고객 욕구 만족 및 적극적 고객유치. 일곱째, 관리혁신 역량으로는 원가관리, 인력의 아웃소싱, 구성들의 동기유발로 성과급제 도입과 경영자의 경영혁신. 마지막으로는 정보화 역량은 의료정보화로 PACS, OCS, EMR, EIS 등 의료 및 경영전략 정보화 능력 등이다.

고객서비스의 예

캐나다의 토론트 근교에 있는 쇼울다이스 병원(Shouldice Hospital)은 고객서비스 연구자가 관심을 갖고 있는 의료기관이다. 그 이유의 하나는 비용 상승에 괴로워하고 있는 기업 중에서 효율의 모범이 되었기 때문이다. 외과환자의 평균입원 일수가 다른 병원은 5일에서 8일인데 비해 여기는 3.5일이다. 겨우 침대수가 89개밖에 되지 않지만 연간 7,500회의 수술을 한다. 의사의 급여는 다른 사립병원보다 낮고 간호사도 다른 병원에 비해 여러 배의 환자를 돌본다. 환자는 다른 사람에게 피해를 주지 않고 스스로의 힘으로 수술실까지 걸어가서 수술을 받고 다시 걸어서 '회복실'로 돌아온다. 그리고 혼자 일반식당에서 식사를 한다.

수지는 다음과 같다. 미국에서는 한 번 입원하는 데 비용이 최저 3,500달러가 들지만, 쇼울다이스에서는 1,200달러가 든다. 그럼에도 불구하고 충분한 이익을 올리고 있다. 1982년부터 1986년에 걸쳐 대부분의 병원은 요금을 올렸음에도 불구하고 적자를 냈지만 쇼울다이스의 이익은 연 6%나 상승했다.

그러면 질이 나쁘다든가 신경을 쓰지 않는다는 것을 의미하는 것일까? 그와는 정반대이다. 같은 병이 치료되기 까지 치료횟수가 병원별로 조사된 데이터를 보면 쇼울다이스의 효율은 다른 병원의 10배 이상이다. 간호사는 환자의 고민을 아주 충분히 들어준다. 환자는 쇼울다이스에서의 경험에 대해 매우 만족해하여 매년 '동창회'를 개최할 정도이다.

토론토의 로열 요크 호텔(Royal York Hotel)에서 개최된 큰 모임에는 '동창회원' 1,500명이 참가했다. 쇼울다이스는 광고를 하지 않는다. 그리고 개인의사로부터 소개를 받고 오는 환자도 적다. 그런데도 미국이나 캐나다 전 지역에서 환자가 병원을 찾아오며 유럽에서조차 매우 많은 환자가 찾아온다.

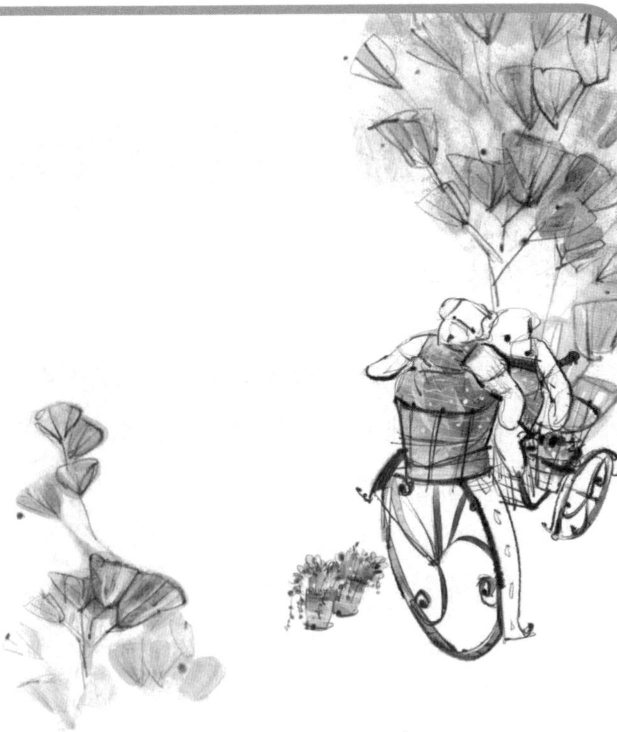

Chapter 05

의료관광 서비스

제1절 서비스의 이해 | 제2절 커뮤니케이션 | 제3절 고객만족 관리

제1절 서비스의 이해

I. 서비스의 개념

서비스 정의에 관한 혼란은 기본적으로 서비스 연구가 본격적으로 이루어진 역사가 다른 학문에 비해 매우 짧기 때문에 겪을 수밖에 없는 어쩔 수 없는 현상이라고 보는 것이 가장 타당할 것이다. 서비스 정의는 비록 소수이기는 하지만 서비스 경제화를 이룩한 선진국들의 학자를 중심으로 1960년대 이후부터 꾸준히 시도해 왔다. 하지만 아직도 모두가 쉽게 인정하는 정의가 존재하지 않을 정도이다.

서비스에 관련된 정의를 보면 이러한 현실을 쉽게 알 수 있다. "서비스 산업이란 전체산업에서 1차 산업과 2차 산업을 제외한 모든 사업이다"라고 정의하여 서비스 또는 서비스산업 전체모습을 쉽게 이해하기 매우 어렵다. 물론 서비스의 공통적인 속성을 파악하여 서비스의 모습을 정확히 기술하고자 하는 시도도 있었다. 서비스에 관한 정의를 종합하여 다음과 같이 정리하였다.

무형성, 소멸성, 이질성, 생산 · 소비의 동시성 등과 같은 서비스의 고유특성들을 나름대로 통합하여 하나의 개념으로 일반화시키려는 시도라고 할 수 있다.

서비스 및 서비스산업에 대한 개념정립의 혼란은 서비스연구에 있어서 상당한 장애요인으로 지적되었다. 서비스 연구에 있어서 기초라 할 수 있는 서비스의 정확한 모습을 제대로 이해하지 못하면서 다른 서비스 관련분야에 대한 연구를 진행시킨다는 것 자체가 대단히 비논리적이기 때문이다. 이외에도 부실한 기초 위에서 진행된 서비스연구는 학문적으로 상당한 오류를 가져 올 가능성이 높다는 문제를 지니고 있다.

표 5-1 서비스의 정의

학자	정의
AMA(1960)	판매를 목적으로 제공되거나 혹은 제품판매에 수반하여 제공되는 행위 · 편익 · 만족이다
Judd(1964)	기업 또는 기업가의 시장거래대상으로 유형재의 소유권 이전이 발생되지 않는 모든 것
Bessom(1970)	가치 있는 편익이나 만족을 주는 판매를 위해 제공된 모든 행위, 즉 소비자가 스스로 수행할 수 없거나 수행하지 않기를 선택한 바를 의미함
Blois(1974)	제품의 형태에 물리적 변화를 초래하지 않으며, 편익과 만족을 산출하는 판매를 위해 제공된 행위
Rathmell(1974)	시장에서 구매 · 판매되는 모든 무형적인 제품
Hill(1979)	경제주체의 경제활동에 의하여 타 경제주체 및 소유물의 상태를 변화시키는 행위
Weinrauch & Piland(1979)	물리적 · 유형적 상품이 관련되지 않는 판매행위
Uhl & Upah(1983)	교환거래로부터 발생하는 다른 경제주체에 의해 수행되는 과업(행위) 혹은 다른 경제주체로의 소유권 이전이 없는 사용을 위한 설비 · 제품 · 행위의 제공으로서 그것은 무형성을 가지고 저장되거나 수송될 수 없는 것이다
Riddle(1986)	서비스 수혜자를 위하여 또는 수혜자에 있어서 일종의 변화를 가져오는 시간 · 장소 · 형태의 효용을 제공하는 경제활동
Kotler & Amstrong(1989)	상대방에게 제공될 수 있는 행위 또는 효익을 의미하고, 기본적으로 무형적이며, 소유권 이전이 불가능하고, 유형재와 결부되는 경우도 있다.

서비스를 쉽게 이해하기 위해서는 제조업과 서비스산업의 비교를 필요로 한다. 제조업은 원재료를 가지고 다양한 변환활동을 수행하여 제품을 생산한다. 가구기업이라는 제조업에서는 원목을 대상으로 다양한 변환활동을 통하여 최종적으로 소파와

의자 또는 식탁 등을 만드는 것이다. 하지만 서비스 산업은 제조업과 달리 자연자원에서 채취한 원재료를 대상으로 하지 않고 사람 · 제품 · 정보를 주로 변환대상으로 하는 것이다. 교육서비스의 경우 교육소비자인 학생이 바로 제조업의 원재료 역할을 하는 것이다. 병원의 경우는 아픈 환자이며, 회계 법인에서는 가공되지 않은 기업의 수없이 많은 회계정보가, 자동차 수리 센터에서는 고장으로 움직이지 않는 자동차가 바로 서비스산업의 변환대상인 것이다.

결국 서비스산업이란 제조업과 같이 원재료를 변화시켜 제품을 생산하고 소비자에게 판매하는 산업이 아니라 사람과 제품 또는 정보를 변화시켜주는 활동을 수행하는 산업인 것이다. 따라서 서비스는 사람과 제품 또는 정보를 변환하는 활동이라고 정의할 수 있다.

2. 서비스 생산과정

생산이란 제조업의 행동원리에 주로 관심이 많은 경영학의 생산관리 분야에서 빈번히 사용되는 용어로서 일반적으로 투입요소 또는 생산요소를 바라보면 경제적 가치가 부가된 산출로 변환시키는 활동이라고 정의되고 있다. 즉, 생산이란 기업이 이용 가능한 자원, 인간 · 원자재 · 기계설비 · 에너지 · 정보 등의 생산요소를 활용하여 하나의 완성된 제품으로 변화시키는 활동인 것이다.

서비스생산은 앞서 언급된 제품생산과 개념적으로 동일하다. 따라서 서비스생산도 제품생산과 같이 투입과 생산 공정 및 산출의 3단계로 구성되어 있으며 내용은 다음과 같이 여러 측면에서 매우 다르다.

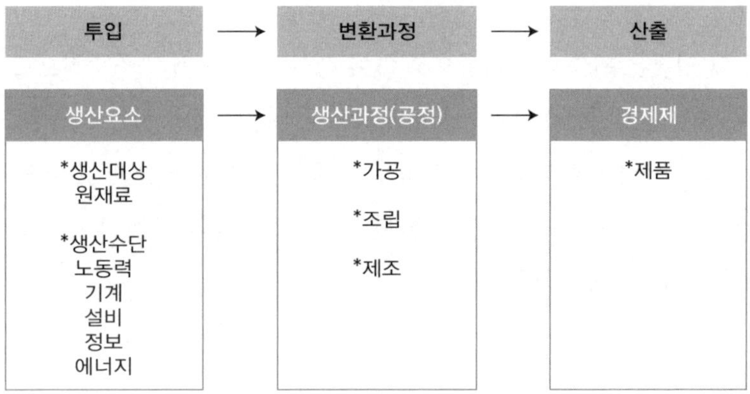

그림 5-1 **제조업생산의 일반과정**

1) 투입

제조업의 투입과 서비스기업의 투입을 구분할 수 있는 가장 큰 특징은 앞서 언급된 바와 같이 생산요소를 구성하는 생산대상이 다르다는 점이다. 제조업의 경우 생산대상이 원자재인 반면에, 서비스기업의 경우는 생산대상 변환대상이 사람 · 제품 · 정보의 세 가지로 분류된다.

① 사람

서비스생산에서 중요한 생산대상이 되는 것은 사람이며 고객을 의미한다. 고객들은 자기 자신이 이동하기, 즐거운 시간을 보내기, 편히 쉬고 잠자기, 지적 욕구를 충족시키기, 타인에게 매력적으로 보이기, 건강해지기를 원한다. 이러한 다양한 욕구를 가진 고객들은 자신의 욕구를 충분히 만족시킬 것으로 판단되는 특정 서비스기업을 선택한다.

② 제품

제조업의 생산은 원자재를 대상으로 하여 생산 공정을 거쳐 최종적으로 부가가치가 향상된 제품을 산출하는 반면, 서비스생산의 투입단계에 있는 제품은 기존에 생산된 제품에 추가적으로 다양한 가치 또는 효용을 부가하기 위한 것이다. 기존의 제품에 다양한 가치 또는 효용을 부가한다는 의미는 제품의 이동, 보관, 성능의 향상, 수리, 세탁 등과 밀접한 관련이 있다.

③ 정보

투입단계에서 정보란 제조업에서의 원재료와 같이 변환대상이 되는 것을 의미한다. 여기서 정보는 소비자들의 욕구에 부응할 수 있도록 적절히 처리된 정보(Information)가 아니라 가공되지 않은 정보(Raw data)를 말한다.

2) 생산 공정

서비스생산에서 사람 · 제품 · 정보와 같은 생산대상이 일단 투입되면 서비스기업들은 일정한 생산 공정을 갖추고 이에 대한 변환활동을 수행한다. 서비스기업은 생산 공정은 제조업과 달리 생산대상을 기준으로 하여 다음과 같이 사람가공 · 제품가공 · 정보가공으로 분류되고 있다.

① 사람가공

고객을 변환시키는 생산 공정을 의미한다. 서비스기업은 투입단계의 고객을 대상으로 일정한 생산 공정을 거쳐 다른 상태로, 즉 고객이 원하는 상태로 변화시킨다. 아픈 고객 환자대상으로 의사나 간호사의 직함을 가진 서비스 생산자들은 다양한 생산수단을 활용하여 환자의 병을 치유한다. 병원 · 호텔 · 식당 · 여객운송 · 연예 등 다수의 서비스기업들이 고객을 대상으로 생산 공정을 소유하고 있다.

② 제품가공

제품을 생산대상으로 생산 공정을 지칭하는 제품가공이란 제조업에서 생산된 제품에 추가적 가치 또는 효용을 부가하여 기존의 제품을 다른 상태로 변환시키는 과정을 의미한다.

③ 정보가공

생산 공정은 가공되지 않는 정보를 고객의 다양한 욕구에 맞도록 가공하는 과정을 말한다. 대표적인 것이 회계사, 변호사, 경영 컨설턴트이다.

3) 산출

투입된 사람 · 제품 · 정보가 서비스기업의 일정한 생산 공정을 경유하면서 변환과정을 겪게 되면 최종적으로 생산 활동의 마지막 단계에 이르게 된다. 산출단계의 사람 · 제품 · 정보는 다음과 같이 투입단계와는 다른 상태로 변환된다.

① 사람

산출단계에서의 사람, 즉 고객은 투입단계와 동일한 고객이다. 그러나 특정생산 공정을 거치면서 투입단계와는 달리 정신적 또는 육체적으로 다른 모습으로 변화된 고객인 것이다. 의료 서비스를 구매한 고객들은 신체적 또는 정신적으로 건강한 사람으로 변환되며, 교육서비스를 구매한 고객들은 과거보다 지적수준이 높은 사람으로 변환된다.

② 제품

제조업에서 생산된 기존의 제품들이 서비스기업에 투입되면 일정한 생산 공정을 거쳐 다른 상태로 최종 변환된다. 생산 공정에서 출하된 제품이 고객들이 접근하기 용이하도록 이동 보관되어 부가적인 가치를 지닌 제품으로 변환되기도 하며, 고장이

나서 멈춰선 자동차가 기능을 발휘하는 자동차로 변환되기도 한다.

③ 정보

가공되지 않은 정보도 산출단계에 이르면 다른 상태로 변환된다. 산출단계의 정보는 소비자들의 다양한 욕구에 적합하도록 가공된 정보를 의미한다. 기업에 존재하는 정리되지 않은 회계정보를 가공하여 산출단계에서는 내부 또는 외부의 이해관계자들이 유용하게 활용할 수 있는 재무제표로 변환되고, 법전과 수많은 판례들은 변호사에 의해 소송의뢰인이 법정에서 승소할 수 있도록 가공된 유용한 정보로 변환되며, 가공되지 않는 정보들이 고객이 원하는 유용한 데이터베이스로 변환된다.

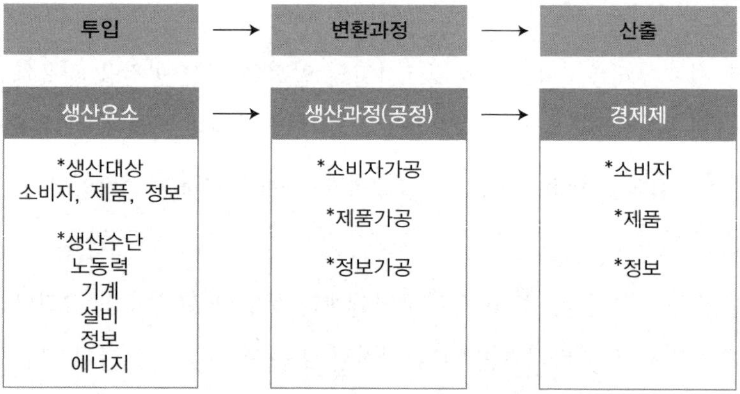

그림 5-2 서비스업 생산의 일반과정

3. 서비스 인카운터

1) 서비스 인카운터의 개념

서비스접점이라고도 할 수 있는 서비스 인카운터(Service encounter)란 용어를 해석하면 고객과 서비스와의 만남 또는 서비스와의 조우 또는 접촉으로 해석할 수 있다. 서비스를 연구하는 학자들 사이에서는 대체적으로 서비스 인카운터를 두 가지로 정의하고 있다. 첫 번째는 광의의 개념으로 '고객이 직접적으로 특성 서비스와 상호작용하는 시간'으로 서비스 생산과정에서 고객이 접촉하게 되는 서비스기업의 모든 요소를 포함시키는 개념이다. 두 번째는 협의의 개념으로 '고객과 서비스 생산자 사이의 2분적(Dyadic) 상호작용'으로 정의하고 있다. 서비스 생산과정에서 고객과 빈번히 접촉하는 일선근로자(First line employee)라고 하는 대인적 요소와의 접촉으로 제한하고 있다. 개별 서비스 인카운터들의 성공적 관리는 서비스 생산 공정의 운영에 매우 중요하다. 왜냐하면 생산 공정에 참여하는 고객들은 서비스 인카운터에서의 경험을 기준으로 전체 서비스를 평가하는 경향이 많기 때문이다.

서비스 변환활동은 다수의 서비스 인카운터들로 구성되어 있다. 특히 사람, 즉 고객을 생산대상으로 하는 외식 · 호텔 · 항공운송 · 의료 · 교육 등과 같은 서비스기업일수록 서비스 인카운터의 빈도는 높아진다.

2) 서비스 인카운터의 분류

(1) 대인 서비스 인카운터(Person-to-person Service Encounter)

서비스 생산자와 고객, 즉 사람과 사람의 직접 접촉이 발생하는 서비스 인카운터를 의미한다. 서비스 인카운터 연구는 고객과 서비스 생산자가 접촉하는, 즉 대인 서비스 인카운터에 많은 관심을 갖고 있었다.

서비스기업들은 서비스 생산 공정설계에 있어서 최근 빠르게 발전하고 있는 첨단 기술을 적극 활용하고 있는 추세이며 고객들은 다음과 같은 형태의 서비스 인카운터들을 점점 더 많이 경험하게 된다.

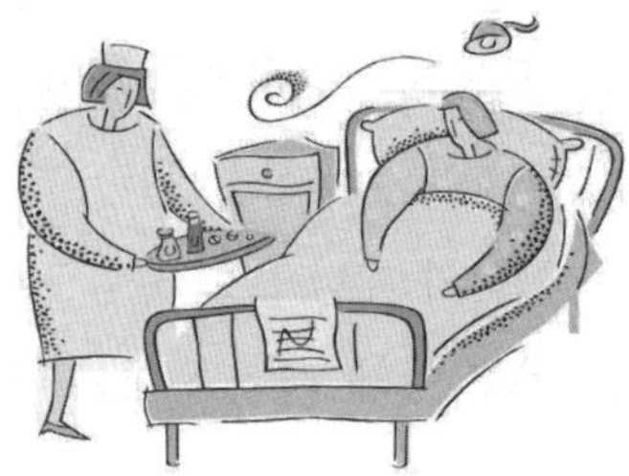

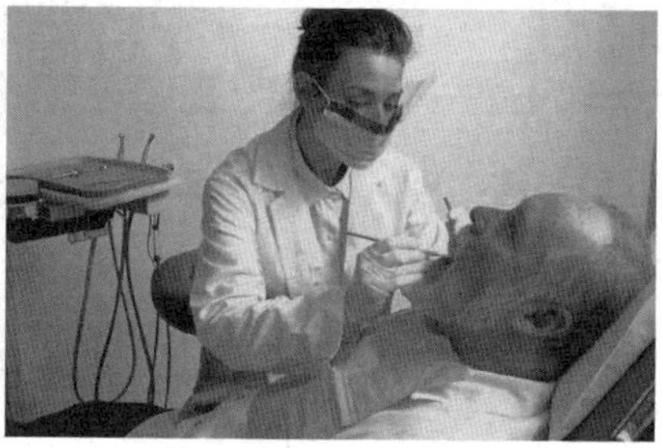

(2) 음성 서비스 인카운터(Voice-to-voice Service Encounter)

고객과 서비스 생산자가 직접 접촉하지 않고 음성을 매개로 하여 서로 접촉하는 순간을 의미한다. 호텔 객실예약, 레스토랑 좌석예약, 항공좌석 예약 등이 대표적인 음성 서비스 인카운터의 예이다. 이러한 추세는 많이 변화되고 있으며 콜센터(Call center), 콜뱅킹 시스템(Call banking system)의 도입 등이 대표적이다.

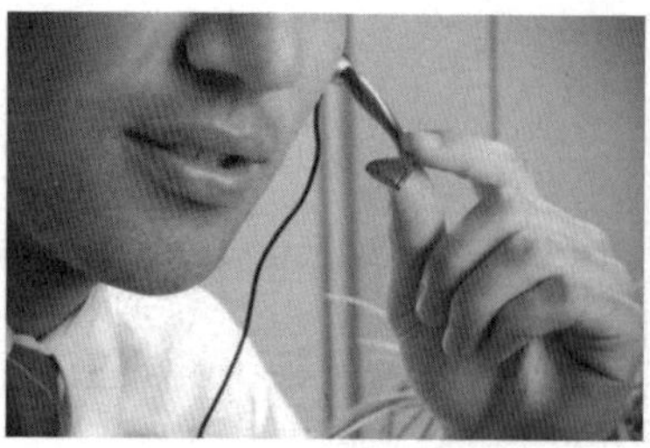

(3) 기술근간 서비스 인카운터(Technology based Service Encounter)

서비스기업과 고객이 상호작용에서 인적요소가 완전히 배제된 형태의 서비스 인카운터를 의미한다. 서비스 기업의 인터넷 홈페이지, 은행의 자동입출금기(ATM), 호텔의 객실 서비스에 있어서 비디오 체크아웃 시스템 등이 있다. 최근 급격히 발전되고 있는 정보기술은 서비스 변환활동은 사람에 의존해야 한다는 과거 서비스기업들의 진부한 사고방식을 매우 빠르게 바꿔나가는 중이다.

서비스 기업들의 기술근간 서비스 인카운터에 대한 의존도는 향후 지속적으로 증가될 전망이다. 왜냐하면 서비스기업이 서비스 생산 공정에서 첨단정보기술을 적용하여 인적 요소를 배제하게 되면 비용절감뿐 아니라 서비스 질의 일관성 유지가 가능하기 때문이다. 더욱 중요한 사실은 기술근간 서비스 인카운터가 지니고 있는 편의성 및 기타 여러 긍정적인 요인들 때문에 고객들이 기술근간 서비스 인카운터에 긍정적인 영향을 보이고 있는 점이다.

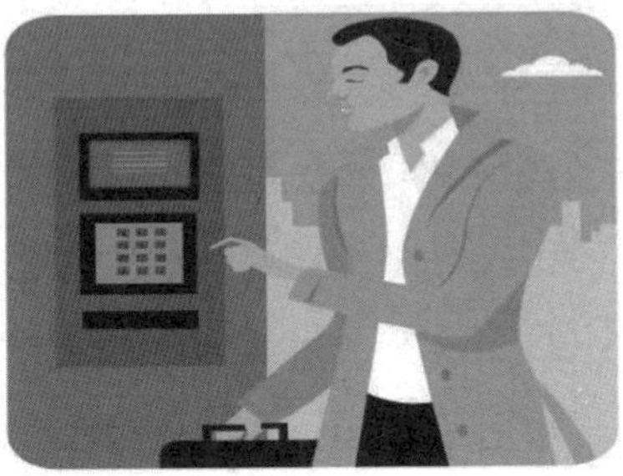

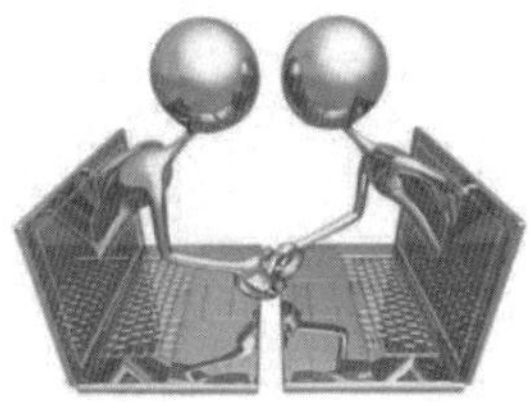

3) 서비스 인카운터의 주요 구성 요소

(1) 물적 요소

서비스기업들은 사람 · 제품 · 정보를 대상으로 변환활동을 수행하는데 기계 · 설비 · 도구 등과 같은 다양한 형태의 물적 요소에 의존한다. 따라서 물적 요소란 서비스 생산 공정에서 활용되는 물질적 요소들을 의미한다. 호텔의 객실 및 그 공간 내에 존재하는 침대 · 의자 · TV등과 같은 다양한 기구들, 병원의 병실 및 CT 촬영기 등과 같은 다양한 의료설비 · 시설 등이 대표적인 물적 요소라고 할 수 있다.

물적 요소는 기능적 요소와 환경적 요소로 구분한다.

① 기능적 요소 : 고객들이 인카운터상에서 접촉하게 되는 물적 요소의 하나로서 주로 물적 요소에서 기능적 측면이 중시되는 부분을 의미한다. 호텔의 상하수도 시설, 냉난방시설, 엘리베이터 등과 같은 물적 요소들은 물적 요소의 원활한 기능적 작동이 매우 중요하다. 의사들은 진료과정에서 병원은 다양한 기능적 요소들을 활용하고 있다. 즉 변환과정에서 청진기, X-ray검사기, 내시경 등 다양한 의료장비 · 시설들이 구매한지 오래되어서 성능이 많이 떨어지거나 고장이 나서 제대로 작동을 하지 않으면 서비스 생산자인 의사는 환자의 병명을 정확히 진단하는데 어려움을 겪을 것이다. 기능적 요소의 수준은 서비스 인카운터뿐 아니라 전체 서비스의 질적 수준을 좌우할 정도로 중요하다.

② 환경적 요소 : 물적 요소의 기능측면보다는 외형적 모양이 중요시되는 부분을 의미한다. 다른 용어로 미적 요소로도 불리는데. 물적 요소의 아름다움과 밀접한 관련이 있으며 인테리어 디자인으로 서비스 생산현장의 특정한 분위기의 연출에 있다.

(2) 인적 요소

서비스 인카운터를 구성하는 매우 중요한 요소로 서비스생산의 일선에서 근무하는 서비스생산자를 지칭한다. 고객들은 서비스 생산과정에서 다양한 서비스 생산자와 접촉하게 된다. 서비스 생산자라는 요소는 물적 요소 이상으로 서비스 인카운터 및 서비스 질 그리고 고객만족을 좌우하는 핵심적인 역할을 한다.

의료 소비자는 병원 직원 또는 의료진의 태도, 지식, 인간관계 등을 기준으로 서비스 가치를 판단하게 된다. 병원 관계자와 상호작용 하는 가운데 비전문적으로 행동하거나, 부정확한 정보를 제공하거나, 기대에 미치지 못하거나, 자기를 무시하는 처사로 받아들인다면 병원 전체 서비스 경험에서 만족치 못한 결과를 올 수 있기 때문에 그 중요성이 크다.

인적 요소도 물적 요소와 유사하게 다음과 같이 기능적 요소와 인간관계적 요소로 구분될 수 있다.

① 기능적 요소 : 서비스 생산자는 서비스기업으로부터 다양한 직책과 그에 상응하는 직무를 부여받은 사람을 의미한다. 병원에서 의사의 직책을 가진 서비스 생산자는 환자의 진료 직무를, 간호사의 직책을 가진 서비스 생산자는 의사의 진료보조 직무를, 약사의 직책을 가진 서비스 생산자는 처방전에 따른 약품의 조제 직무를, 행정요원의 직책을 가진 서비스 생산자들은 병원의 다양한 행정 관련 직무를 부여받아 자신의 직무를 수행한다. 기능적 요소란 바로 개별 서비스 생산자가 자신에게 부여된 직무를 성공적으로 수행할 수 있는 능력을 의미한다.

② 인간관계적 요소 : 서비스 생산자와 고객의 접촉은 일종의 사람과 사람의 접촉이기 때문에 어떤 형태이던지 자연스럽게 인간관계가 형성된다. 인간관계적 요

소란 바로 서비스 생산자와 고객 사이의 인간관계적 측면을 의미한다. 서비스 기업의 경영에 있어서 인간관계적 요소는 소비자 만족을 좌우하는 매우 중요한 요소이기 때문에 서비스 연구자들에게 많은 관심을 끌고 있다.

제2절 커뮤니케이션(Communication)

I. 커뮤니케이션 개념

커뮤니케이션 학회지(Journal of Communication)에 실린 인간 커뮤니케이션에 관한 정의를 살펴보더라도 커뮤니케이션이란 현상이 복잡할 뿐 아니라 그 뜻도 매우 다양함을 알 수 있다. 현재 전문 학술지에 실린 커뮤니케이션에 대한 정의가 15개 이상이 존재할 정도로 커뮤니케이션 현상에 대한 개념정립은 학자들 사이에서도 아직 어떤 합의점을 차지 못하고 있다. 기존의 커뮤니케이션에 대한 다양한 정의를 정리하면 다음과 같이 구조적 관점과 기능적 관점 및 의도적 관점으로 나누어 볼 수 있다.

(1) 구조적 관점

커뮤니케이션을 정보 또는 메시지의 단순한 송 · 수신 과정으로 보고, 그 구조 자체 즉 송신자 · 메시지 · 수신자에 비중을 주는 견해이다. 이러한 관점에서 커뮤니케이션을 정의하면, 커뮤니케이션이란 메시지를 보내고 받는 과정이라고 할 수 있다. 정보가 어떤 경로를 통해서 흐르며, 어떻게 하면 그것을 신속 · 정확하게 한 곳에서 다른 곳으로 보낼 수 있느냐 하는 기술적 문제에 많은 관심을 가지고 있다.

(2) 기능적 관점

커뮤니케이션을 인간들의 기호사용행동 자체를 보고 기호화 및 해독(Encoding-decoding)과정에 중점을 두는 견해이다. 어떻게 사람들이 기호를 사용해서 서로 의미를 공유하느냐 하는 기능적 측면에 중점을 두고 있으며 인간의 기호사용행동과 기호 해독과정, 즉 의미적 문제에 많은 관심을 가지고 있다.

(3) 의도적 관점

커뮤니케이션이란 사람이 다른 사람에게 영향을 미치기 위하여 의도적으로 계획된 행동이라는 것이다. 다시 말해서 개인이 다른 사람들의 행동을 변화시키기 위하여 자극을 보내는 과정이라는 것을 의미한다. 결국 의도적 관점은 커뮤니케이션의 효과를 중요시한다고 볼 수 있다.

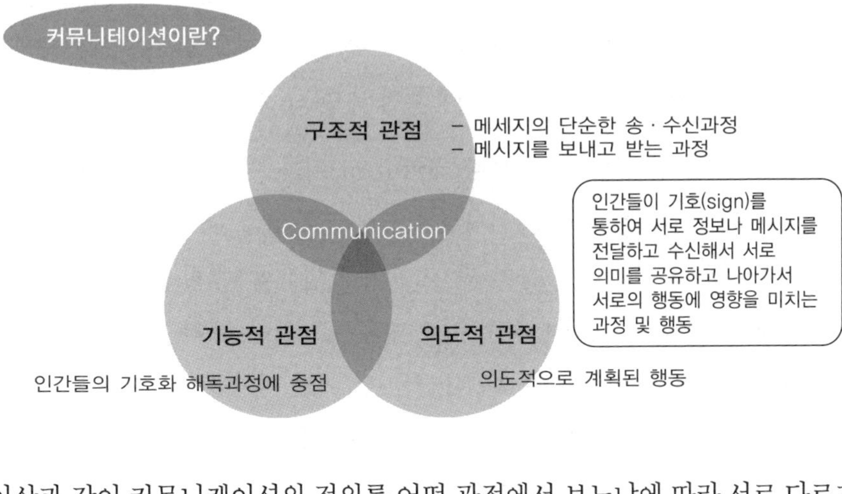

이상과 같이 커뮤니케이션의 정의를 어떤 관점에서 보느냐에 따라 서로 다르게 나타나고 있다. 이와 같은 관점들은 커뮤니케이션 현상의 어떤 영역에 중점을 두느냐

하는데서 오는 것 일뿐 커뮤니케이션을 근본적으로 다르게 보는 것은 아니다. 따라서 이러한 관점들을 통합하여 커뮤니케이션을 "인간들이 서로 정보나 메시지를 전달하고 수신해서(구조적 관점) 의미를 공유하며(기능적 관점), 나아가서는 서로의 행동에 변화를 유발시키는(의도적 관점) 모든 행동"이라고 할 수 있다.

2. 커뮤니케이션의 주요 수단

(1) 언어 메시지의 개념

언어란 인간과 동물을 뚜렷이 구분할 수 있게 해주는 인간의 소중한 창조물이라고도 한다. 흔히 인간을 가장 인간답게 만드는 것이 인간이 언어를 창조하고 활용할 줄 아는 능력을 지녔기 때문이라고 할 정도로 언어는 인간에게 매우 소중한 도구인 것이다. 이와 같이 언어는 인간과 동물을 뚜렷이 구분할 수 있게 해 주는 소중한 창조물로서 일반적으로 인간이 만들어낸 일종의 상징체계라고 할 수 있다. 구체적으로 언어는 다음과 같이 상징적 측면, 화용론적 측면, 구문론적 측면을 지니고 있다.

① 상징적 측면 : 언어는 일종의 상징(Symbol)이다. 여기서 상징이란 어떤 대상을 표현하기 위하여 사람들이 서로 합의한 문자 또는 소리를 말한다. 예를 들어 사람들은 '코끼리'라는 문자 및 그 문자를 발음할 때 발생하는 소리가 특정 동물을 가리킨다는 것에 대하여 서로 합의하고 있다. 이와 같이 상징으로서의 언어는 매우 단순한 것으로 보인다. 하지만 어떤 의미를 만들어내기 위해서는 상징으로서의 언어를 활용한다는 것은 매우 복잡하여 때로는 사람들 사이에 오해를 낳기도 한다. 왜냐하면 상징이란 자의적이고, 추상적이며, 외연적 의미와 감정적 의미를 지니고 있기 때문이다.

② 화용적 측면 : 언어란 일정한 목적을 달성하기 위하여 사용된다. 즉 언어란 인간 커뮤니케이션에 있어서 화용적(Pragmatic) 또는 실용적 기능을 지니고 있다는 것이다. 주로 사람들은 자신의 생각을 표현하기 위하여, 관계를 규정하기 위하여 언어를 사용한다. 언어란 주로 이러한 목적을 동시에 달성하기 위하여 사용된다.

③ 구문론적 측면 : 언어의 구성요소들을 하나의 의미 있는 문장으로 구조화하는가에 관련된 규칙을 주로 연구하는 분야이다. 언어도 구문론적 관점에서 보면 하나의 체계로 구성되어 있다. 구문론적 관점에서 보면 이와 같이 단어나 형태소들이 서로 결합되어 하나의 문장을 형성하게 된다. 하지만, 언어 커뮤니케이션의 장애요인도 존재한다.

① 양극화 현상 : 언어가 '좋다-나쁘다', '긍정적이다-부정적이다', '건강하다-아프다', '똑똑하다-어리석다' 등과 같이 세상을 극단적인 방식으로 볼 뿐 아니라 극단적으로 묘사하려는 경향이 많다는 것이다. 언어의 양극화 현상은 심각하다. 실제로 양극단을 표현하는 언어는 풍부하나 그 양극단 사이에 들어 갈 언어는 의외로 빈약하다. 예를 들어 '좋다-나쁘다'라는 말 사이에 들어 갈 적합한 단어를 찾는 것은 결코 쉬운 일이 아닐 것이다. 특히 양극화된 표현이 적절치 않은 상황에서 이런 표현이 활용되면 사람 · 사물 · 사건 등을 정확히 표현하는 데 문제가 발생된다.

② 언어의 연상적 정향 : 사람과 사물 또는 사건을 그 자체로 보기보다는 그들이 말해지고 이름 지어진 방식으로 보려는 경향을 말한다. 이와 반대로 사실적 정향은 사람과 사물 또는 사건을 이름 지어진 것보다는 실물 그 자체로 보려는 경향을 의미한다. 이는 철수라는 사람을 만났을 때 주변사람들이 철수를 부르는 호칭에 구애받지 않고 그가 하는 말이나 행동만을 가지고 평가하는 것

을 말한다.

③ 사실과 추론의 혼동 : 사람들은 언어 메시지를 주고 받을 때 그 메시지가 사실에 근거한 것인지, 혹은 추측에 근거한 것인지 잘 구분하지 못하는 경향이 많다. 그러나 두 메시지 사이에는 큰 차이가 있다. 이러한 결과로서 추측이나 의견과 같은 추론을 사실에 근거한 메시지로 처리하게 될 때 오해가 발생하게 된다.

④ '모두 다' 현상 : 사람들의 대화를 관찰하면 마치 어떤 것에 대해 모두 아는 것처럼 이야기 하는 경향이 많다. 왜냐하면 사람들은 세상의 어떤 현상을 완벽히 알지 못하지만 마치 전부를 경험한 것 같이 이야기하기 때문이다. 이것은 3명의 장님이 코끼리를 만져보고 나름대로 동물에 대한 결론을 내리는 것과 같다.

⑤ 비차별성 : 비차별성이란 비슷하지만 서로 다른 사람 · 대상 · 사건 등을 구분하지 못하는 것을 의미한다. 비차별성은 사람들이 어떤 사람 · 대상 · 사건 등을 볼 때 모든 것이 독특하여 개별적으로 취급해야함에도 불구하고 어떤 범주로 보는 것이다. 이러한 용어는 국적 · 인종 · 성 등에 근거한 고정관념을 가지게 하는 원인이 되기도 한다.

(2) 비언어 메시지

바디 랭귀지(Body language) 또는 신체언어로 더 알려져 있는 비언어 메시지는 언어 메시지와 더불어 대인 커뮤니케이션을 가능케 하는 주요 구성요소 중의 하나이다. 사람들은 타인과 대인 커뮤니케이션을 수행하면서 언어와 더불어 비언어를 의미전달의 중요한 수단으로 상당히 많이 의존한다. 이와 같이 비언어 메시지란 대인 커뮤니케이션에서 언어를 제외하고 얼굴표정, 제스처, 몸의 움직임 등과 같이 의사전달기능을 갖고 있는 모든 인간의 행동을 의미한다.

비언어의 일반적 성격을 간단히 살펴보면, 다음과 같다.

① 비언어는 언어보다 더 오래된 대인 커뮤니케이션 수단이다.

② 비언어는 언어보다 더 신뢰할 수 있는 메시지이다.

③ 비언어는 언어보다 감정적 측면에서 더 풍부하고 강력한 표현력을 가지고 있다고 평가되고 있다.

④ 비언어는 언어보다 훨씬 더 세계적으로 통용될 수 있는 훌륭한 커뮤니케이션 수단이다 .

언어 커뮤니케이션의 장애요인	
양극화 현상	좋다, 나쁘다 등의 극단적인 묘사, 양자택일의 오류 혹은 흑백의 오류라 부른다. 사람들은 양근단의 사이에 존재하나 이를 표현하는 언어는 빈약, 표현에 문제 발생
언어의 연상적 정향	사람과 사물 또는 사건을 그 자체로 보기보다는 그들이 말해지고 이름 지어진 방식으로 보려는 경향 사실적 정향과 반대의미 예) 최고급 아일랜드산 린넨 하나에 50센트
사실과 추론의 혼동	사실에 근거한 것인지 추론에 근거한 것인지 구분 못하는 경향
'모두다 현상'	마치 모든 것에 대해 다 아는 것처럼 이야기 하는 경향, 완벽히 아는 것을 불가능하다. 다만 한부분일 뿐이다.
비 차별성	비슷하지만 서로 다른 사람, 대상, 사건을 구분하지 못하는것

언어 메시지의 활용

규칙이론적 접근

사람들이 언어를 활용함에 있어서 어떤 규칙이 존재할 것이며 이 규칙을 찾게 되면 대화의 의미를 정확히 밝힐 수 있다.

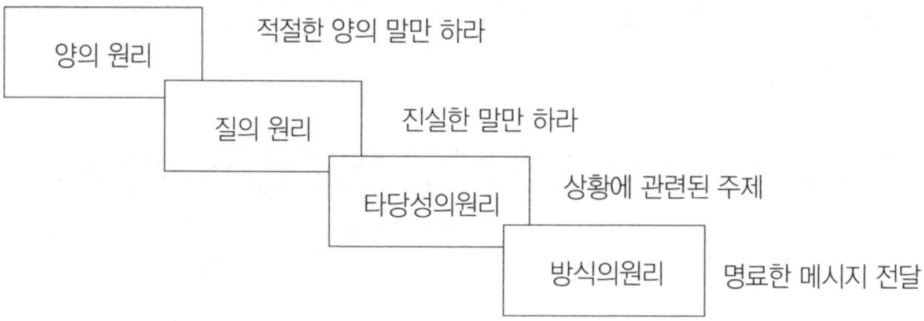

비언어의 종류는 다음과 같다.

① 외모 : 인간의 외모란 신체의 특징을 감추거나 돋보이게 하는 다양한 의상 및 장식물 등이 복합적으로 작용하여 생성되는 이미지를 말한다. 외모에 관련된 연구에 의하면 커뮤니케이션 기능을 가진 신체적 특성에는 신체모양, 키, 체중, 머리카락 색 및 길이, 의상 등이 대표적이다.

② 얼굴표정 : 인간은 보편적으로 얼굴표정을 통하여 6가지 기본적인 감정을 전달한다고 한다. 서양 또는 동양의 문화와 관계없이 행복 · 슬픔 · 놀람 · 두려움 · 화남 · 불쾌의 감정상태가 상당히 비슷한 형태로 의사소통 된다는 것이다.

③ 응시 : 눈으로 상대방을 쳐다보는 행위는 상대방에게 특정 메시지를 전달한다고 한다. 사실 사람들은 말을 하지 않고 눈으로 상대방을 사랑·증오·공격·회피 또

는 모욕할 수 있다. 응시는 감정표현 이외에도 인간관계의 성립 및 규정, 지위, 인간관계의 통제 및 조절에 매우 적절한 표현수단으로 알려지고 있다.

④ 음성 : 이야기 내용을 전달하는 매개체로서의 역할을 수행함과 동시에 다양한 의미를 전달하기도 한다. 음성학자에 의하면 대인 커뮤니케이션 과정에서 대표적인 음성의 기능은 대인 커뮤니케이션 흐름조절, 감정표현, 성격, 자신감 표현, 언어의미의 정확한 전달 등이라고 한다.

⑤ 몸동작 : 비언어에 있어서 제스처 · 자세 · 머리움직임 등과 같은 신체의 움직임을 몸동작이라고 하며, 상대방에게 다양한 의미를 전달한다.

⑥ 접촉 : 쓰다듬기, 가볍게 치기, 포옹하기, 팔짱끼기, 어루만지기, 차기, 간질이기 등 매우 다양한 형태가 있다.

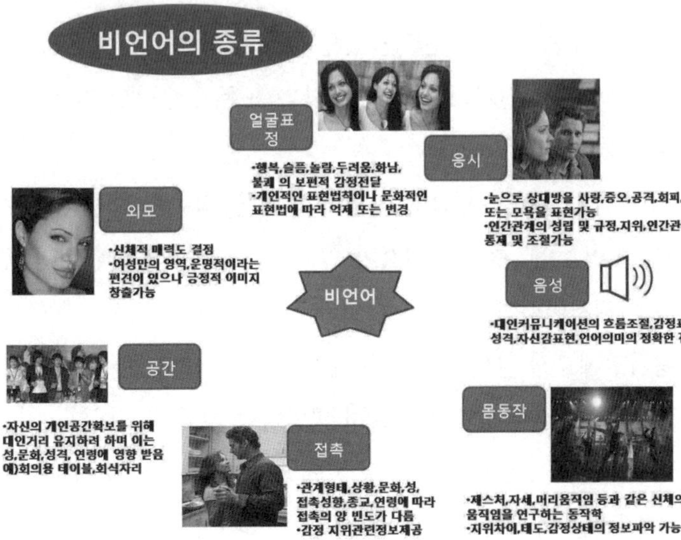

⑦ 공간 : 사람들은 동물과 마찬가지로 자신이 자유롭게 활용할 수 있는 개인공

간을 필요로 한다. 이러한 공간이 침범 당했을 때는 불편함과 거부감을 느끼게 된다.

(3) 청취

대인 커뮤니케이션 과정에서 상대방이 보내는 메시지를 수용하는 활동이다. 구체적인 의미로 살펴보면, 상대방의 메시지를 자신의 마음속에 어떤 의미로 전환하는 과정으로 설명하고 있다. 구체적으로 표현하면 청취는 구두(Oral) 메시지를 감지 · 해석 · 평가 · 저장 · 반응하는 정교하고 학습된 과정이라는 것이다. 이러한 관점에서 단순한 듣기(Hearing)와 청취(Listening)는 엄격히 구분되어야 한다.

청취의 과정은 크게 수용, 이해, 기억, 해석, 반응의 단계로 설명하고 있다.

① 수용 : 송신자가 보내 오는 언어 및 비언어 메시지를 수용하는 것이다
② 이해 : 송신자가 의미하는 바를 알았을 때 비로서 이해단계로서, 단순히 수용하는 것이 아니라 송신자의 표현된 생각과 표현에 수반된 감정상태까지 아는 것을 의미한다
③ 기억 : 일단 메시지를 수용하고 이해하게 되면, 적어도 잠시동안은 그 메시지를 인간의 머리 속에 저장할 필요가 있다. 왜냐하면 다음 단계인 메시지의 평가단계를 위해서이다
④ 해석 : 평가단계로서 상대방이 보낸 메시지를 판단하는 단계를 의미한다. 이때 중요한 것은 송신자의 의도를 정확히 파악하는 것이 핵심이다
⑤ 반응 : 청취과정에서의 반응이란 두 가지 단계로 구분할 수 있다. 첫째는 송신자가 이야기하는 과정에서 보일 수 있는 반응이며, 둘째는 이야기 종료 후 보일 수 있는 반응이다

청취의 저해요소는 다음과 같다.

① 양면적 청취 : 양면적 청취란 서로 다른 두 개의 출처로부터 정보를 동시에 수용하는 청취활동을 의미한다. 양면적 청취는 두 사람의 이야기를 동시에 청취하거나, 전화를 하면서 다른 상대방과는 직접 대화하거나, 외생적 소음에 의하여 주의가 산만해질 때 발생한다

② 부주의 : 부주의란 어떤 이유이든지 청취자가 말하는 사람의 메시지에 집중하지 않는 것을 말한다

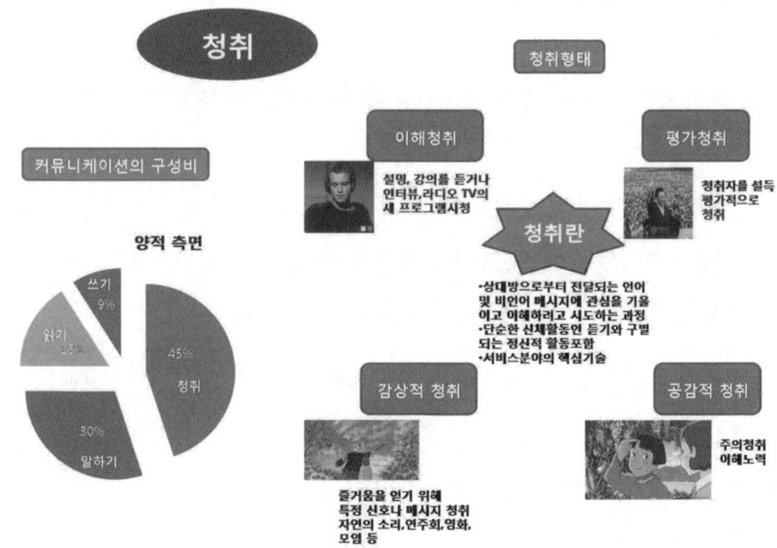

③ 개인적 편견 : 상황에 따라 전달하는 메시지를 왜곡하는 상황도 발생한다. 시간이 제한되어 있을 경우 청취자는 상대방과 오랜 시간동안 대화를 하지 않으려 한다. 이러한 상황에서 더욱 자극적이며 어렵지 않는 메시지만 듣기를 선택할 수 있다

④ 정신 세트(Mental set) : 말하는 상대방을 청취자가 특정한 고정관념을 가지

고 객관적으로 청취하는데 방해할 가능성이 높다. 효과적인 청취는 누구의 이야기인가에 초점을 맞추는 것이 아니라, 가능한 전달되는 모든 이야기를 객관적으로 조심스럽게 수용하는 것이다.

3. 커뮤니케이션 스킬(Communication Skills)

고객과 직접적으로 접촉을 하면서 판매활동을 펼치고 있는 접객 종사원들은 무엇보다도 고객과의 대화가 매우 중요하다. 우선 고객 앞에서 표준말을 사용하면서 명확하고 고객이 이해하는데 있어서 전혀 어려움이 없는 대화체를 구사할 줄 알아야 한다.

고객과 대화하는 과정에서 상호 이해의 부족으로 많은 불편사항이 발생하고 있는데, 종사원의 대화기법의 부족으로 인하여 문제가 생기는 경우가 많다. 이를 위해 필요한 접객 종사원의 커뮤니케이션 스킬 원칙은 다음과 같다.

① 명령형은 무조건 피하고 의뢰형을 사용하라

② 부정의 언어는 사용하지 마라

③ 고객의 요청에 거절할 때는 의뢰형을 사용한다

④ 일방적인 대화보다 손님의 반응을 주시하라

⑤ 마이너스 플러스법은 가격이 조금 비싼 상품이어서 팔기 힘든 상품을 고객에게 권할 때에는 처음에는 마이너스되는 쪽으로 이야기했다가 나중에는 플러스가 되는 쪽으로 이해를 시키는 것이 중요하다. 다음 대화를 잘 들어보자,

A : 객실요금이 조금 비싸지만, 매우 전망이 좋고 방이 넓습니다.

B : 전망도 좋고 방의 면적도 넓습니다만, 조금 비쌉니다.

B의 표현은 나중의 대화를 천천히 발음하면 "방이 비싼데 사용하실 수 있습니

까?"라고 하는 의미로 받아들여지게 된다.

⑥ 의미 있는 말을 하라 : 요금이 저렴한 지에 대한 설명이 없이 요금이 저렴하다는 것 자체의 의미만 가지고는 고객에게 진정한 의미가 전달되지 않는다고 할 것이다.

⑦ 경어를 사용한다(격식을 갖춘 경어)

4. 의료커뮤니케이션

의사와 환자 간에 이루어지는 원만하고 효과적인 커뮤니케이션은 환자의 생명을 좌우하는 중요한 수단이다. 이는 의사가 환자의 질병을 정확하게 진단할 수 있게 도와줄 뿐만 아니라,질병을 앓고 있는 환자의 신체적 문제와 함께 그들이 느끼고 있는 사회 심리적 고통의 탐색까지도 가능하게 하기 때문이다. 의료현장에서의 효과적인 커뮤니케이션은 의사와 환자 간의 협력관계 형성에 영향을 미침으로써 의사와 환자 모두에게 만족도를 높여주는 것으로 나타났다. 의사와 환자 간의 커뮤니케이션은 단순히 의사가 환자의 현재 건강상태를 파악하기 위해서가 아니라 궁극적으로 '치료'라는 목적을 가진다는 점을 간과해선 안 된다. 의사와 환자 간의 관계가 상호 신뢰를 바탕으로 이루어져야 할 필요성이 바로 여기에 있다.

의사와 환자 간 상호 의사소통에 있어 장애를 느낀다는 사실은 환자가 의사 또는 의료서비스에 대해 불만족을 갖는다는 점에서 그치지 않는다. 이는 의사와 환자 간 불신을 쌓는 계기가 되며 더 나아가 환자의 치료와 건강회복이라는 본래 목적을 달성하는데 부정적인 작용을 일으킬 수 있음을 뜻한다. 의료진과 대학 교수,연구자들로 구성된 대한의료커뮤니케이션학회에 따르면 서구의료계에서는 의사소통을 핵심적인 임상기술(clinical skill)로 인정하여 그 교육에 힘쓰고 있지만, 한국 의료교육에서 의사소통에 대한 관심은 최근 들어서의 일이고 몇몇 개인들의 노력에도 불구하고 아직은 그다지 일반화된 상태는 아닌 것 같다고 했다. 그럼에도 불구하고 최근 한국 사회와 의료 환경의 급격한 변화로 인해 의료인들에게 사회 및 대중과의 소통의 필요성이 널리 제기되고 있다. 이 점에서 서구에서 오랫동안 의료인들의 필수 자질로 인식되었고 수사학(rhetoric)이라는 이름으로 널리 알려진 커뮤니케이션 능력의 계발이 한국 의료인들에게도 시급하다. 의료커뮤니케이션에 대한 관심 및 연구는 의료인들과 환자, 대중, 사회로 이어지는 대화 상대방사이의 오해 및 갈등 해소에 기여할 수 있다는 것이다. 대한의료커뮤니케이션학회는 의료인에게 커뮤니케이션 능력의 필요성은 무엇보다 의료 행위(healthcare)가 비즈니스라는 인식에서 비롯된다고 했다. 의료 환경의 변화도 의료인들에게 커뮤니케이션에 관심을 갖게 하는 원인이 된다.

대중의 복지 향상과 높아진 건강 의식으로 의학의 대중화가 가속도를 내고 있으며 이에 맞서 일반 대중의 눈높이에 맞춘 설득의 필요성이 제기된다. 의료계 내부에서도 의학의 인간화 또는 인본주의 의학 정신이 고조되어 의학의 사회적 책임이 강조되고 이를 위해 교양, 인문 교육의 중요성이 설득력을 갖는 상황이다. 이런 취지에 발맞춰 의료계 진출을 앞둔 학생들을 대상으로 의사와 환자의 효과적인 소통을 위해 다양한 훈련 방법이 동원되고 있다.

박일환(2009)에 따르면 우선 환자를 언어적, 정서적으로 이해하는 일종의 듣기 훈련이 필요하다는 것이다. 의료진은 환자의 입장을 파악하기 위해 환자의 말을 경청하고, 그들의 말에 공감하여 적절하게 표현할 수 있어야 한다. 이어 환자로부터 필요한 정보를 정확하고 효과적으로 얻어야 한다. 의사는 환자의 인지능력과 정서 상태를 고려하여 효과적으로 질문하고 대화를 이끄는 능력이 필요하다. 의사는 또한 진료과정에서 환자를 잘 이해시켜야 한다. 말하기 훈련인 것이다. 환자의 입장에서 언어와 표현을 사용하여야 하며, 그들의 인지능력을 감안해 쉽고 정확하게 말하는 능력을 길러야 한다. 환자가 이해할 수 있을 만큼 충분히 설명할 수 있어야 한다. 의사는 환자와 좋은 관계를 유지하려는 노력도 해야 한다. 심리 행동적 훈련인 것이다. 즉, 의료진은 환자의 말을 귀담아 들어 공감대를 형성할 수 있어야 한다. 언어적 측면뿐만 아니라, 비언어적 면에서도 환자의 입장을 고려한 의사소통이 필요한 것이다. 원활하고 효과적으로 대화를 진행하는 커뮤니케이션 스킬도 중요하다. 의료진은 커뮤니케이션의 원리를 파악해 대화하고 환자의 발언권을 최대한으로 존중하며 이야기하는 것이 좋다.

환자중심의 의료서비스가 원활하게 이뤄지려면 의료커뮤니케이션의 활성화가 필수적이다. 환자를 배려하고, 소통하려는 노력 없이 소비자 위주의 의료서비스는 구현될 수 없다. 의료계뿐만 아니라 다양한 분야에서 소통이 강조되는 것은 서로를 이해하고 진심을 파악하는 노력이 전제돼야 업무성과도 높일 수 있다는 인식 때문이다. 의사들이 환자를 진료해 성공적으로 완치시키기 위해서는 환자와의 진심어린 대화를 통해 아픈 곳을 제대로 파악하고, 그들의 투병의지를 불러일으키는 커뮤니케이션이 큰 역할을 할 것이다.

IT의 발달로 커뮤니케이션 수단이 소셜네트워크서비스(SNS)등 온라인으로 무게중심이 옮겨가고 있다. 하지만 환자의 마음을 읽고 이를 효과적으로 치료과정에 반영하기 위해서는 의사와 환자의 대면 커뮤니케이션이 전제돼야 한다. 양자 간의 친밀한 관계를 바탕으로 시간과 장소 구분 없이 다양한 방식으로 의료커뮤니케이션이 이뤄질 수 있을 것이다(김용, 2014).

제3절 고객만족 관리

I. 고객만족의 개념

고객만족(CS : Customer Satisfaction)이란 고객이 만족한다는 뜻이다. '만족'이라는 단어의 유래를 살펴보면 satis(충분)와 facere(만들다 혹은 하다 : to do or make)라는 라틴어에서 유래했다. 이에 따르면 만족은 '성취하거나 무엇을 채우는 것'을 의미한다. 이렇게 볼 때 고객만족은 고객이 바라는 것을 성취하는 것이며 고객이 기대한 것을 채우는 것이다.

고객은 서비스를 제공받음으로써 고객이 바라던 것을 성취하고 기대한 수준을 채우게 되면 만족에 도달한다. 그러나 서비스를 제공받기 전에 가졌던 기대치가 충족되지 않았을 때에는 '불만족'이 된다. 고객이 기대했던 것을 훨씬 뛰어넘어서 충족되었을 때도 역시 만족이라고 하는데 이 경우 만족을 넘어서 '감동'이라고 한다. 서비스가 고객을 만족에 도달시키기 위해서는 우선, 고객의 기대 수준을 알아야 하고, 실제 제공되는 서비스가 고객의 기대에 일치되도록 해야 하며, 고객들의 기대수준은 고객마다 다르다. 따라서 고객 개개인의 마음속에 정해진 기대수준과 비교되는 실제 서비스는 낮은 품질로도 고객을 만족시킬 수도 있고, 높은 품질로도 만족을 주지 못할 수도 있다. 즉, 품질의 서비스에 대해 기대가 낮은 고객은 만족을 얻는 반면, 기대가 높은 고객은 만족을 얻지 못하는 결과로 나타난다.

예로서, 어떤 조직들은 환자들의 임상 기록과 함께 환자들의 기대도 문서화하여, 환자들의 다음 방문에는 그들의 기대가 충족되도록 한다. 다른 조직들은 환자들에게 앞으로 받을 서비스에 대한 정확한 정보를 제공하여 환자의 기대를 관리한다. 즉, 그 환자는 시설에 도착 하기 전에 자신이 받게 될 절차나 진료에 대한 자료를 이미 읽

었거나 아니면 직원과 이야기를 하게된다. 이런 종류의 정보는 광고, 예약 전화, 브로슈어, 웹사이트를 통해 전달할 수 있다. 환자의 기대가 더 정확할수록 조직이 그 기대를 충족하거나 초과할 수 있는 가능성이 더 높아진다(마이런 포틀러 외, 2013).

고객만족은 전체서비스의 최종 판단의 결과로 얻어지는 것이 아니라, 서비스 과정 중에 만족을 경험하게 된다. 고객은 서비스 경험 과정 중에 여러 요인들에 의해 영향을 받는다. 특히 기분, 날씨, 분위기 등의 감정적 요소에 의해 크게 영향을 받는다. 따라서 동일한 서비스라고 하더라도 고객만족은 고객들의 감정에 따라 다르게 나타나며, 같은 고객에 대해서도 상황과 시간에 따라 감정이 다르기 때문에 똑같은 서비스에 대해 다른 결과를 나타낼 수 있다.

2. 고객만족 이해를 위한 제 이론

1) 기대 – 불일치 이론

만족의 정의는 고객만족을 일치 또는 불일치의 패러다임을 기본으로 하고 있다. 기대(예측적 기대)에 대한 긍정적 불일치를 고객이 경험할 때 만족을 느끼게 되며 부정적 불일치를 경험할 때 불만을 갖게 된다. 이때 기대는 경험하지 않은 고객이 단순하게 예측한 것이다.

고객이 사전에 미리 예상하고 기대하고 있던 수준에 대해서 결과가 똑같은 경우는 만족이라기 보다는 생각했던 대로의 결과이기 때문에 적당하다는 생각을 하고 대체로 만족이라고 생각한다. 그 보다는 사전에 예상했던 기대보다 결과가 더 훌륭하고 커지는 긍정적 불일치를 경험한 경우에는 큰 만족을 느끼게 될 것이다. 그 반대로 예상했던 기대보다 못한 결과를 얻게 될 때에는 부정적 불일치를 경험하게 되어 불만을 갖게 될 것이다.

2) 비교기준 이론

고객만족의 비교기준이론을 발전시킨 Latour와 Peat(1979)는 고객이 기대를 결정하게 되는 요소로서 다음과 같은 3가지 요소를 들고 있다.

① 비슷한 제품에 대한 소비자의 사전 경험

② 제조업자의 광고나 소매상들의 촉진노력에 의해 생성된 상황적 기대

③ 다른 소비자의 경험

고객은 기대를 할 때 유사한 제품에 대한 사전의 경험을 바탕으로 해서 일정 수준의 서비스를 기대하게 된다. 광고나 촉진노력에 의해 의도적으로 만들어진 이미지나 가치 등을 형성하여 상품에 대한 기대를 하게 된다. 또한 주변에 영향을 주는 사람들이 경험한 이야기를 듣게 됨으로서 서비스에 대한 기대를 하게 된다.

3) 투입 – 산출비율의 공정성 이론

고객이 얻게 되는 순이득과 서비스 판매자가 얻게 되는 순이득을 비교해서 고객자신이 투입 - 산출비율이 공정하다고 인식될 때 만족한다는 공정성 이론에 기초한 것이다.

소비자는 상품구매를 위한 개인의 투입과 이로부터 얻게 되는 산출의 비율이 기업 · 판매자의 투입과 산출 간의 비율에 상응할 때 공평하다고 느끼게 되면 만족하게 된다. 만약 자신의 산출/투입 비율이 판매자의 산출/투입 비율보다 낮다고 여겨지면 공평한 거래가 아니라고 생각하여 불만족이 발생한다는 것이다.

고객의 산출(예 : 서비스품질) / 고객의 투입(예 : 지불가격	vs	고객의 산출(예 : 매출이익 / 고객의 투입(예 : 생산원가)

그림 5-3 투입과 산출의 관계

고객이 서비스상품을 위해 투입하는 자원은 지불금액, 정보탐색 시간과 노력, 서비스를 이용하기 위해 이동한 거리 및 시간 등을 포함한다. 고객의 산출은 서비스상품의 질과 가치, 만족감 등이다. 서비스 기업의 투입에는 상품의 원자재 및 재료구입비용, 서비스 직원 채용, 인테리어 투자 등이 포함된다. 고객이 자신이 지불한 가격 대비 서비스 상품의 가치와 비교하여 서비스업체의 비용은 적게 들었음에도 불구하고 과도한 이윤을 내고 있다고 생각되면 고객은 불만족을 느끼게 된다.

3. 서비스 회복

서비스 회복 공정성은 불만족 고객이 필연적으로 존재함을 감안할 때, 서비스 실패란 고객의 입장에서 볼 때 불가피하게 발생하는 현상이라고 볼 수 있다. 서비스 기업은 서비스 실패를 원천적으로 예방할 수는 없으나, 문제는 이러한 서비스 실패가 발생하였을 때 기업이 어떻게 대처하여 극복하여야만 고객을 만족시킬 수 있다.

서비스 실패, 또는 고객의 불만이 발생하였을 때 이에 대한 기업의 복구노력 및 문제해결을 서비스 회복(Service recovery)이라 부른다. 서비스 회복이 성공적으로만 이루어지면 고객은 서비스에 만족하고 서비스업체에 재이용할 가능성이 있다. 고객이 서비스 회복의 성과를 긍정적으로 평가할 때는 다음과 같은 3가지 측면에서 공정성을 지각할 때다.

(1) 분배공정성(Distributive Justice)

서비스 회복에 있어 분배공정성은 기업이 서비스 실패에 대한 배상으로 무엇을 제시하느냐에 대한 문제이다. 서비스 회복 상황 하에서 고객에게 주어지는 보상이나 환불, 할인 등은 고객이 서비스실패로 인해 겪어야 한 손실에 대한 공정한 대가를 받았다고 지각하도록 하여야 한다.

(2) 절차공정성(Procedural Justice)

서비스 회복의 과정적 측면이다. 서비스 기업이 고객 불평을 접수한 후에 이를 처리하는 과정에서 얼마나 원활하고 신속하게 대처하느냐에 관한 것이며 고객보상절차, 방침, 기준, 효율성 등 서비스 회복 프로세스에 대해 고객이 공정하다고 지각하는 정도를 의미한다.

(3) 상호작용공정성(Interactional Justice)

서비스 회복이 진행되는 동안 종사원이 고객과 상호커뮤니케이션과 정보교환을 얼마나 만족스럽게 수행하였느냐에 관한 것이다. 서비스 종사원의 이해, 관심표명, 문제해결방안에 대한 친절한 설명 등은 고객으로 하여금 상호작용 공정성을 지각하도록 만든다.

서비스 실패가 발생한 후 성공적인 회복이 이루어지면 고객은 서비스 실패가 발생하지 않았던 때보다 오히려 만족하는 결과가 발생하기도 한다. 처음부터 실패 없이 서비스가 제공되는 경우보다 서비스 실패 후 회복이 이루어졌을 때 고객이 더욱 호의적으로 반응하는 역설적인 상황을 서비스 회복 패러독스(Service recovery paradox)라고 한다.

서비스 회복 패러독스는 다음과 같은 경우에 발생한다.

① 기업의 서비스 회복 성과가 고객의 기대보다 높은 수준일 때 발생한다. 즉 서비스 회복이 생각지 못한 부분에까지 이루어져 고객이 감동할만한 수준이어야 서비스 회복 패러독스의 발생가능성은 높아진다

② 초기에 발생한 서비스 실패의 심각성이 높지 않은 경우에 서비스 회복 패러독스의 가능성이 있다. 서비스의 핵심적 부분에 문제가 있거나 치명적 오류가 발생하면 기업이 아무리 회복노력을 해도 서비스 회복 패러독스는 기대하기 어렵다.

의료서비스는 예약, 주차, 접수, 치료, 정산, 재약속까지 서비스과정이 다양하며 이에 참여하는 서비스 제공자 역시 매우 다양하다. 한 고객에게 각 서비스단계마다 다른 직원들이 서비스를 제공하게 되어 있어, 이로 인한 업무수행 표준화의 어려움으로 인해 서비스실패가 빈번하게 발생한다. 고객은 서비스회복을 통해 제공받게 되는 형평성과 편익차원인 환불, 신용, 사과, 추가적 보상, 적절한 불만처리 그리고 갈들 해결과정에서의 직원의 정직, 친절, 관심, 설명, 노력, 예의 등의 공정한 서비스 제공으로 인해 의료서비스 제공기관에 대해 높은 평가점수를 부여한다. 또한 의료서비스 제공자의 서비스 회복에 대한 노력에 있어 의료서비스를 이용하는 고객은 서비스가 전달되는 과정에 직접 참여하여 직원과의 커뮤니케이션을 통한 상호작용뿐만 아니라 서비스가 공평하고 올바르게 제공이 되는지, 고객의 의견제시에 대한 즉각적인 반응들이 이루어지는지를 반영하여 평가를 하게 된다. 소비자들은 서비스실패로 인한 보상에 대해 그 보상이 공정한 것인가를 평가하게 되고 그러한 평가를 반영하여 회복만족을 지각한다.

4. 고객 불평행동

서비스 불만족을 경험한 고객은 다양한 반응을 보인다. 한국능률협회 컨설팅이 실시한 조사결과에 따르면 우리나라 소비자들은 대체로 제조업보다는 서비스업종에서 불만족을 많이 경험한다고 한다. 서비스 불만족이 발생하였을 때 고객의 반응은 다음과 같다.

첫째는 무반응으로, 불만족이 발생해도 고객이 아무런 행동적 변화를 보이지 않는 것이다. 둘째는 불평행동이다. 고객 불평행동은 사적 불평행동과 공적 불평행동으로 구분된다. 사적 불평행동은 친지에게 불만족스러운 서비스에 대해 구전을 하거나 서비스 이용을 중단하는 행위를 의미한다. 공적 불평행동은 기업에 보상을 요구하거나 소비자 보호단체에 신고접수를 하고 사법소송을 제기하는 행동을 포함한다.

1) 고객 불평행동 결정요인

고객의 불만족 처리유형은 고객의 성격이나 과거의 불만족 처리경험, 문제의 심각성, 업체 측의 시정가능성 등에 의해 영향을 받는다. 또한 고객의 연령이나 교육수준, 소득수준 등의 인구통계학적 변수들도 고객 불평행동에 관여한다. 서비스 고객의 불평행동을 결정하는 요인들은 다음과 같다.

① 불만족 정도(발생한 문제의 심각성)

② 제품/서비스의 중요성(관여도, 가격 및 구매의도)

③ 불평행동의 효익(불평행동을 했을 때 얻을 수 있는 혜택)

④ 불평행동의 비용(불평행동을 하는데 수반되는 시간, 노력)

⑤ 불평행동에 대한 태도(불평행동에 대한 긍정적/부정적 시각)

⑥ 개인적 특성(성격/성향, 성별, 연령 등)
⑦ 과거 불평행동 경험(과거 불평행동의 성과)
⑧ 상황적 요인(고객의 일시적인 감정과 무드, 시간적 여유, 동행인 등)
⑨ 고객충성도(서비스 업체에 대한 고객의 애착심의 정도)

2) 고객 불평행동의 중요성

고객 불평은 서비스 관리에 중요한 정보와 시사점을 제공한다. 조사결과에 의하면 불만족 고객들 중 단지 5~10%만이 불평행동을 통해 서비스 기업에 불만족을 표시한다. 이것은 서비스업체가 고객 불만사항을 해결하여 만족고객으로 회복시킬 기회를 상실한다는 것을 의미한다. 불만족한 고객이 불평행동을 하지 않은 경우, 기업은 원인도 모르는 채 고객이탈과 매출감소를 경험하게 되는 결과를 가져오게 할 수도 있다. 이처럼 고객 불평 행동은 기업에게 중요한 시사점을 다음과 같이 제시해 준다.

① 문제점의 조기 파악 및 해결 : 고객이 불평을 할 때, 유사한 불만사항을 가진 수십 명의 다른 고객을 대변하는 것이다. 한 조사 결과에 따르면 평균적으로 불평고객 한 사람 뒤에는 같은 문제를 경험한 고객 20여명이 있다고 한다. 따라서 기업은 고객 불평을 접수함으로서 시장의 미충족 욕구와 서비스의 문제점을 파악한다는 것을 인식할 필요가 있다. 이러한 고객 불평사항은 서비스 관련 정보와 아이디어로 활용하여 서비스혁신을 위한 전략수립에 사용될 수 있다

② 부정적 구전의 예방 : 고객이 불만을 토로하는 경우 그것을 만족스럽게 해결해주면 부정적인 구전효과를 줄일 수 있다. 대체로 호평보다는 악평이 더 빨리 퍼진다. 일본의 토요타 자동차에 의하면, 자신의 자동차에 만족한 고객은 평균 7.7명에게 알리고, 불만족한 고객은 15.9명에게 이야기 한다고 한다. 또 다

른 조사결과에 따르면, 불만을 감추는 고객 26명 중 4명은 최고 20명에게 이를 나쁜 소문을 전달하고, 나머지 22명도 평균 5명에게 불만을 얘기했다고 한다.

③ 고객이탈 방지 : 서비스 기업의 효율적인 불평처리는 고객 유지에 중요한 역할을 한다. 흥미로운 사실은, 고객이 불평을 토로했으나 별다른 조치가 취해지지 않은 경우, 불만이 있으나 불평하지 않은 경우보다 재구매 의도가 두배 이상이라는 점이다. 이것은 고객의 불평행동이 충성도와 관련이 있으며, 불평행동만으로 고객의 심리적 긴장이 완화될 수 있다는 것을 의미한다.

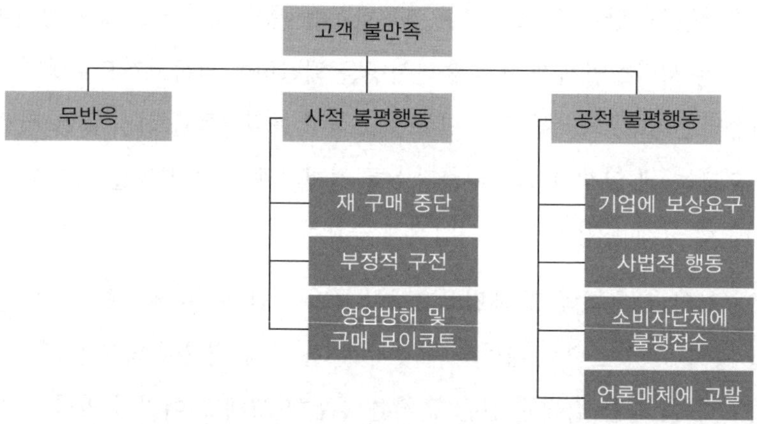

그림 5-4 고객불평행동의 유형

5. 의료서비스 품질관리

의료서비스 품질에 대한 대표적인 연구들을 살펴보면 다음과 같다. Donabedian(1980)은 의료서비스 품질을 의료제공자의 입장, 의료이용자의 입장, 사회적 입장에서의 의료서비스 품질이라는 3가지 측면으로 구분하였다. 의료제공자 측면에서 의료서비스 품질은 의료제공자의 의학적인 기술제공 능력이라 정의하였으며, 의료이용자 측면에서는 환자의 요구나 기대에 따라 판단되는 것으로써 제공받은 의료서비스에 대한 환자의 느낌이라고 정의하였다. 사회적 측면에서 의료서비스 품질은 많은 사람들에게 편익이 돌아갈 수 있도록 의료서비스를 제공하고 관리하는 것으로 정의하였다. 또한 Donabedian은 이와 같은 세 가지 측면에서 보았을 때, 양질의 의료서비스란 '진료의 모든 과정에서 예상되는 이익과 손해의 균형을 맞춘 상태에서 환자의 복지를 가장 높은 수준으로 올릴 수 있을 것이라 예상되는 의료'라고 정의 내리기도 하였다.

Lytle & Mokva(1992)는 의료서비스 품질을 환자의 요구를 충족시키는 것으로 정의하면서 환자가 의료서비스 품질을 평가할 때, 서비스결과, 서비스과정, 물리적인 환경에 따라 평가한다고 주장하였으며 의료서비스 품질을 의사와의 관계, 기타 의료진들과의 관계, 물리적인 환경으로 개념화 하였다.

Raymond & Jerry(1993)은 의료서비스 품질을 병원행정직원에 관련된 것, 의사의 진료, 쾌적한 시설 등으로 구분하고 Lim & Tang(2000)는 접근성, 주차시설이나 병원의 위치 등을 강조하였다. Maxwell(1984)은 서비스에 대한 접근도, 지역사회 요구와의 관련성, 형평성, 사회적 수용도, 효율과 경제성 등 6가지 차원으로 설명하고 Tomes & Ng(1995)은 유형적인 요인들과 무형적인 요인으로 구분하고 무형적인 요인으로는 공감성, 상호존중 등을 유형적인 요인으로는 병원의 물리적 환경과 음식을 포함시켰다.

국내연구로 이영화(2002)는 의료서비스 품질 3가지 요인으로 물리적 품질, 과정적 품질, 인적 품질로 분류하였고, 윤수경(2005)은 물리적 품질(유형성, 접근성), 인적자원 품질(능력, 신뢰성, 고객이해), 운영과정 품질(친절성, 신용성)로 세분하였다. 그리고 오경석(207)은 의료적 서비스(진료능력, 장비의 현대성, 담당의사의 설명력, 간호사의 설명력, 의료진의 능숙성, 고객과의 약속이행), 의료외적 서비스(접근용이성, 대기장소, 병원근무자의 친절성, 병원근무자의 용모, 업무의 신속성, 병원의 청결성), 부대시설 서비스(커피전문점, 패스트푸드점, 편의점, 서점, 숙박시설, 세탁소)를 의료서비스 품질요인으로 규명하였다. 또한 권해경(2009)은 의료서비스 품질측정 변수로 진료전문성, 행정우수성, 시설편리성, 진료편리성, 방문편의성, 충성도 등을 제시하였다. 장근조(2005)는 의사의 진료수준, 간호사 및 직원의 서비스수준을 구분하여 고객가치와 고객만족과 재이용의도를 측정변수로 사용하였고, 박영효(2009)는 유형성, 신뢰성, 반응성, 확신성, 공감성, 여가서비스로 구분하여 고객만족 과 재이용의사와의 관계를 파악하였다.

박재산(2000)은 병원입원환자가 인지하는 의료서비스 질, 만족도, 서비스가치, 병원 재이용,의사 간의 인과관계 분석에서 의료서비스 품질을 보살핌, 진료서비스, 이용절차, 병원 내 분위기, 시설 및 설비, 청결, 서비스 적정성 및 건강상태 등의 요인으로 분류하였다.

박장순(2003)은 의료이용 전후 기대와 만족수준 비교에서 의료서비스 품질(만족)을 시설과 환경, 의료진의 기술/전문성, 절차편리성, 병원직원 친절/성의, 치료결과 등 5개 요인으로 분류하였다.

이경우(2001)는 의료서비스의 인식차이와 만족이 재방문에 미치는 영향력에 관한 연구에서 의료서비스 품질을 접근성, 편의성, 물리적 환경, 인적서비스 등의 요인으로 분류하였다(의료정책연구소, 2012).

Part 3
의료관광의 현황과 사례

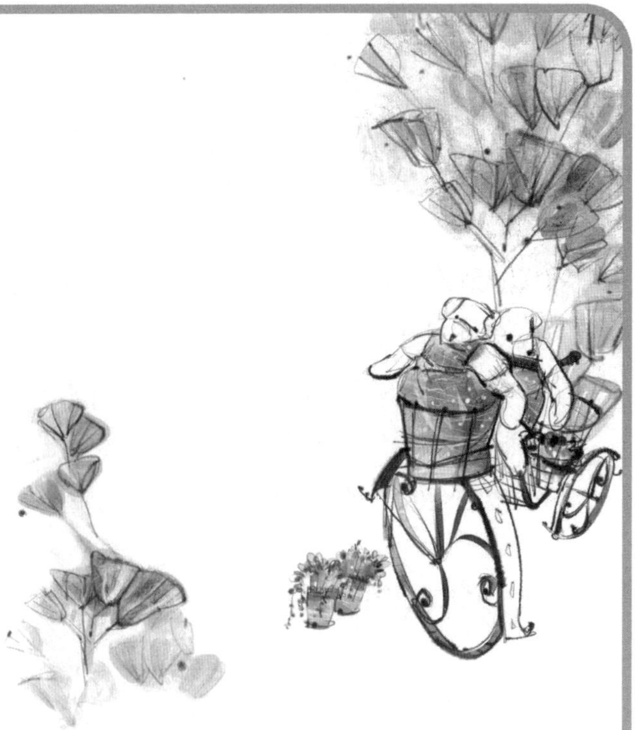

Chapter 06

의료관광 현황

제1절 라틴아메리카와 아시아 시장의 비교

제2절 국내현황 | 제3절 해외현황

제4절 미국의 의료보험 현황 및 의료정책 변화

제5절 국제의료기관 인증제도(JCI) 현황

제1절 라틴아메리카와 아시아 시장의 비교

의료관광산업에 지대한 영향을 미치고 있으며 경제개발, 낮은 의료옵션가격, 관광산업의 발달 그리고 최상의 의료 제공자들이 있다. David G. Vequist, Erika Valdez and Billy Morrison의 보고서를 참조하면, 우리는 세계 의료관광 시장을 양분하고 있는 남아메리카와 아시아의 시장에 대한 강점과 약점, 기회와 위협이 무엇인지 파악해 볼 수 있다.

I. 라틴아메리카 시장의 분석

의료관광 산업에 관심과 추진력이 증가하는 미래에 많은 경제적인 기회가 있다. 비록 의료관광이 앞서 있는 여러 아시아 국가에 비해서는 열등하지만 라틴아메리카는 여러 가지 장점을 가지고 있다. 의료최대 수출국인 미국과 캐나다(North America)와 인접하게 위치해 있고, 근로자의 저 임금(North America와 비교하여), 서구적 교육과 의료종사자의 영어 사용, 유럽과 North America에 친근한 문화, 제한된 의료비용, 세계적 수준의 해변과 호텔들을 가지고 있다. 라틴아메리카에서 의료관광에 관심을 가지고 있는 국가는 멕시코, 코스타리카, 브라질, 아르헨티나, 과테말라, 콜롬비아, 칠레, 엘살바도르가 있다.

경제적인 수치를 전망하는데는 아시아나 라틴아메리카 모두 힘들지만, Medical Tourism Association의 Jonathan Edelheit(사장)은 2009년 아티클에서 2017년까지 2,300백만 명의 미국인이 매년 795억불 이상을 해외여행에 소비할 것이고 이 중에서 50% 이상이 라틴아메리카를 향할 것이라고 예측하였다.

1) 강점(Strengths)

① 의료관광 목적지가 North America로부터 적당한 비행시간 안에 인접해 있다.
② 유리한 환율로 상품과 서비스의 비용을 줄일 수 있다.
③ 영어와 스페인어가 능통하다.
④ 관광시장 부흥으로 많은 볼거리와 다양한 자연자원(해변과 산)을 가지고 있다.
⑤ 동양문화와도 친숙하며 친절하다.
⑥ 라틴아메리카 목적지에 좋은 기후는 회복에 도움이 된다.
⑦ 의료서비스와 수술: 재활, 은퇴, 암치료, 낮은 제약비용, 가임의학(reproductive medicine), 당뇨치료 등이 있다.

2) 약점(Weaknesses)

① 의료관광객들은 여행하는데 폭력, 부패, 빈곤, 각종 질병에 두려움을 가지고 있다.
② 품질 측정과 품질 순위 시스템의 표준화가 부족하다.
③ 의료과실이 발생할 경우, 법적인 구제수단이 어렵다.
④ 보험회사가 홍보 또는 의료치료를 전반적으로 못하고 있다.

3) 기회(Opportunities)

① North America에 살고 있는 Hispanics(라틴아메리카 사람)의 대규모 인구증가도 기회로 작용한다. 이들은 라틴아메리카에서 의료치료 받는 것을 반대하지 않는다
② 미국과 캐나다는 전통적으로 라틴아메리카에서 의료치료와 저비용의 서비스

를 받아왔다
③ 미국과 캐나다 정부의 지원 프로그램이나 기금(fund)을 제공 받는 것이 가능하다
④ 미국인들이 자유무역협정의 결과로 비자 없이 여행이 자유롭다
⑤ 정부의 의료관광 지원이 시도되고 있다
⑥ 의료비용의 절감을 위해 미국기업의 강력한 의지가 작용하고 있다.

4) 위협(Threats)

① 질병(유행병), 갱들의 전쟁, 테러 또는 기타 부정적인 사건 들-빈곤, 과밀, 범죄자 집단, 불안정한 정부, 문화적 충격이 존재한다.
② 특정국가에서 의료관광산업의 반대를 주장하는 사회주의 영향이 있다.
③ 북미와 유럽의 의료관광객을 유치하는 아시아 국가들과의 경쟁관계에 있다.
④ North America의 주요 이해관계자들에 주장되는 의료의 세계화(조합, 정치인과 의료협회)환경이 조성된다.
⑤ 경제사정의 영향으로, 서비스 지불에 대한 충분한 현금을 가지고 있지 못하다
⑥ 라틴아메리카에서 의료서비스 제공자와의 종합적인 관계를 유지하는 보험회사는 적다

2. 아시아 시장의 분석

아시아 지역은 제조업의 아웃소싱, 소프트웨어 설계, 콜 센터와 광고 등에서 지배적인 플레이어가 될 수 있고 의료관광의 거대한 허브(hub) 역할을 기대하며 장점들은 근로자의 저임금을 포함 하여 최근에 투자되고 오픈하는 최상의 병원들을 갖

추고 있다는 것이다. 아시아의 몇몇 국가들은 의료서비스 제공자들의 엄청난 숫자, 제한된 의료비용, 세계적 수준의 해변과 호텔들, 환대(hospitality)와 환자의 편안에 초점을 맞춘 서비스를 제공하고 있다. 아시아 국가들 중 의료관광에 관심을 가지는 나라는 인도, 태국, 말레이시아, 싱가포르, 한국과 필리핀이다.

1) 강점(Strengths)

① 의료관광 시설과 숙련도의 수준이 높다.
② 외국 의료관광객을 위한 국가 · 지역 간의 협조체계가 수립되고 있다.
③ 세금감면과 외국인도 의료서비스 인프라에 투자를 할 수 있게 환경을 개방하고 있다.
④ 교육 강조 풍조와 인구증가로 인한 인력 풀(labor pool)이 풍부하다.
⑤ 전통적인 서양 의학과 함께 보완대체의학(CAM)의 발전(요가, Ayurveda, 허브, TCM, TKM 등)이다.
⑥ 중동 의료관광객과 인접하다.
⑦ 아시아도 관광시장 부흥으로 많은 볼거리와 다양한 자연자원(해변과 산)을 가지고 있다
⑧ 아시아 사람도 환대와 친절한 문화를 가지고 있다
⑨ 우수한 의료서비스와 수술 : 웰빙/CAM, 안과, 근골격 치료, 심장치료, 이식, 혈액투석과 일반/성형외과

2) 약점(Weaknesses)

① 유럽인과 미국인 여행객의 여행기간이 짧다.
② 아시아를 여행하는데 있어 사회불안, 폭력과 테러, 부패와 빈곤/질병을 두려워 한다.
③ 유럽과 북미 언어 능력(독일어, 프랑스어 등)이 부족하다.
④ 아시아의 문화는 서구문화와 많이 다르다
⑤ 의료과실이 발생할 경우, 법적인 구제수단이 어렵다
⑥ 빈곤 · 부유한 의료관광객간의 의료서비스 시스템에 큰 격차가 있다.

3) 기회(Opportunities)

① 아시아 지역의 인구증가는 장점을 제공한다(지역에서 의료관광이 활성화 되고, 저임금, 의료서비스 전문화).
② 아시아 경제가 빠르게 성장하고 다양성이 증가한다.
③ 강력한 정부의 의료관광 지원 시도가 필요하다.
④ 연료비용의 감소는 항공료 인하와 의료관광을 장려한다.
⑤ 중동지역의 부흥은 아시아지역으로 여행을 유도한다.
⑥ 아시아의 국가들은 의료서비스와 교육을 강조한다.
⑦ 인프라 구축을 위해 강력하고 지속적인 투자를 할 것이다.

4) 위협(Threats)

① 질병(유행병), 테러, 사회적 불안, 과밀, 몇몇 지역의 더러운 환경이 존재한다.
② 라틴아메리카, 동유럽, 중동 의료관광 시장과의 경쟁이 치열해지고 있다.

③ 경제사정의 영향으로, 항공료와 서비스 지불에 대한 충분한 현금을 가지고 있지 못하다.
④ 보험회사의 제한된 업체 수가 있다.
⑤ 아시아 지역이외에도 세계 각국에서 의료관광이 빠르게 성장하고 있다.

제2절 국내현황

I. 한국관광공사와 의료관광 관련기관 및 협회

2007년 9월 공동으로 '한국의료관광 체험행상 및 세미나'를 개최했다. 미국, 일본, 캐나다, 싱가포르, 블라디보스톡 등의 주요 의료전문 에이전트, 보험사, 미용 및 건강 전문 잡지사, 여행사 등 20명이 초청됐다. 이 체험행사에는 미국 의료전문 홍보사, 캐나다 의료관광 전문 에이전트, 일본 JTB여행사, 일본 여행의학회, 보험회사, 미용전문잡지 등 8개 업체가 참가했다. 이들은 총 5개 그룹으로 구성해, 한국국제의료서비스협의회에 소속된 의료기관 중 28개 병의원을 직접 방문하고, 각 의료기관별로 제공하는 의료체험 프로그램에도 참가했다.

의료관광활성화를 위하여 한국국제의료서비스협의회 소속 의료기관 관계자 70명, 문화관광부와 보건복지가족부 등 정부관계자, 국내 인바운드 여행사 및 주요 언론사가 참여하는 가운데 'Discovering the Medical Care Needs of International Patients'란 주제로 개최되었다.

2008년 11월에 의료관광관련 국제회의(IMTC) 개최하고 해외 의료관광설명회를 개최하였으며, 2009년도 하반기에 인천공항과 한국관광공사 관광안내전시관에 의료관광원스톱서비스 센터를 오픈하여 운영하고 있다.

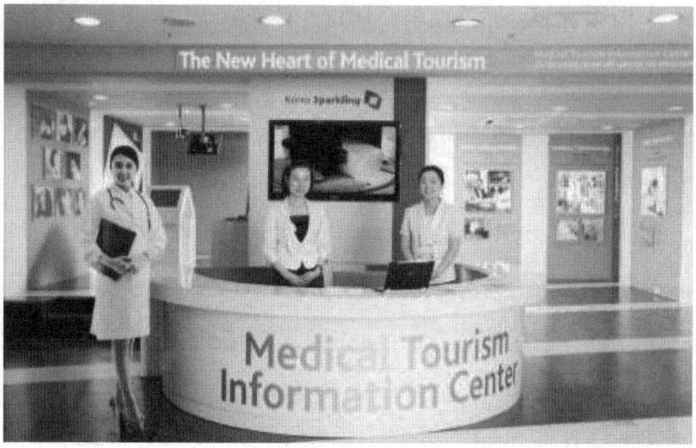

표 6-1 SIMTC 2009 프로그램의 내용

주제	발표자
Introduction to Risk Management in Medical Tourism and Case Studies on Medical Disputes	Seung-Wook Hong
Requirements and Guidelines for Medical Tourism Agency in Korea	Heung-Rim Kang
"U Health", a Solution to Chronic Desease Management	Geon-Ho Yun
How to Promote the U Health Model and Health Management Service after the Enactment of the Medical Law on Remote Medical Services	Hong-Jin Kim
Current Status on Medical Tourism in Japan	Takahashi Takeshi
Case Studies on India's Efforts to Attract International Patients	Anil K. Maini
Marketing Strategy to Attract American Patients to Korea	Robin Elsham
Current Status on Russian International Medical Tourists	Zaytseva Olga
Medical Tourism in China	Liang Chen
Case Studies on Thailand's Efforts to Attract International Patients	Eun Ju Kim

2009년 9월에는 보다 현대적인 의료관광의 접근을 위해 한국관광공사와 Financial New와 공동으로 "Seoul International Medical Tourism Congress"를 개최하였다. 본 행사에서는 각 국(일본, 인도, 러시아, 중국, 태국)의 Case Study와 한국의 의료관광에 대하여 다각적인 분석을 위해 70여명의 전문가들과 많은 바이어들과 에이전트가 참가하였다.

한국관광공사는 의료관광의 활성화와 경쟁력 강화를 위해 국내 기반조성사업, 인지도 제고에 관련한 다양한 해외홍보사업을 추진하고 있다. 공사는 해외언론인 초청, 현지 여행사 및 관련업체 초청 등의 사업을 전개하고 있으며 주요 여행박람회 및 건강관련 박람회에 참가하여 의료관광 목적지로서의 한국을 알린다. 한국을 방문한 관광객들의 의료관광을 돕기 위해 서울, 인천공항, 부산, 대구에 의료관광 홍보센터를 운영하며, 병원 안내 및 비자발급 등의 정보를 제공하고 있다. 또한 "의료관광 상품공모전"을 개최하여 우수한 의료관광상품의 발굴과 지원을 위해 노력하고 있다.

의료관광과 관련되어 있는 기관이나 협회 등을 종합적으로 정리하면 다음 표 6-2와 같다.

표 6-2 의료관광기관 및 협회

구분	기관명	연락처 및 홈페이지
의료관광 관련정부 및 공공기관	문화체육관광부	044-203-2000 www.mcst.go.kr
	보건복지부	129/044-202-2118 www.mohw.go.kr
	한국관광공사	033-738-3000 http://korean.visitkorea.or.kr
	한국보건산업진흥원	043-713-8000 www.khidi.or.kr
	한국보건복지인력개발원	043-710-9000 www.kohi.or.kr
	법무부	1345 www.hikorea.go.kr
의료관광 관련 협회	KIMA	043-713-8453 www.koreahealthtour.co.kr
	한국의료관광협회	02-511-1804 www.koreamedicaltour.org
	한방의료관광협회	02-3446-3316 http://omto.or.kr/korea
	한국글로벌헬스케어협회	02-3444-4800 www.kgha.kr
	전국글로벌의료관광협회	02-6450-5303 www.medicaltour.or.kr
	공인국제의료관광코디네이터협회	070-4644-6748 http://cafe.naver.com/imtcedu
	대한의료관광진흥협회	02-730-1198 www.ktpa.or.kr

2. 지방자치단체

중앙정부뿐만 아니라 지방자치단체들도 의료와 관광을 융 복합 브랜드 산업으로 성장시켜 새로운 방향의 관광산업 활성화를 모색하고 있다. 서울을 포함한 지역별 의료관광 관련 기관을 살펴보면 다음과 같다.

표 6-3 대구시 6대 전략 28대 정책과제

지역	기관명	연락처
서울	서울시 특화관광사업팀	02-2133-2794
	강남구 보건소 의료관광팀	02-3423-7023
	강남메디컬투어센터	02-1661-2230
	(사)대한의료관광협의회	02-779-4372
	의료관광안내센터	02-752-2102~3
부산	부산광역시 의료관광팀	051-888-3501
	부산권의료산업협의회	051-461-4275
	부산관광공사 관광마케팅단	051-780-2182
	부산 의료관광 안내센터	051-818-1320
대구	대구시 의료허브조성과	053-803-6425
	(사)대구의료관광진흥원	070-7006-1560
	대구 의료관광종합안내센터	053-253-1561~5
대구/경북	한방'휴(休)'사업단	053-770-2317
경북	경상북도청 의료정책과	054-880-3800

인천	인천광역시 보건정책과	032-440-2732
	인천관광공사 의료관광지원팀	032-899-7395
	인천국제공항 의료관광 안내센터	032-743-2172
광주	광주광역시청	062-613-3321
	(사)광주권 의료관광협의회	062-220-6565
대전	대전광역시청 보건정책과	042-270-4823
	대전마케팅공사	042-250-1253
충북	국제의료관광팀	043-220-3152
경기	국제의료관광팀	031-8008-4784
	경기메디투어센터	031-259-4791
	경기국제의료협회	031-8008-4784
강원	강원지역사업평가단	033-258-2684
	강원도 의료관광지원센터	033-749-3337
	강릉의료관광지원센터	033-660-3106
제주	제주도 보건위생과	064-710-2923
	제주관광공사 해외마케팅팀	064-740-6054

서울시 자치구의 경우 서울시 유치 외국인 환자의 20퍼센트 이상을 유치하는 강남구에서는 일본, 러시아, 중국 등을 대상으로 의료관광 설명회를 개최하고, 의료관광홍보관을 운영하면서 해외 홍보활동도 활발하게 하고 있다. 강남구는 서울시 의료기관의 15퍼센트를 차지하고 있으나 성형외과가 서울시 전체의 약 83퍼센트로 압도적 비중을 차지하고 있어 성형외과 중심으로 홍보활동을 펼치고 있다. 중구는 명동을 중심으로 외국인 환자를 유치하고 있으며, 특히 의료기관, 숙박, 관광지를 패키지화해 단체 외국인을 유치하고 있는 의료기관에 인센티브를 제공하고 있다. 또한

중구 자매도시와 의료관광 교류를 통한 연계 마케팅을 실시하고 있다. 러시아 환자가 가장 많이 찾는 강서구에서는 의료관광 다국어 홈페이지를 운영하면서 해외 의료설명회를 활발하게 추진하고 있다. 강서구의 괄목할 만한 성장과 사업 추진 내용을 살펴보면 최대의 성과로 '의료관광특구' 지정을 꼽을 수 있다. 이로 인해 수 천억 원의 경제적 파급효과와 일자리 창출 등을 기대하고 있다. 또한 강서구는 수십 년 주민의 숙원사업인 공항 고도제한 완화를 위해 국제세미나를 개최해 항공법 개정을 이끌어냈다.

대구광역시는 지자체 중 처음으로 의료관광 마케팅지원센터를 설치해 운영하고 있으며, 대구도시공사에서 2017년까지 6,300억 원을 투입해 수성의료지구에 체류형 의료관광단지를 조성할 계획이다. 부산광역시의 경우에는 서면에 글로벌 뷰티메디컬 스트리트를 지정해 외국인 환자 유치 서비스를 제공하고 있다. 경기도는 경기도청 내 전담조직을 만들어 지원하고 있으며, 경기국제의료협회 발족을 통한 민관협력 추진체계를 구축하는 한편, 2014년에 의료관광 홈페이지를 확장 · 개편한 바 있다. 인천광역시는 인천의료관광재단과 함께 인천형 융 복합 의료관광클러스터 펜타곤 구축사업을 추진하면서 경제자유구역인 송도, 영종, 청라, 역사관광지인 강화, 그리고 한중 FTA 시범도시인 중국 웨이하이 등 5개 축을 연결해 의료관광벨트를 구성하여 인천국제공항 탑승객을 겨냥해 특화 상품을 개발하고 있다.

3. 외국인 환자 유치 현황

보건복지부(2015)는 경제혁신 3개년 계획의 핵심과제이자 주요 국정과제의 하나인 '외국인환자 유치 활성화'와 관련하여, 2014년 한해 26.7만 명의 외국인환자가 국내 의료기관에서 진료를 받았고 그에 따른 진료수입은 5천6백억 원에 달한다고 밝혔다. 이는 2013년(21만 명)보다 5만 명이 늘어난 것으로, 2009년 이래 연평균 34.7%의 증가율을 나타내고 있다.

표 6-4 2009-2014년 외국인환자

[단위 : 명, %]

구분	2009년	2010년	2011년	2012년	2013년	2014년	연평균증가율
입원	3,915	7,987	11,945	14,809	20,137	23,855	43.5
외래	56,286	63,891	95,810	128,711	172,702	221,672	36.5
건강검진		9,911	14,542	15,944	18,379	20,974	20.6
계	60,201	81,789	122,297	159,464	211,218	266,501	34.7

* '09년은 외래와 건강검진 구분 없이 조사되었으며, 연평균 증가율은 '10-'14년(5년간)에 해당됨

이로써 2009년부터 2014년까지 누적 외국인환자 수는 90만 명으로 2015년 5월 중 누적 100만 명을 달성한 것으로 추계된다.

표 6-5 2009-2014년 외국인환자 유치 현황

[단위 : 명, %]

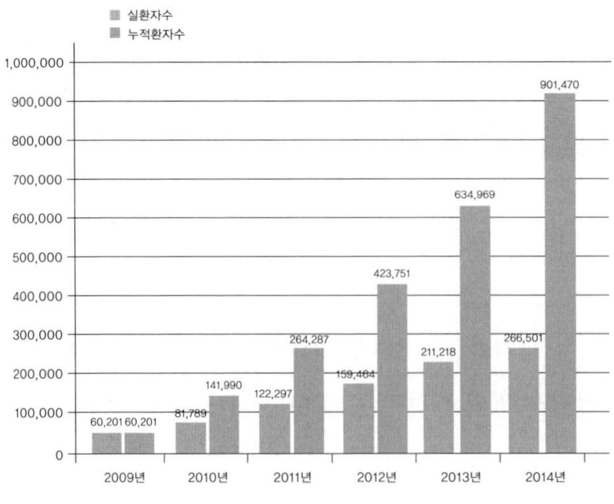

외국인환자 수가 크게 증가하고 있는 이유는, 한류바람과 한국의료에 대한 이미지 제고로 한국을 찾는 외국인환자가 전반적으로 증가(2009년 141개국, 6만 명 → 2014년 191개국, 26.7만 명)하였으며, 그 중에서도 특히 중국인환자(2013년 5.6만 명 → 2014년 7.9만 명, 증가율 41.7%)와 러시아환자(2.4만 명 → 3.1만 명, 증가율 32.5%)가 큰 폭으로 증가하였기 때문인 것으로 보인다.

중동, 중앙아시아 등 한국의료 세계화를 위해 정부 간 협력(G2G)을 강화하고 있는 전략국가의 환자 수도 꾸준히 증가하고 있다. 정부 간 환자송출 협약의 성과로 2014년 아랍에미레이트 환자(2,633명)는 13년(1,151명) 대비 129% 증가하였으며, 카자흐스탄 환자(8,029명)는 2013년 대비 177.8%, 우즈베키스탄 환자(1,904명)는 2013년 대비 40.2% 증가하였다.

표 6-6 2009-2014년 주요 국적별 외국인환자 현황

[단위 : 명, %]

구분	2009년	2010년	2011년	2012년	2013년	2014년	전년대비 증가율
중국	4,725 (7.8%)	12,789 (15.6%)	19,222 (15.7%)	32,503 (20.4%)	56,075 (26.5%)	79,481 (29.8%)	41.7
미국	13,976 (23.2%)	21,338 (26.1%)	27,529 (22.5%)	30,582 (19.2%)	32,750 (15.5%)	35,491 (13.3%)	8.4
러시아	1,758 (2.9%)	5,098 (6.2%)	9,651 (7.9%)	16,438 (10.3%)	24,026 (11.4%)	31,829 (11.9%)	32.5
일본	12,997 (21.6%)	11,035 (13.5%)	22,491 (18.4%)	19,744 (12.4%)	16,849 (8.0%)	14,336 (5.4%)	△14.9
몽골	850 (1.4%)	1,860 (2.3%)	3,266 (2.7%)	8,407 (5.3%)	12,034 (5.7%)	12,803 (4.8%)	6.4
카자흐	128 (0.2%)	346 (0.4%)	732 (0.6%)	1,63 3(1.0%)	2,890 (1.4%)	8,029 (3.0%)	177.8

베트남	327 (0.5%)	921 (1.1%)	1,336 (1.1%)	2,231 (1.4%)	2,988 (1.4%)	3,728 (1.4%)	24.8
캐나다	984 (1.6%)	1714 (2.1%)	2051 (1.7%)	2756 (1.7%)	2770 (1.3%)	2,941 (1.1%)	6.2
UAE	17 (0%)	54 (0.1%)	158 (0.1%)	342 (0.2%)	1,151 (0.5%)	2,633 (1.0%)	128.8
필리핀	356 (0.6%)	957 (1.2%)	1,178 (1.0%)	1,787 (1.1%)	1,848 (0.9%)	2,032 (0.8%)	10.0
우즈벡	113 (0.2%)	298 (0.4%)	491 (0.4%)	824 (0.5%)	1,358 (0.6%)	1,904 (0.7%)	40.2

지난해 외국인환자 진료비는 5,569억 원으로 전년 3,934억 원 대비 42%가 증가하였으며, 2009년부터 누적 기준 총 1조5천억 원의 진료수입을 창출하였다. 1인당 평균진료비는 208만 원(전년대비 11.8% 증가)으로 2009년 이후 최초로 200만 원을 넘어섰고, 1억 원 이상 고액환자도 210명으로 전년(117명)대비 80% 증가하는 등 고부가가치화하는 것으로 나타났다.

국적별로 보면, 중국인 환자 진료비가 가장 많은 1,403억 원으로 나타났고, 러시아(1,111억 원), 미국(563억 원), 아랍에미리트(405억 원)가 그 뒤를 잇고 있으며 또한, 1인당 진료비는 아랍에미리트(1,537만원), 카자흐스탄(413만원), 러시아(349만원) 순이다.

진료과목별로 보면, 내과가 7.9만 명으로 가장 많았으며, 성형외과와 건강검진이 각각 3.6만 명, 3.5만 명으로 그 다음으로 많았다. 중국인 환자들은 성형외과(27.9%)를, 러시아 환자, 미국 환자 및 UAE 환자는 내과(각각 26.9%, 26.0% 및 58.1%)를, 일본 환자는 한방(28.1%) 진료과목을 가장 많이 찾은 것으로 나타났다.

외국인환자를 많이 유치한 지역으로는 서울이 58.1%(154,816명), 경기도가 15.0%(39,990명), 인천이 6.6%(17,701명) 순이었다.

이같이 외국인환자가 대폭 늘어나면서 지난해 일자리도 약 3만개 창출된 것으로 추정된다. 외국인환자 방문이 늘어나면서 의료서비스 분야 뿐 아니라 교통, 숙박, 음식, 통역 등 비의료서비스 분야에서도 다양한 일자리가 만들어지고 이에 따라 많은 부가가치가 만들어질 것으로 기대된다.

제3절 해외현황

I. 아시아&중동

동남아시아 국가들이 아시아 의료시장의 허브가 되기 위해 치열한 각축전을 벌이고 있다. 선두 주자는 태국, 싱가포르 그리고 인도 등이 그 뒤를 따르고 있다. 이들 국가들은 높은 의료수준과 의료장비, 저렴한 비용, 천혜의 관광자원, 값싼 물가 등을 앞세워 의료관광으로 외국인 환자를 유치하고 있다. 이는 고용촉진과 외화 수입 확대가 주목적이다. 이들은 주로 중국, 인도, 동남아시아, 중동 지역 국가의 부유층을 겨냥하고 있지만 미국, 유럽, 일본 등으로 영역을 확대해 가고 있는 추세이다.

의료관광에서 아시아가 주목받고 있는 것은 무엇보다도 북미지역에 비해 10분의 1의 값싼 의료비용과 아시아 문화에 있는 친절성 및 신속한 의료서비스 등이 주요 요인으로 작용하고 있다. 북미나 유럽지역에서 암환자의 경우 진단 후 치료까지 평균 약 6개월이 소요되고 있지만 아시아 지역의 경우 빠르면 1주일 내에 수술을 받을 수 있다. 아시아지역의 관광수요 증대와 함께 의료관련 지출액이 급증하면서 2019년에는 6,100억 달러에 이를 것으로 추산된다. 아시아 · 중동의 주요 의료관광국의 현황과 움직임을 간단히 살펴보면 〈표 6-5〉와 같다.

아시아 지역에서의 관광객 평균소비액은 1일 평균 152달러가 지출되지만, 의료목적의 방문객은 이보다 2.5배가 높은 383달러를 지출하고 있다. 어떤 부분보다 높은 구매력을 가진 매력적인 시장으로 분류되고 있으며, 의료부문 전문가들은 아시아지역의 의료관광이 향후 5년 내에 5배 정도 성장할 것으로 전망한다.

표 6-5 주요 아시아&중동 의료관광국의 현황

국가	주요지표
인도	• 2007년 27만 명의 해외환자 유치, 5억 1천 만 달러 외화 수입 • 2012년 20억 달러 외화수입 전망 • 매년 15% 성장
중국	• 상해에 국제의료특구와 의료센터 건설계획 9개의 종합대학, 90여개의 전문병원, 100여개의 생명과학 관련기업 설립예정, 세계의 유명의과대학 유치, 외국병원과의 합작으로 국제경쟁력 있는 병원단지 조성 예정
홍콩	• 중국의 영향으로 산부인과병원 의료관광산업의 형태로 발전 • 값싸고 질 높은 의료서비스를 받기 위해 중국, 호주, 말레이시아, 필리핀, 싱가포르, 태국 등지로 출국 • 정부차원의 전문가 의료치료 센터 건립계획 • 대규모 의료시설 건설(란타우섬)
말레이시아	• 의료관광홍보를 위해 국가위원회 설립 • 국제자유지역의 설치 • 일자리 창출 계획 하에 최고의 의료관광휴양지 건설계획 • 아시아 최대 규모의 자유무역구와 관광 · 휴양 단지 개발 계획(말레이시아와 싱가포르 국경지대)
태국	• 2006년 140만 명 해외환자 유치, 8억 9천 만 달러 수입 • 2008년 관광청 마케팅 계획에 의료관광 상품을 전략적으로 설정
싱가포르	• 2007년 약 50만 명의 해외환자 유치, 15억 달러 수입 • 2012년 100만 명의 해외환자 유치 목표 • 지속적인 의료관광 활성화를 위하여 기술 개발 및 인력 양성에 주력 • 조인트 벤처 구성하여 우수한 외국의료진 적극 영입 • 의료기술을 표준화하고 진료비를 투명하게 하여 브랜드 인지도 제고

레바논	• 162개의 종합병원과 7개의 대학병원, 저렴한 치료비용 • 미국의 John Hopkins 등과 제휴
UAE 두바이	• 2010년까지 중동지역의 의료허브 조성 건설계획 • 미국 하버드 의대 및 병원 설립 • 의료교육, 생명과학 연구와 기술 개발 등을 지원 • Wellness Cluster를 계획하고 영양, 보안 센터, 건강진단 센터, 온천, 헬스클럽, 의료클럽, 농장 등으로 구성하여 운영

1) 태국

영리병원 주도로 의료관광이 활성화돼 있는 태국은 해마다 서구와 중동의 부유한 고객 수십 만 명이 태국 병원에서 치료를 받고 휴양지 관광을 즐기며 국내총생산(GDP) 증가에 기여하고 있다. 2008년 한 해 동안 약 45만 명의 순수 의료관광객(태국 거주 외국인과 여행 중 질병 사고로 내원한 외국인 제외)을 태국으로 불러들였다. 이들이 창출한 부가가치는 GDP의 0.4%에 해당하는 368억~416억 바트(1조1880억~1조3400억 원)에 이른다. 환자 본인과 동행인이 의료서비스와 휴양지 관광에 지출한 돈이다. 태국은 인건비가 저렴하고 천혜의 관광자원이 풍부해 규제 완화를 통한 의료관광 활성화 정책이 성공했던 것이다. 태국은 민간 의료기관이 대다수인 한국과 달리 병원 1350여개 중 1000여개가 국공립이고 350여개가 민간병원이다. 민간병원은 외국인 지분을 49%까지 유치할 수 있고 병원을 상법상 주식회사로 설립해 주식시장에 상장할 수 있도록 정부가 규제를 풀어줬다. 태국 영리병원의 대표 주자인 범룽랏 병원을 비롯한 13개 병원이 현재 주식시장에 상장돼 있다.

그러나 정부의 규제 완화가 몰고 온 파급력은 태국 사회와 주민들에게 악영향을 미치고 곳곳에 그림자도 드리우고 있다. 가장 큰 문제는 소수의 영리병원으로 우수 의료진이 편중되면서 국민 대다수가 이용하는 국공립병원의 인력난이 가중되고 계층 간, 도농 간 의료서비스 질 격차가 커지고 있는 점이다. 수도 방콕과 유명 관광지에 위치한 영리병원은 높은 임금으로 우수 의료진을 유인하고 있다. 범룽랏 병원의 경우 의사가 무려 1200여명에 이르고 이 중 미국 의사자격증을 가진 의사도 220여명이다. 반면 낙후된 나머지 지역엔 의사 부족 현상이 심각하다. 2011년 세계보건기구(WHO) 회보에 공개된 보고서 '의료관광의 효과 : 태국의 경험'을 보면 2006년 기준 전문의 1명당 환자 수는 방콕이 886명인 반면 동북부는 5738명, 북부는 3351명, 남부는 3789명으로 집계됐다(경향신문, 2014. 1. 12). 이는 향후 한국 의료관광 정책에서 대비하여야 할 부분이다.

의료관광을 대표하는 병원으로는 범룽랏 병원은 외국환자와 그 가족들이 저렴한 비용으로 체류할 수 있도록 병원 구내에 수영장, 휘트니스 시설을 갖춘 고급 서비스 아파트형 호텔(레지던스)을 자체적으로 운영하고 있으며, 12개국 언어로 만들어진 홈페이지와 전문 통역원을 배치하여 대외적인 홍보는 물론 외국인 환자의 언어에 대한 불안감 해소에도 도움을 주고 있다. 병원에 환자가 몰리는 가장 큰 이유는 최고급 의료진 및 의료시설이 외국병원에 비해 50~70%가 저렴한 점을 들 수 있다. 또한 병원비, 의사진료비 및 입원실 비용이 포함된 패키지 형태의 의료관광 상품도 제공하고 있다.

범룽랏의 외국인 환자 서비스와 외국인 환자 유치 마케팅 활동을 살펴보면 다음과 같다.

① 국제 고객봉사 센터 운영

다양한 국가에서 온 외국인 환자들의 요구를 충족하기 위해 고안한 One-Stop 서비스 센터이다. 여러 외국어를 구사하는 통역사들로 구성된 스텝들은 환자의 의료기록 작성 및 의료보험 처리 등의 직접적인 업무 외에도 비자문제나 공항수속 등의 부수적인 각종 서비스를 제공한다. 또한 회교도 환자와 그들 가족을 위한 기도실을 별도로 마련하는 세심한 서비스를 제공한다.

② 경제적인 숙소 제공 및 식사서비스

총 74개 객실과 스위트 룸으로 이루어진 BH별관 숙소를 외국인 환자와 가족들에게 제공하고 있다. 방 청소와 세탁서비스는 물론 24시간 관리 및 여행안내 서비스와 환전 서비스 등 호텔수준의 서비스를 저렴한 가격에 제공하고 있다. 또한 병원 인근 특급호텔과 할인 계약을 맺고 있어 경제적인 편의를 제공하고 있다. 그리고 다양한 외국인 환자들의 입맛에 맞도록 유럽 요리 회사인 유레스트의 요리사들이 환자의 취향에 따라 선택할 수 있는 광범위한 메뉴를 제공하고 있다.

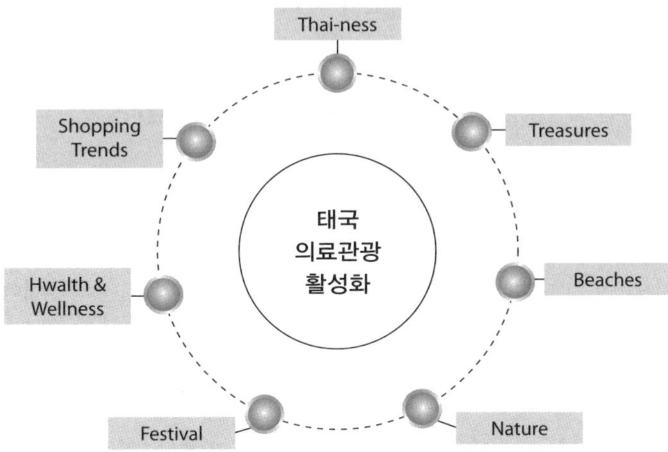

그림 6-2 태국관광청의 관광마케팅 전략

③ 유치 마케팅 활동

- 14개 외국어로 된 병원 인터넷 홈페이지 운영
- 의료관련 국제학회 홍보전시관 운영
- 전 세계 순회 '병원로드쇼' 진행
- 타이항공과 연계하여 '로얄 오키드 홀리데이' 상품으로 진료와 휴양을 연계한 의료관광 상품 개발

아시아에서 선도적으로 의료관광을 이끌 수 있는 것은 다음과 같은 육성 전략이 있었기 때문이다. 첫째, 차별화된 틈새시장 공략을 통한 고부가가치 창출전략으로 선진국 고령자를 타깃시장으로 선정하여 풍부한 관광자원을 활용한 장기투숙과 요양을 위한 휴양리조트, 여가프로그램, 일대일 간호, 간병서비스를 제공하고 있으며 둘째, 공신력 있는 의료서비스의 국제적 인증 확보로 대외적 신뢰를 구축 셋째, 의료 · 건강관리서비스 · 허브상품의 동반 성장전략으로 복합의료관광 시장기회를 창출하였으며 마지막으로 정부차원의 적극적인 관심과 재정적인 지원정책이 있기에 가능하다. 해외 환자의 입국과정을 간소화 시키고 병원을 영리법인으로 주식 상장하도록 하는 등의 규제 완화를 통해 해외 환자 유치를 적극 지원하였다. 또한 상무부와 관광청의 적극적인 대외적 홍보를 지속적으로 실시하고 있다.

2) 싱가포르

세계보건기구(WTO)는 보건 시스템을 아시아 지역 최고, 전 세계에서 6번째로 평가하여 선진 의료기술을 통한 국제적인 신뢰를 가지고 있다. 병원과 여행사가 결합하여 의료와 관광을 겸한 관광패키지 상품을 개발하고, 항공권, 호텔, 건강검진, 보톡스 시술 등 다양한 패키지 상품을 갖추고 있다. 또한 병원들의 공통점을 살펴보면, 모든 기관이 '원스톱 서비스(One-Stop Service)'를 제공한다. 여기에서는 관

광정보 제공, 숙박시설 예약, 입국 절차 상담 등 병원 이용과 관련된 모든 서비스가 이루어지며 24시간 통역서비스를 지원한다.

표 6-7 **주요경쟁국의 의료시스템 랭킹**

국가	순위	국가	순위
프랑스	1	말레이시아	49
싱가포르	6	한국	58
일본	10	필리핀	60
사우디아라비아	26	멕시코	61
아랍에미네이트 연합	27	헝가리	66
캐나다	30	터키	70
코스타리카	36	요르단	83
미국	37	인도네시아	92
태국	47	인도	112

자료 : WHO(2007)

대표적 병원으로는 샴쌍둥이를 분리 수술한 래플즈 병원이 있다. 이들은 스스로를 '래플즈 병원이 아닌 헬스케어 전문병원'이라고 소개할 만큼 최고 수준의 시설을 갖추고 국제부를 두어 의료와 관광의 편의를 제공하며 연령별, 맞춤형 건강검진 상품을 제공하는 등 노력으로 년 1천만 달러 이상의 수익을 올리고 있다.

의료허브화를 위한 마케팅(1)

해외 의료광고 규정완화	우수한 의료 브랜드와 연계	가격의 투명성 강화	One Stop 서비스 센터구축
공공병원과 병원법 재정비 완화	우수의과 대학유치 종합병원 합작운영	전문의들의 진료비 병원의료비 견적 약품가격데이터 발표	외국환자에 비자신청 병원안내, 숙박알선 등

의료허브화를 위한 마케팅(2)

치료목적의 입국자에 대한 입국심사 간소화	국제 추천 네트워크 확대
	• 싱가포르에서 교육을 받을 동남아 의사 활용 • 국제 및 동남아 지역내 의료회의, 전시회 및 연수 등 다수 개최 • 동남아내에 대학병원 및 의료기관에 투자 • 의료 무역단 조직 : 싱가포르 방문단

자료 : 싱가포르 관광청(2006)

그림 6-3 싱가포르 의료 허브화를 위한 마케팅 전개

관광청은 건강관리라는 해외환자 유치사업 추진 전담기구를 설치하여 유럽 및 중동, 왕족을 위한 귀족 마케팅을 실시하고 있다. 특히 심장, 암, 산부인과 분야를 특화시키고, 부인과, 건강검진, 안과 검진 분야를 포함한 'Singapore Medicine'을 세계적인 브랜드로 개발하여 국가적인 차원의 마케팅을 펼치고 있다. 먼저 One-Stop 치료 시스템을 구축하고 있으며 둘째, 국제적인 네트워크 구축을 통한 의료서비스의 고급화로 아시아의 바이오 폴리스(The Biopolis of Asia)를 기치로 세계적인 제약회사를 유치하고 Pharmacia, Eli Lilly, Viacell와 공동 R&D 센터를 설립하는 등 의료서비스 선진화를 추진하고 있고 셋째, 의료시스템과 각 여행사를 연계하여 건강여행 패키지상품개발을 지원하고 있으며 병원 직원들은 관광가이드 자격증을 취득하도록 하고 있다. 아울러 관광청에서 Health Care를 하나의 부서로 신설하여 해외환자를 유치하는 병원에는 전폭적인 지원을 해주고 있으며, 의료비자 발급 및 의료관광을 수출산업으로 육성하는 등 정부차원에서 적극적인 의료관광 마케팅 지원책을 실시하고 있다.

의료관광을 해외에 홍보하고 외국인 환자에게 편리한 서비스를 제공하기 위해 Singapore Medicine.com을 분석하여 보면 다음과 같다.

(1) 싱가포르 의료서비스 소개

① 국립 및 사립 지정 의료기관의 국제 의료서비스 소개
② 병원별 홈페이지 링크를 통해 상담에서 수속까지 전 과정을 온라인상에서 한 번에 처리할 수 있는 One-Stop 서비스 제공
③ 해외 시장별 현지 시스템에 맞는 마케팅 전략을 수립하여 집행할 예정이며 향후 싱가포르 내 전체병원을 하나로 묶는 네트워크를 형성하여 더욱 많은 언어로 사이트를 운영할 계획

(2) 외국인 환자를 위한 관광서비스 제공

① 외국인 환자와 가족을 위한 여권수속, 체류기간 연장, 항공기 예약업무, 공항 픽업(Pick up) 서비스, 입원수속 및 연계 교통, 숙박, 통역, 여행 비자 업무 등을 대행하는 종합 서비스 강화
② 싱가포르 관광청 홈페이지와 연계하여 관광정보서비스 제공

3) 필리핀

Philippine Medical Tourism Program(PMPT)의 주도아래 정부의 지원과 의료관광산업이 연계하여 활성화 되고 있으며 스파(Spa)의 천국이다.

스파는 단순히 피로를 푸는 것에 국한되지 않고 마사지나 물, 열, 부력 따위를 이용해 혈액순환을 촉진, 피부를 관리하고 스트레스를 해소하는 모든 행위를 의미한다. 대표적인 메디컬 스파인 산베니트의 히포크라테스 리조트는 5일에서 12일 코스의 메디컬 베이케이션이라는 프로그램이 운영되고 있다. 라이센스를 취득한 리조트 내 상주 의사와 간호사가 검사한 후 개인에 맞는 치유법을 제시해 준다. 투숙을 통해 지속적인 스파를 접하게 하면서 의학, 영양학, 정신적인 접근 등 다각적인 치유 프로그램을 운영하고 있다.

이민청은 이민자를 세 가지로 구분을 하고 있는데, 하나는 '혼자서 살 수 있는 이민자', 다른 하나는 '도움이 어느 정도 필요한 이미자' 마지막은 의료 등 모든 서비스가 필요한 고령의 이민자'이며 은퇴 이민자들을 유치하기 위한 최적의 조건을 갖추고 있다. 수천 개의 섬으로 이루어져 있는 천혜의 관광자원, 세계 최고 수준의 골프장들, 의료허브를 표방하는 있는 싱가포르에 수출할 정도로 높은 의료진, 거기에다가 정부의 노력까지 모두 갖추고 있다.

4) 인도

표 6-9 인도의 가격경쟁력

Medical Procedures	USA	INDIA
Heart Bypass 심장동맥우회로조성술	80,000~130,000	6,651~9,300
Heart Valve Replacement 심장판막치환술	160,000	9,000
Angioplasty 외과 혈관성형술	57,000	4,998~7,500

Hip Replacement 골반이식술	43,000	5,800~7,100
Hysterectomy 자궁절제술	20,000	2,300~6,000
Knee Replacement 관절치환술	40,000	6,200~8,500
Spinal Fusion 척추융합술	62,000	4,500~8,500

자료 : Medical Tourism Association(2007)

의료관광은 서양의학에 기반을 둔 치료와 시술뿐만 아니라 5천년 이상 이어온 전통의학인 아유르베다(Ayurveda)를 포함한 스파 및 요가를 제공하여 의료관광의 또 다른 매력을 경험할 수 있도록 하고 있다. 또한 관광청은 의료시설에 대한 소개와 함께 아유르베다, 요가, 스파 웹 사이트를 개설하여 마케팅을 실시하고 있으며, 이들을 세계적인 관광명소인 타지마할 방문과 하나로 묶은 패키지 상품을 선보이고 있다. 이와 같이 다양한 전통적인 치료와 원기 회복의 방법들을 개발하는 것도 의료관광 산업 증대에 긍정적인 영향을 가져오고 있다.

외국 환자들을 끌어들이기 위한 정부의 지원도 다양하다. 대표적인 것이 의료비자로서 관광청은 환자와 환자 수행인에게 비자를 발급하고 있으며 기간은 6개월에서 1년이다. 하지만 현지 의사의 동의만 얻으면 무한정 기한을 연장할 수도 있으며 지금까지 외국인 환자는 중동과 아시아 부유층이 주류를 이루었다. 그러나 미국, 유럽의 의료비가 매년 큰 폭으로 치솟으면서 이들 지역의 중산층이 차지하는 비중이 갈수록 늘어나고 있다.

5) 중국

상해국제의료특구(SIMZ)와 평린의료센터(FMC)가 대표적인 의료관광지로서 SIMZ는 여의도의 4배 정도인 348만평 규모의 대지에 2020년 완공예정으로 1천 병상 규모의 외국병원 2곳과 다수의 전문병원, 그리고 국제적인 의과대학 유치를 목표로 하고 있다. 또한 국제 재활센터를 비롯하여 다수의 연구단지와 의료기기 단지도 건설할 예정이다. 현재 하버드와 존홉킨스 등 미국 유명 의과대학들과 유치협상을 벌이고 있으며, 독일 등의 의대 부속병원 유치와 건설을 진행하고 있다. FMC는 병원과 의대가 밀집되어 있는 평린지역의 리모델링을 통해 세계적인 의학센터를 조성하고 있으며, 국내외 9개의 종합병원, 90개의 전문병원, 20개의 연구소, 30개의 생명공학 실험실, 100여개의 생명과학 관련 무역회사나 공장들이 들어서고 있다. FMC는 외국병원들과의 합작으로 최신식 시설과 우수한 의료 인력을 갖추게 될 것으로 보인다.

6) 두바이

두바이 헬스케어시티(Dubai Healthcare City)는 아랍에미레이트를 포함한 중동과 유럽 등 주변 국가의 의료 환자들에게 관광과 연계한 최고의 건강관리시스템을 제공하고, 생명과학과 헬스케어 분야의 연구개발을 지원하며, 공공과 민간의 협력관계를 구축하여 경제적이고 실용적인 건강 통합커뮤니티를 건설하는데 중점을 두고 있다. 헬스케어 시티의 성공적 전략은 첫째, 정부의 의료관광에 대한 관심과 강력한 추진 의지 둘째, 하버드의대 두바이센터 등 세계최고의 의료기관 유치 셋째, 해외투자유치를 위해 의료자유구역(Medical Free Zone)도입 등을 들 수 있다.

헬스케어시티에는 의료 및 교육 연구 개발 시설인 '아카데믹 메디컬센터'도 들어

서게 된다. 이 시설에는 환자 치료뿐만 아니라 각종 의료 기자재를 활용할 수 있기 때문에 헬스케어시티에 입주한 각종 의료기관이나 연구소 등이 공동연구를 벌일 수 있다. 헬스케어시티에는 외래 환자 진료 및 건강 클리닉 설비 등을 갖춘 '이븐시나' 및 '알 라지' 메디컬 콤플렉스가 들어설 예정이다. 또한 각종 설비를 낮은 가격에 임대해 사용할 수 있는 체제와 24시간 원스톱 서비스가 가능한 행정 지원 시스템을 구축했으며 의료 허브 시설이 완비되면 2018년 완공 예정인 테마파크 '두바이 랜드'와 함께 관광산업 분야에서 막대한 시너지 효과를 낼 것으로 기대하고 있다.

7) 레바논

페니키아시대부터 목욕 등을 활용한 치료와 더불어 관광지역으로서 여행자들의 인기가 높고, Hammana나 Bekaa에 있는 Jdita와 같은 산간지역은 여행의 목적지로서 많은 잠재력을 가지고 있다. KIM-HT(K&M International Tourism)는 중동의 의료관광지로 부상시키는 일 외에도 두바이, 쿠웨이트, 예멘 등 주요 의료관광객 유치 대상 국가에 있는 여행사와 공동으로 여행사를 운영해 비자, 비행기, 호텔, 외과수술 등을 하나로 묶은 패키지를 제공하고 있다. 또한 우수한 의료인력, 발달된 의료시설, 합리적인 가격 및 쾌적한 날씨로 의료관광객들이 레바논으로 몰려들어 중동지역의 의료관광허브로서 자리를 굳히고 있으며 의료서비스에 대한 마케팅 광고와 같은 적극적 전략을 수행하기 위해 이미 2002년에 보건부, 관광부, 외교부, 정보부, 환경부 등 5개 부처 장관과 6개의 신디케이트로 구성된 The National Health Tourism Council을 설립해 여러 아랍 국가들에 대하여 높은 의료수준을 홍보하고 있다.

2. 유럽

북유럽과 서유럽 환자들은 비용이 저렴한 치과 진료 및 기타 진료서비스를 받을 수 있는 기회를 가지고 있다. 헝가리, 슬로베니아는 체외 수정의 경우 한번 시술 시 2,400유로 정도 밖에 들지 않는 가격의 우위를 가지고 있고, 독일 사람들은 치과진료서비스를 받기위해 베를린에서 100마일 정도 떨어진 폴란드를 선호하고 오스트리아 비엔나는 자동차로 1시간 정도 거리에 위치한 헝가리의 소프론에서 치과치료와 임플란트를 받을 수 있다.

1) 헝가리

서북부의 소도시인 소프론은 임플란트로 유명하다. 매년 찾는 환자는 수십 만 명에 이르며, 이들 가운데 3분의 2가 외국인으로 수익은 수억 유로로 추정되고 있으며 가장 큰 장점은 인구 14명 중 한 명이 치과의사일 정도로 전문의의 안정적 확보와 유럽 각지에서 공부하여 언어소통에 문제가 없다. 외부환경 측면에서 바라볼 때, 헝가리는 유럽연합에 가입한 이후 국경통과가 자유로워졌고 의료보험 적용이 가능해졌으며, 유럽 각국 도시를 연결하는 저가 항공편 수가 늘어나 유럽각지에서 환자들이 급증 하고 있다.

주변의 국가인 프랑스와 독일 등에 임플란트 의료관광 상품을 개발하여 소프론의 치과에서 진료를 받은 뒤 오후에 인근 고성들을 관람하고, 진료가 없는 날은 부다페스트까지 가서 박물관과 온천욕 등도 즐기도록 하여 의료수입과 관광수입을 동시에 벌어들이고 있다. 아울러 헝가리 의료관광 마케팅의 특징은 첫째, 입지적 장점을 활용한 경쟁력 확보 둘째, 의료산업을 관광과 접목한 응용력 마지막으로 다른 유럽지역보다 저렴한 의료비를 들 수 있다.

2) 영국

환자의 외국 송출은 의료관광의 영역을 넘어서, 국가 간 의료서비스 수출입의 형태로 발전하고 있는데, 대표적인 국가가 영국이다. 국민건강보장제도는 의료비 절감과 대기기간의 단축을 위해 2000년대부터 해외로 환자를 송출하고 있으며 유럽을 중심으로 전 세계 44개국에 국가별 강점분야에 자국의 환자를 송출하고 있다.

해외 환자송출 사이트(www.treatmentabroad.net)는 일평균 3만 명이 방문하고 있으며 심장질환 환자는 벨기에, 독일, 인도, 슬관절 환자는 프랑스, 인도, 싱가포르, 성형은 태국, 의료휴양을 원하는 환자는 필리핀, 인도네시아, 말레이시아 등으로 송출하고 있으나 한국은 포함되어 있지 못하다.

3) 독일

의료 기술로 승부하는 독일의 의료관광은 체외 수정과 같은 산부인과 시술은 물론 정신 질환을 위한 테라피를 제공하는 등 오래된 의학의 역사와 독창성과 더불어 숙련된 노하우의 기술 우위를 가지고 있다.

3. 라틴아메리카

멕시코는 미국 환자들이 선호하는 최우선 국가이며, 치과진료를 받기 위해 많은 미국 환자들이 찾고 있으며, 미국 환자들의 현금을 조달받기 위해 외과치료로 미국 환자들을 유치하고 있다. 또한, 미국 환자들이 기대하는 헬스케어시스템을 제공할 Christus Muguerza병원 등을 건축하고 있다.

코스타리카는 미국 치과진료비의 1/3~1/2의 비용으로 제공하고 있으며, 콜롬비

아는 성형수술 받기를 가장 선호하는 국가, 아르헨티나와 브라질은 저렴한 성형수술로 오랜 시간 알려져 왔으며 의료서비스와 의료기술을 더욱 발전시키기 위해 노력하고 있다.

1) 코스타리카 & 파나마

파나마의 높은 의료서비스는 미국과 의료수준이 비슷하며 실제로 많은 파나마 의사들은 미국에서 훈련되었으며 파나마의 Punta Pacifica병원은 미국의 John Hopkins International병원과 제휴를 맺고 있다. 또한, 파나마의 의료비는 대체적으로 미국의 의료비보다 40~70% 저렴하다.

표 6-10 코스타리카와 미국의 의료비 비교

Medical Procedures	USA	Costa Rica
Heart Bypass	130,000	24,000
Heart Valve Replacement	160,000	15,000
Angioplasty	57,000	9,000
Hip Replacement	43,000	12,000
Hysterectomy	20,000	4,000
Knee Replacement	40,000	11,000
Spinal Fusion	62,000	25,000
Cosmetic Surgery		
Facelift	7,000~13,000+	4,600~5,000
Rhinoplasty	3,000~12,000+	3,500~3,900
Breast Lift	4,000~9,000+	3,000~3,400
Breast Augmentation	5,000~9,000+	2,700~2,900
Blepharoplasty	1,500~7,000+	2,000~2,200
Tummy Tuck	5,000~9,000+	3,900~4,200

Dental Surgery		
Bridges	1,000~3,000+	250~400per tooth
Crowns	500~900+per tooth	250~400per tooth
Implants	1,000~5,000	700~900
Porcelain Veneers	1,000+per tooth	300~500per tooth
Root Canal	360~900+	125~250

자료 : Medical Tourism Association(2007)

2) 멕시코

미국인들이 의료관광지로 미국 국경과 밀접해 있는 멕시코를 선호하며, 보험에 가입하지 않은 미국인들은 일괄적인 의료비를 제공하지 않는 미국 병원보다 멕시코 병원으로 진료 프로세스를 찾을 수 있다. 실제로, 에리조나와 같이 은퇴한 사람들이 거주하는 지역에서는 저렴한 처방약과 치과 진료를 위해 멕시코로 떠나는 투어버스가 운행되고 있다. 남쪽 캘리포니아 지역의 의료보험은 멕시코의 Tijuana지역을 연결하는 네크워크 제공자를 통해 의료서비스를 이용하는 환자들에게 더 낮은 의료비와 고용주의 부담금(Copayment)을 제안하기도 한다.

미국 노인들은 의료비가 저렴하고, 가정간호 비용 또한 미국에 비해 저렴한 멕시코에 4~5만여 명이 거주하고 있으며, 미국 대부분의 지역에서는 양로원 시설의 간호 비용이 6만 달러 이상이 소용되는 반면 멕시코에서는 미국의 1/4정도만 지불하면 질 높은 요양 치료를 받을 수 있다.

의료관광을 위해 미국과 멕시코 병원 및 지역 간 유기적인 관계를 유지하기 위해 달라스에 위치한 International Hospital Co은 멕시코 병원 4개와 미국 국경지역에 있는 3개 병원과 멕시코시티 근처에 있는 병원이 연합하여 구성되었다. 또한, Christus Muguerza는 멕시코에 위치하고 있지만 미국표준에 맞게 설립하였으며 이 시설을 통해 미국과 멕시코 국경을 따라 40여개의 지역사회가 형성되어있다.

4. 미국

의료시장에 있어서 최대의 의료관광객 배출국으로 2005년에는 약 50만 명, 2007년에 75만 명이 외국으로 치료를 위해 출국했다. 미국은 의료관광객을 Medical Traveler와 Medical Tourist두 가지 형태로 분류하고 있다. Medical Traveler는 미국의 비싼 의료비 때문에 싼 의료비를 찾아 외국을 여행하는 경제적 동기의 의료 여행자이며, Medical Tourist는 간단한 수술 등 의료목적과 함께 이를 계기로 상당기간 휴양관광을 겸하는 의료관광객으로 정의되고 있다. 미국 Medical Travel의 유형과 현황을 살펴보면 의료관광객 송출은 계속 늘어나 2017년도에는 1,500만 명을 예상하고 있으며 의료관광이 증가하는 배경은 무엇인가? 라는 질문에 답을 간단히 제시하면 다음과 같다.

① 보건 · 의료 개혁을 위해 미국은 장기적으로 1조2천억 달러 지출 예상

② 보건 · 의료 지출은 GDP의 17%를 차지하고, 10년 뒤에는 약 20%에 이를 것으로 예측

③ 예방적인 치료보다는 반응적 · 즉각적인 치료에 94%를 지출

④ 7,800만 명의 Baby Boomers(1946~1964년 사이에 출생한 전후 세대)는 지금 최고의 의료소비시기

⑤ 성인과 청소년의 비만인구 비율이 66%

⑥ 불안정한 의료보험체계하의 미국인 증가

- 약 46백만 명의 무보험자

표 6-11 Medical Travel 유형과 현황

Outbound	미국의 환자들이 의료치료를 받기위해 다른 국가로 가는 의료여행 (2007년도 미국인 750,000명 의료여행)
Inbound	다른 국가로부터 의료치료를 받기위해 미국으로 오는 의료여행 (2008년도 400,000명 예상)
Intrabound	미국 의료 환자가 자기가 영위하고 있는 거주지를 벗어나 미국 내 우수한 센터가 있는 다른 지역으로 가는 의료여행

- 고용주가 제공하는 의료혜택 수혜자 1억6천4백만 명
- 7천만 명의 Self-Insured Companies 가입자

제4절 미국의 의료보험 현황 및 의료정책 변화

I. 미국의 의료보험 현황

1) 미국 의료보험의 개요

미국의 GDP 대비 의료비 비중은 16.0%인 것으로 나타났다. OECD 주요국들 중에서 가장 높은 비중을 차지하고 있으며 OECD 평균 9.0%에 비해서도 7%나 높게 나타났다. 미국 다음으로 독일 10.5%, 스웨덴 9.4%, 영국 8.7%, 일본 8.1%순으로 나타났다. 미국은 OECD 전체국가들 중에서도 GDP 대비 의료비 비중이 가장 높은 나라이다. 그리고 미국의 1인당 의료비 지출은 7,538달러인 것으로 나타났다. OECD 평균3,060달러에 비해서도 2.5배나 높게 나타났다. 미국 다음으로 독일 3,737달러, 스웨덴 3,470달러, 영국 3,129달러, 일본 2,729달러 순으로 나타났다. 미

국은 비교적 부유한 OECD 주요국들보다 거의 2배 이상 지출하였다. 또한 미국의 1인당 의료비 중 공공부문이 차지하는 비율은 46.5%로 나타났다. OECD 평균 72.8%보다 낮은 수준이며, OECD 주요국들 중에서도 가장 낮은 비율을 보이고 있다. 미국 다음으로 독일 76.8%, 일본 81.9%, 스웨덴 81.9%, 영국 82.6% 순으로 나타났다. 이처럼 미국의 낮은 공공부문의 비율은 정부의 역할을 최소화 하려는 미국의 건보정책에서 기인한다고 볼 수 있다. 그러나 1990년 이래로 공공건강보험에 대한 보장의 범위가 점차 확대되면서 공공부문의 지출이 민간부문의 지출보다 급속히 증가하고 있는 상황이다. 미국의 국민의료비 지출 규모를 추정한 추계 결과를 보면 2035년에는 GDP대비 의료비규모가 약 38%수준에 이를 것으로 예상되고 있다. 향후 의료비 지출 증가는 미국의 심각한 고민거리가 될 수 있음을 암시한다. 미국의 재원조달방식은 공공부문에 의해 이루어지는 OECD 주요국들과는 달리 전체 국민의료비 중에서 민간부문이 차지하는 비중이 50%를 상회하는 상당히 다른 구조를 갖고 있다.

미국에서 건강보험은 하나의 상품으로서 구매가 이루어지는 것으로 그 구매여부는 개인의 소득에 의해 좌우되는 경향이 크다. 그리고 민간보험사는 손실부분에 대해 보험료 인상을 통하여 가입자에게 비용을 전가시킨다. 사용자 보험이라고 하지만, 노동자들도 보험료를 일부 부담해야 한다. 민간보험의 구조상 소득수준에 따른 정부의 지원 정도가 저소득 계층에게 오히려 불리하다. 현실적으로 대부분의 민간보험이 보험료와 일정액 혹은 전액 본인 부담을 연계시키는 방법을 쓰고 있다. 그 결과 OECD 주요국들에 비해서도 개인이 직접 부담하는 의료비의 비중이 매우 높다.

물론 민간보험사가 계약을 통하여 의료 제공자에게 높은 수준의 질을 유지하도록 압박을 가할 수 있다.그러나 다른 한편으로 민간보험사가 의료 제공자 간 가격 경쟁을 유도할 경우, 이는 비용 절감을 위한 제공자의 노력과 이에 따른 질 저하를 초래할 수 있다. 영리 민간보험 안에서는 이익률이 높을수록 질적 수준이 높다는 연구 결과도 있지만, 시장의료를 옹호하는 사람들의 주장과 달리 질적 수준은 민간보험의 경쟁이 심해지더라도 두드러지게 향상되지 않는다는 주장도 있다. 그렇지만 현실적으로 어떤 통계치도 그렇듯이 조사기관의 정치성향에 따라 결과가 달라질 수 있기 때문에 객관적인 통계를 얻는 것이 사실상 불가능 할 수 있다. 특히, 미국처럼 건강보장체계가 복잡한 나라에서 민간건강보험과 공공건강보험 중 어느 것이 더 미국인의 건강유지에 바람직한 것인가에 대한 우열을 한눈에 비교할 수 있는 객관적 자료는 존재하지 않는다고 해도 과언이 아니다. 이점 또한 미국이 여타 OECD 주요국들과 다른 부분이면서 미국 내에서 건보개혁의 찬 반을 둘러싼 끝없는 논쟁거리가 지속적으로 이어지는 이유이기도 하다(김성수, 2011).

2) 의료보험 플랜 유형

의료보험 회사에서 제공하고 있는 의료보험 플랜 유형은 다음과 같다.

(1) PPO Plans(Preferred Provider Organization Plan)

보험회사에 의해 조직화된 의료보험 그룹 시스템이다. 의사 및 모든 유형의 의료서비스 제공자는 보험회사의 PPO 시스템에 대한 계약을 체결하여 비용, 스케쥴 및 가이드라인을 채택한다. 이 보험을 이용하는 가입자는 의료서비스를 받을 때마다 일정 금액을 보험사와 공동부담하게 된다. 네트워크 내 의사를 이용했을 시, 일반적으로 금액의 80%를 보험사가 지불하고 네트워크에 속하지 않은 의사를 이용할 때, 보험 지급액은 낮아진다. PPO 네트워크 처방약을 저렴한 가격에 살 수 있다는 장점도 있다.

(2) HMO Plans(Health Maintenance Organization Plans)

건강보험 플랜의 유형으로 HMO 가이드라인에 동의한 의사, 병원 등 의료서비스 업체 이용 시에 한하여 의료보험 혜택을 받을 수 있다. 이 플랜의 장점은 낮은 연 보험료 납입금으로 서비스를 이용할 수 있으며 비교적 서류작성이 간단하다. 그러나 의료서비스를 선택하는데 제한이 있다.

(3) POS Plans(Point of Service Plans)

HMO 플랜보다는 더욱 유연하고, PPO 보다는 덜한 플랜 유형이다. 이 플랜에 참여하는 의사, 혹은 병원 리스트 중 의사 한 명을 선택 후 서비스를 이용하는 "Point of Service"이며, 이후 해당 질병에 따른 전문의가 필요할 경우 네트워크상의 다른 의사를 소개한다. 필요시 네트워크 이외의 의사나 의료기관을 이용할 수 있으나 특정 서류작업이 요구되고 보험회사에 해당 금액을 청구하여 상환 받는다.

(4) EPO Plans(Exclusive Provider Organization Plans)

HMO와 유사하나 네트워크 이외의 의료기관 이용 시 보험금 상환을 받을 수 없다. HMO보다 보험료 납입금액이 저렴하다. 네트워크 이외의 의료기관에서 서비스를 받는다면 보험혜택을 전혀 받을 수 없다. 일차 의사가 선택되고 이 의사가 대부분의 의료 이슈를 다루게 되며 필요시 전문의도 소개한다. EPO는 일반적으로 예방차원의 의료서비스에 중점을 둔다

(5) HDHP(High Deductible Health Plans)

2003년 시작된 플랜으로 높은 연 보험료 납입금에 비해 낮은 공제금액을 보장하는 HMO 및 PPO 플랜의 대안으로 제시되었다. Health Savings Account(HSA)나

Health Reimbursement Arrangement(HRA)와 함께 HDHP는 기존의 의료보험 혜택을 제공하면서 향후 의료비용을 위한 일정자금을 조성하여 이에 대한 세금혜택을 준다. 이 플랜의 장점은

① HDHP에 가입즉시, HSA를 만들 수 있고 돈을 저축하여 이자를 받을 수 있고 의료관련 비용 지출 시 세금 면제를 받는다

② HSA에서 세금면제 인출은 네트워크 이외 의료 서비스 지불을 위해서 사용될 수 있으며, 사전 승인이 요구되지 않는다

③ 65세 이상이 되면, HSA에 있는 금액은 어떠한 이유로든, 세금 면제로 인출가능하다

(6) HSA(Health Saving Accounts)

HSA의 장점은 세금에 대한 이익을 얻을 수 있으나, 항상 높은 공제금액(Deductible) 의료 보험 정책을 선택해야 하며 한 사람당 최소 1,000불, 가족 보험을 위해서는 최소 2,000불의 공제금액 의료보험 플랜을 선택해야 한다. 다른 한 가지 계약 조항은 현금 지불 비용은 개인당 5,000불을 넘을 수 없고 가족은 10,000불을 넘을 수 없다. 신입사원의 경우 새로운 HSA 가입에 문제가 있을 수 있다.

(7) Self-Directed Health Plans(SDHP)

PPO플랜을 기본으로 Self Directed Account(SDA)를 추가한 플랜이다. SDA는 연간 일정금액의 예금을 유지해야 하고, 일반적인 혹은 예방적인 의료서비스를 위해 사용된다. 당해 미사용 예금은 다음 년도로 이관된다.

(8) Prescription Plans

미국인들은 전 세계적으로 처방 약 사용이 많은 것으로 알려져 있고, Prescription Plan이 낮은 가격으로 이용할 수 있는데 도움이 된다. 이 플랜은 일반적으로 HMO, PPO, POS 혹은 다른 보험플랜의 일부분으로 구성되어 있다. 보험회사는 약 사용에 대한 제한을 할 수 있으며, 처방약에 대한 제한이 있다.

(9) Discount Plans

이 플랜은 의료 보험자에게 할인 혜택을 제공하기 위한 목적이다. 일정 신청서를 작성하고 월별 혹은 년 단위로 일정 멤버쉽 금액을 지급해야 한다. 이 플랜은 내과, 치과, 이비인후과, 처방약, 상담 등의 서비스에 대해 플랜에 따라 금액을 절약할 수 있다. 몇몇 플랜은 10~40% 혜택을 제공하기도 한다. 이 플랜은 의료보험 증권은 아니므로 의료보험의 대안이 될 수는 없다.

3) 미국 현지 의료보험사 및 보험의 종류

(1) 미국의 의료보험사

미국에는 한국과 달리 사보험제도 때문에 메디케이드나 메디케어를 들고 있는 사람을 제외하고는 모두 개인보험을 가지고 있어야 한다. 그래서 미국에는 크고 작은 수 십개의 보험회사가 있다. 하지만 보험료가 비싸기 때문에 현지 미국인들 중에서도 직장이 없는 사람은 보험이 없는 경우도 많고, 보험에 가입이 되어 있다고 하더라도 공제금액이 높아 환자부담금액이 많을 경우에는 보험료를 매달 낸다하더라도 보험혜택을 받는데 있어 의료비가 비싸기 때문에 갈수록 무보험자의 비율이 늘고 있다.

미국의 의료보험사는 〈표 6-12〉와 같다.

표 6-12 미국의 주요 보험사

UNITRIN	BLUEGROSS BLUESHIELD OF TEAXAS
NATIONWIDE	CELTIC
ALLSTATE	ASSURANT HEALTH
METLIFE	PRUDENTIAL
AMERICAN FAMILY INSURANCE	NEW YORK LIFE
KAISER PERMANENTE	AXA
WELL POINT	JOHN HANCOCK
HUMAN ONE	MASS MUTUAL
AETNA	AIG
UNITEDHEALTHCARE	TRANSAMERICA
ANTHEM	

(2) 보험의 종류

보험의 종류에는 건강보험(Health Insurance), 단기건강보험(Short-term Health Insurance), 학생보험(Student Health Insurance), 건강 저축계좌(Health Savings Account, HSAs), 치과보험(Dental Insurance)이 있다.

4) 미국 공공의료보험의 현황

미국에서는 한국과 달리 공공의료보험이 없다. 개인적으로 민간의료보험을 가입해야 하며 이것은 강제적이지 않다. 의료보험이 없는 사람의 수(Medicaid, Madicare 포함)가 40%가 넘고 그 숫자는 계속 증가하고 있다. 개인 의료보험도 비싸지만 의료보험이 있다고 해서 병원비가 저렴한 것이 아니기 때문에 의료개혁이 나온 것이다.

비싼 보험으로 인하여 계속적으로 Medicare, Medicaid 혜택자들이 증가하고는 있으나 18세 미만의 어린이, 65세 이상의 노인들이나 저소득층을 제외하고는 중간의 경제활동 인구에게는 개인 의료보험 밖에 선택사항이 없다. 특히 이민자들은 의료보험 혜택을 제공하는 직장에 다니지 않는 경우가 많아 더욱 더 의료혜택의 범주에서 벗어나 있다.

(1) Medicare

연방정부 프로그램(Federal entitlement programs)이고 이것은 65세 이상의 장애를 가지고 있는 사람에게 해당한다. 1965년부터 시작해 점점 확대되고 있으나 아직까지도 많은 사람들이 혜택을 받지 못하고 있다. Long-term care와 처방약이 포함되어 있다.

(2) Medicaid

연방주정부 프로그램(Federal-state, needs-based programs, Means-tested program)이다. 저소득층이 이용할 수 있는 자격이 있으나 저소득층 중에서 아이와 임산부, 장애인이나 노인이 이용할 수 있다. 이 메디케이드는 연방주정부의 법에 따라 조정된다. 또한 최근에는 어린이를 위한 보험이 확대되고 있다(CHIP, Children's health insurance program).

2. 미국의 의료정책의 변화

미국의 의료정책에 따라 거대한 시장수요(무보험자, Baby Boomers)가 창출될 것으로 예상할 수 있으며 이에 따른 움직임을 정확히 파악하여 대처한다면 한국의 의료관광은 비약적인 발전을 할 수 있게 될 것이다.

부시 행정부의 보건의료정책은 관리의료를 중심으로 한 민간의료보험이 주도하고 정부에 의해 운영되는 의료보장제도는 제한적 역할을 하는 고비용, 저접근성, 저

효율적 구조를 가지고 있었다. 또한 노년층, 장애인, 빈곤아동의 경우 정부가 책임지고 기타 국민의 경우는 민간의료보험이 담당하게 하였다.

오바마 행정부는 이러한 문제점을 해결하기 위해 전 국민 의료보험 가입, 민간-공공간의 적절한 재정 부담과 질 높은 서비스 제공을 위한 보건의료체계 구축을 목표로 하였다. 주요 개혁방향은 의료비 지출 효율화, 전 국민 의료보험 가입 촉구와 예방의학 및 공중보건의 강화이다. 전 국민의 의료보험 가입을 위해 국가건강보험 거래소(National Health Insurance Exchange)를 설치하여 개인 및 중소기업이 보험에 가입하기 용이하도록 하고, 별도의 공공보험을 만들어 원하는 국민이 가입하도록 지원한다. 그리고 세제혜택 및 보조금을 통해 저소득자, 개인 및 중소기업의 보험가입을 지원하고 각종 사회기관의 역량을 강화하여 취약계층을 해소할 계획이다.

오바마의 의료정책을 실천하기 위해서는 연간 500~650억 달러의 막대한 재원이 필요하고, 해리티지 재단(Heritage Foundation)에 따르면 10년간 1조1,700억 달러의 천문학적인 예산이 필요할 것으로 예상돼 가장 큰 걸림돌이 될 것으로 예상된다. 하지만, 이면에는 의료관광의 호재도 존재한다. 이러한 막대한 예산이 소요되는 것을 줄이는 한 방법으로 미국 환자의 해외 송출과 직접적인 연관이 있으며, 특히 최근 건강보험개혁법안에 대한 논의는 고용주의 환자 해외송출에 대한 동기요인으로 작용할 수 있다는 좋은 기회를 제공하기도 한다. 기업의 의료보험은 고령인구를 제외한 미국인구의 62%에 해당하는 약 1억6,400만 명이 현재 고용주를 통해 의료보험 혜택을 받고 있다. 하지만 미국의 금융위기로 인한 경기침체가 살아나지 못하는 상황에서 기업 고용주나 종사원은 의료보험 비용의 증가로 인하여 부담을 가지고 있으며 이를 극복하기 위한 방안으로 해외로 눈을 돌리고 있다.

2010년 3월 21일 미국 하원에서 통과된 건강보험개혁법안은 사실상 모든 국민을 건강보험 수혜자로 확대하는 것을 목표로 하고 있다. 이 법안이 실행되면 현재 건강보험 혜택을 받지 못하는 3,200만 명이 추가로 혜택을 받게 돼 건강보험 수혜 대상자 비율이 전 국민의 95%로 높아지지만, 하원의 수정안을 바탕으로 할 때 이를 위한 정부의 지출은 향후 첫 10년간 9,400억달러에 달할 것으로 추산된다.

오바마 정부의 의료법 개정안이 의료비를 낮추지 못할 뿐 아니라, 이미 높은 의료비의 부담을 더욱 가중 시키는 기회를 제공할 것이라는 여론도 있다. 정부가 모든 사람들이 혜택을 받는 의료서비스를 추구한다면, 의료비는 지속적으로 증가할 것이며 결과적으로 예전보다 높은 의료비를 지불해야 하는 상황이 초래될 것이라는 전망이다. 최근의 '의료서비스 지출을 낮추자는 미국 내 분위기'는 의료관광 도입으로 이어질 수 있다. 의료관광을 장려한다면 더욱 효과적으로 미국 정부가 추구하는 저비용 건강 보험 정책의 목적을 만족 시킬 수 있으며, 아울러 의료 관광 산업에서는 매우 환영할 만한 일이다.

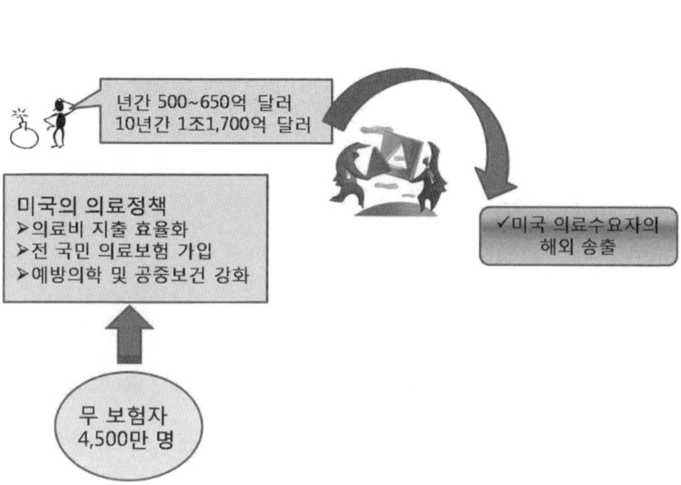

미국 건강보험개혁법안의 주요 내용 정리

1. 무보험자 5,400만 명 중 3,200만 명에게 건강보험 혜택(불법 이민자를 제외한 영주권자 등 미국인 대상)
2. 미국민 건강보험 혜택비율 86%에서 95%로 확대
3. 향후 10년간 9,400억 달러 정부 지출 소요
4. 건강보험 가입 의무화, 위반 시 연간 1인당 695달러 벌금
5. 기존 질병을 이유로 보험가입 거부 금지
6. 자녀 26세까지 부모 보험 혜택
7. 처방약품에 대한 건강보험 혜택 대폭 확대
8. 건강보험 재정 마련 위해 고액소득자들에게 과세
9. 사업주의 근로자 보험 가입을 유도하기 위해 50인 이상을 고용하는 사업주가 근로자들에게 건강보험 혜택을 주지 않을 경우 30명을 초과하는 근로자들에게 대한 건강보험 비용을 1인당 2,000달러씩 지급

제5절 국제의료기관 인증제도(JCI) 현황

I. JCI(Joint Commission Internation)

1) JCI의 개요

1994년 전 세계 80개국 이상의 보건의료기관, 보건국, 국제기관과 협력해 만들어진 단체이다. JCI의 인증이란 의료기관이 진료의 안전과 질을 향상하고자 수립된 기준을 준수하는지 여부 판단하기 위해 비정부기관인 별도의 독립 기관이 의료기관을 평가하는 절차이다. 인증의 기준은 의료기관이 환자 진료의 안전과 질을 향상하고, 안전한 진료 환경을 보장하며, 환자와 직원의 위험을 줄이기 위함이다. JCI의 목적은 기준에 의거한 객관적인 의료기관 평가 과정을 국제사회에 제공하는 것이다.

2) JCI의 장점과 단점

장점	단점
외부기관의 객관적인 평가와 의료기관의 자발적 평가	국내의 경우, 의료수가를 반영하지 않은 평가 기준
부서중심이 아닌 기관 전체에 걸친 평가	인증준비에 많은 시간과 노력이 필요
의료에 대한 유일한 국제 평가기준 적용	과도한 문서작업 요구
증거에 근거한 과학적 평가기준(추적조사법)	인증을 위한 전문 인력 필요
의료기관의 특성에 맞는 맞춤형 평가방법	스텝 간 의사소통 능력 필요
문제해결 중심의 평가	지속적인 교육 필요

JCI 인증평가의 편익은 의료기관의 경쟁우위 확보, 지역사회의 신뢰도 강화, 보험사 및 협회 이해관계자들의 인식 제고, 높은 환자진료 수준 입증, 의료기관의 개선 노력 체계화 및 강화 지원, 직원 교육 강화, 위기관리 향상, 원활한 직원채용, 직원들의 팀 구성 능력 증진이다. JCI 인증평가는 3단계의 과정을 거쳐 진행되며, 1차 컨설팅(JCI baseline consulting), 2차 예비평가(mock survey), 3차 본 평가(full survey)로 진행된다. 1차 컨설팅은 JCI 인증평가에 대한 설명, 평가항목에 대한 교육, 평가 준비 방법에 대한 조언 등으로 진행되며, 2차 예비평가는 컨설팅 이후 본 평가를 대비하여 평가 항목 충족 정도를 평가하게 된다. 3차 본 평가는 최초평가(initial survey)인 경우 평가 전 4개월 간의 기준 준수 여부를 평가 하고, 갱신평가(triennial survey)인 경우 평가 전 12개월 간의 기준 준수 여부를 평가 하게 된다. JCI 인증평가 절차는 평가 12 24개월 전부터 준비하며 의료기관은 JCI인증평가 기준집 확보와 인증 준비 시작, 평가신청서 제출과 평가 일정조율, 평가계약서와 평가비용 송장 수령 및 작성, JCI 평가단 대표와 평가일정을 최종 확인하게 되며, 정해진 평가기간에 JCI 인증평가를 받는다. 평가가 끝난 후 15일 이내에 인증 결정과 공식 평가 결과보고서를 수령하게 되며, JCI 인증을 유지하기 위하여 3년마다 갱신평가를 받아 지속적인 환자안전과 질 향상을 도모하게 된다. 이러한 JCI 인증평가 과정은모든 평가항목에 대해 의료기관이 환자안전과 의료의 질을 향상시키기 위한 요건을 충족시키거나 충족을 위한 개선활동을 어떻게 시행하는지 평가한 후 결정한다. 그러므로 인증평가 과정을 통해 의료기관은 자체적인 공약을 가지고 의료의 질 향상, 안전한 진료환경의 보장, 환자와 직원들의 위험을 줄이기 위해 끊임없는 노력을 해야 한다. 하지만 인증을 위해 과도한 시간적 비용적 투자를 필요로 한다.

2. JCI 인증 프로그램

1) 인증 프로그램의 종류

① 외래진료(Ambulatory Care)
② 임상병리검사실(Clinical Laboratories)
③ 가정진료(Home Care)
④ 병원(Hospital-Including the New Academic Medical Center Hospitals)
⑤ 장기치료(Long Term Care)
⑥ 의료운송(Medical Transport)
⑦ 1차 의료센터(Primary Care Centers)
⑧ 임상진료 프로그램(Clinical Care Program Certification)

2) 인증의 기준

현재 세계 국가별로 의료기관인증제도가 시행되고 있으며 그 현황은 아래 표와 같다.

표 6-14 국가별 의료기관인증제도 주관기구

국가	주관기구
미국	JCAHO(Joint Commission on Accreditation Healthcare Organizations)
호주	ACHS(Australian Council Healthcare Standards)
캐나다	CCHSA(Canadian Council Healthcare Service Accreditation)
영국	HQS(Health Quality Service)
대만	TJCHA(Taiwan Joint Commission on Hospital Accreditation)
프랑스	ANAES(National Ahency on Accreditation & Evaluation in Health)
일본	JCQHC(Japan Council for Quality in Health Care)
남아프리카 공화국	COHSASA (The Council for Health Services Accreditation for Southern Africa)

자료 : 각 주관기구 홈페이지 참조

JCI는 모든 환자진료 환경을 평가하며, 평가 시 각 의료기관별 조직 문화 및 해당 국가의 법적 요인을 고려한다. 평가 후 각 기준별 평점을 획득한 의료기관은 인증서를 받게 되며 이는 3년간 효력을 지니게 된다.

JCI의 의료기관 인증 기준(JCI, 2009)에 따르면 의료기관 인증 평가 부문을 크게 국제적 수준의 환자안전 목표, 환자중심기준, 병원관리기준으로 나누고 있다. 첫째, 국제적 수준의 환자안전 목표(International Patient Safety Goals)는 6개의 세부 목표로 구성되어 있다. 둘째, 환자중심기준(Patient-Centered Standards)은 환자 치료 과정에 직접적으로 연관된 7개의 평가기준으로 세분화 되어 있다. 셋째, 병원관리기준(Healthcare Organization Management Standards)은 환자 치료 과정에 간접적으로 연관된 6개의 평가기준으로 세분화 되어 있다.

표 6-15 JCI 평가목표

평가부문	평가목표			구분
국제적수준 환자 안전 목표(IPSG)	1-1	환자를 정확하게 확인한다		P
	1-2	효과적 의사소통을 향상한다		
	1-3	고위험 약물에 대한 안전을 향상한다		
	1-4	정확한 시술 부위 · 시술 · 환자 확인을 명확히 한다		
	1-5	의료관련 감염위험을 감소시킨다		
	1-6	낙상으로 인한 환자 위험을 감소시킨다		
환자중심기준	2-1	ACC	진료의 접근성과 연속성	P
	2-2	PER	환자와 가족의 권리	S
	2-3	AOP	환자 평가	P
	2-4	COP	환자 진료	P
	2-5	ASC	마취와 수술 및 진정요법	P
	2-6	MMU	약제관리와 사용	P
	2-7	PFE	환자와 가족 교육	S
병원관리기준	3-1	QPS	질 향상과 환자안전	P
	3-2	PCI	감염예방과 관리	P
	3-3	GLD	관리, 운영, 리더쉽	S
	3-4	FMS	시설관리와 안전	S
	3-5	SQE	직원의 자격과 교육	S
	3-6	MCI	의사소통과 정보관리	S

자료 : Joint Commission International Accreditation Hospital Standards; 3rd Edition.

현재 우리나라 JCI현황을 살펴보면, 2009년도 4개에서 2013년도 말 기준으로 상급종합병원 · 종합병원 · 병원 뿐만 아니라 의원급까지 인증기관이 확대되어 39개로 증가하였다.

3. 현황

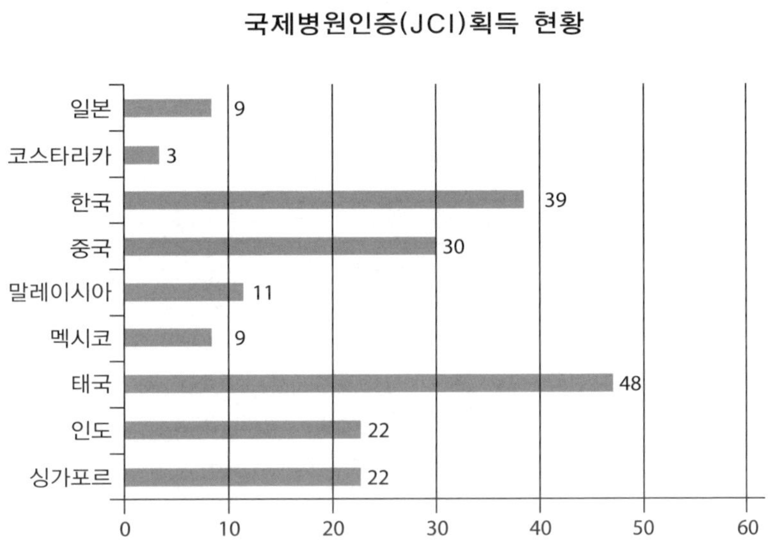

자료 : www.jointcommissioninternational.com(2013)

그림 6-4 주요 경쟁국의 JCI 현황

표 6-16 국내 JCI 인증 현황

인증 프로그램	의료기관
병원	Chonnam National University Hwasun Hospital
	INHA University Hospital
	Severance Hospital, Yonsei University College of Medicine
	The Catholic University of Korea, Seoul St. Mary's Hospital
	Ajou University Medical Center
	DanKook University Hospital
	EWHA Womans University Medical Center
	Konyang University Hospital

병원	Korea University Anam Hospital
	MizMedi Women's Hospital
	Pusan National University Yangsan Hospital
	Sejong General Hospital
	Seoul Wooridul Hospital
	Yonsei University Gangnam Severance Hospital
외래진료	ABC Plastic Surgery Clinic
	Ahn-Kyeon Eye Clinic
	Busan Balgeun Se Sang Eye Center
	Busan Ye Dental Clinic
	Daejeon Ye Dental Clinic
	Dunsan-dong Seo-gu Daejeon
	Dr. Yang-Che Kim's Skin Clinic
	E & Mi Wooridul Dental Clinic
	Goodwill Dental Clinic at Deokcheon
	Goodwill Dental Clinic at Hadan
	Goodwill Dental Clinic at Seo-Myeon
	Gumi Gongdan Ye Dental Hospital
	Gunsan Ye Dental Clinic
	Isam Health Center
	Kangnam Ye Dental Hospital
	Mokpo Ye Dental Clinic
	Noblesse Lee Myung-jong Plastic Surgery Clinic
	Oh Hui Jong Neurology Clinic
	Seoul Balgeun Se Sang Eye Center
	Smile Line Dental Clinic
	Songpa Ye Dental Clinic
	Sun Dental Clinic
	Sun Healthcare International
임상진료 프로그램	EWHA Womans University Medical Center
	Severance Hospital, Yonsei University College of Medicine
	The Gachon Brain Health Group

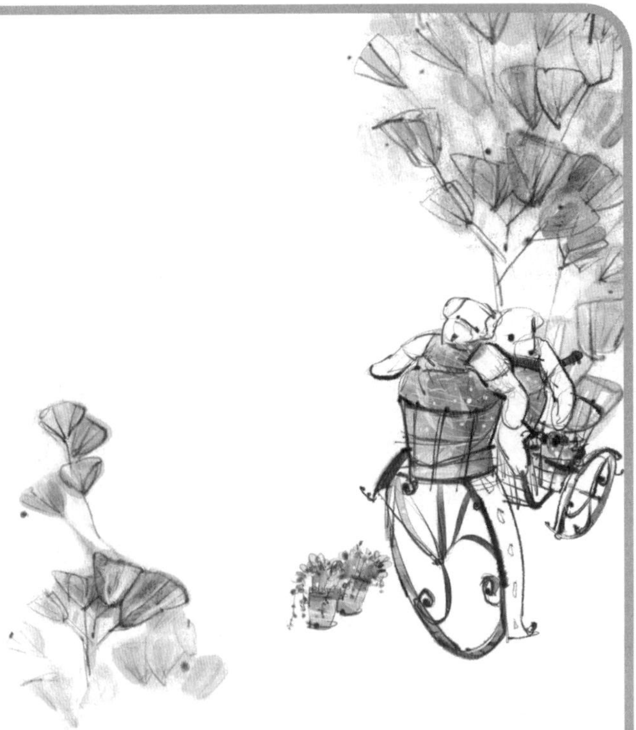

Chapter 07

의료관광 분야의 마케팅 조사 사례연구

제1절 한국관광공사 조사 사례

의료관광 분야에서의 마케팅 조사는 정확한 시장 예측과 소비자 요구분석을 파악하기 위함이다. 그러나 자료 수집과 환자인 소비자 및 의료관련 기관을 대상으로 통계조사를 실시하기는 현실적으로 많은 어려움을 가지고 있다. 우리나라에서는 대표적으로 한국관광공사와 한국보건산업진흥원에서 국가적인 마케팅 조사를 실시하고 있다. 한국관광공사는 2008년도부터 꾸준히 의료관광과 관련된 연구조사 보고서를 발표하고 있다 주요한 연구 자료는 다음과 같다.

표 7-1 한국관광공사 의료관광관련 조사

2015년도	한방의료관광 활성화를 위한 규제개혁에 관한 연구, 러시아 의료관광객 수용태세 조사
2014년도	의료관광 만족도 및 국내의료기관 서비스 수용태세 조사, 의료관광의 산업분류 체계서정 및 경제적 파급효과 분석
2013년도	한국의료관광 총람 입문편, 한국의료관광 총람 전략편, 의료관광 우수사례집, 한국의료고나광상품 8선(국문)
2011년도	한방의료관광 실무매뉴, 베트남 의료관광 시장조사, 일본건강보험 해외진료비 지급현황 사례조사, 의료관광객을 위한 병원문화 및 대표음식 매뉴얼
2010년도	한국 의료관광 주요상품 상품개발 가이드, 중국지역 의료관광 시장조사, 극동러시아지역 의료관광시장분석 및 만족도 분석, 의료관광 실무매뉴얼
2009년도	의료관광 경험자 만족도 조사
2008년도	의료관광 마케팅 조사

자료 : 한국관광공사(http://kto.visitkorea.or.kr/kor/biz/marketing/medical/data.kto)

한국보건산업진흥원(KHIDI)은 보건산업의 육성 발전과 보건서비스향상을 위한 건강경제 실천 정책개발, 건강경제 R&D 기획 및 관리강화, 현장중심 보건산업 육성지원, 글로벌 헬스케어 강화, 핵심가치 실현 경영체계 선진화 등 5대 전략목표를 추진하고 있다. 글로벌 헬스케어 강화를 위해 해외환자 유치 활성화, 의료기관 해외진출 가속화와 글로벌 R&D 협력강화를 위한 세부 전략과제를 위해 노력하고 있다. 이를 위해 보건산업 관련 뉴스클리핑, 보건산업동향, 의료서비스 각종 발간물 및 보고서, 포럼 및 세미나 자료, 글로벌시장 보건산업 정보, 보건의료 R&D 자료를 제공하고 있다.

I. 러시아 의료관광객 수용태세 조사의 주요내용(한국관광공사, 2014)

1) 의료기관 유형별 기본 준비태세

의료기관 유형별 기본정보는 국제인증을 받은 기관은 종합병원이 58.3%(7개)로 가장 높았고 의원 44.4%(4개), 병원 33.3%(3개) 순이었다. 전체 기관 중 46.7%(14개)의 기관이 국제 인증을 받은 것으로 나타났는데 JCI인증(12개)을 가장 많이 받았다. 이 외에 국제 인증은 중국의사협회와 ICR인증원이 있었다. 국내인증은 병원이 77.8%(7개)로 가장 높았다. 종합병원은 75.0%(9개), 의원 11.1%(2개) 순으로 나타났다. 전체 기관 중 60%(18개)의 기관이 국내인증을 받았다. 국제인증은 의원이 병원보다 많이 받은 것과 비교하여 국내인증은 병원이 의원보다 많이 받은 것으로 나타났다. 또한 기관 전체로 볼 때 국제인증보다는 국내인증을 더 많이 받은 것을 알 수 있다.

국제수가기준의 보유여부는 의료기관을 유형별로 살펴보면 종합병원(100%)과 의원(100%)이 가장 높았고 그 다음으로 병원(77.8%)이었다. 전체 30기관 중 96.7%(29개)의 기관이 국제수가기준을 보유하고 있다.

의료사고배상책임보험 가입은 의원이 77.8%(7개), 병원이 44.4%(4개), 종합병원이 25.0%(3개)순이었다. 또한 전체 30기관 중 46.7%(14개)정도만 가입되어 다소 낮은 가입률을 알 수 있다. 또한 의료사고배상책임보험은 종합병원보다는 의원의 가입이 높다는 점을 알 수 있다. 이는 종합병원이 상대적으로 높은 의료사고 배상책임보험료에 대한 부담과 낮은 의료사고배상 경험 등과 관련이 있으며, 또한 내부적 정책방향과도 무관하지 않을 것으로 사료된다.

의료기관 유형별 네트워크 실태는 국내외 유치업체와 종합병원이 100%(12개), 의원이 100%(9개)이 계약이 되어있고, 병원은 88.9%(8개)였다. 러시아 관광객 서비스 가능 여행업체는 종합병원이 91.7%(11개)로 가장 높고, 병원 88.9%(8개), 의원 55.6%(5개)순으로 나타났다. 러시아 코디네이터 소개 가능 업체/기관, 러시아 통역/번역 소개 가능 업체/기관은 종합병원이 100%(12개)로 조사된 전 종합병원이 모두 계약되어있는 반면 병원과 의원은 협업율이 80%가 채 되지 않았다.

러시아 환자 픽업 가능 대행업체, 숙박시설, 의료관광 관련 단체와의 협업은 평균 80%, 76.7%, 89.7%로 각각 나타났다. 그러나 간병인 서비스가 가능한 소개업체/기관과 협업 현황은 평균 43.3%, 변호사와의 협업 현황은 33.3%로 낮게 나왔다. 특히 의원에서 간병인 서비스가 가능 소개업체/기관과의 협업이 22.2%로 가장 낮게 나왔다. 이는 상대적으로 적은 병실 운영이 주 이유일 것이며, 동시에 전문 소개 업체의 부재도 원인으로 작용한다. 변호사와의 네트워크가 낮은 이유는 외국인환자와의 낮은 의료분쟁이 주 이유일 것으로 사료된다.

의료기관 유형별 협업관계 업체 수 평균을 살펴보면 먼저 국내 유치업체 평균수는 종합병원이 44개로 가장 높았고, 병원이 36개, 의원이 17개로 나타났다. 반면에 국외유치업체 평균수는 병원이 평균 41개로 가장 높았고 종합병원이 평균 14개, 의원이 2개로 나타났다. 협업숙박시설은 종합병원 7개, 병원 7개, 의원 4개로 각 유형별 기관간의 편차가 심하지 않았다.

2) 의료기관 유형별 전담부서 실태

의료기관 유형별 러시아 환자 유치를 위한 전담부서의 물리적 자원을 살펴보면 러시아환자를 위한 전담팀은 병원이 100%(9개)로 가장 높았고, 종합병원이 91.7%(11개)로 두 번째로 높고, 의원이 44.4%(4개)로 가장 낮았다. 러시아환자를 위한 상담/대기/휴식 공간은 종합병원이 91.7%로 가장 높았고, 의원이 88.9%, 병원이 55.6% 순으로 나타났다. 원격진료화상/상담시스템은 병원 77.8%, 종합병원 75.0%, 의원 44.4%순 이었다. 러시아어 원내 안내 책자는 종합병원, 병원이 각각 100%로 조사한 모든 기관이 구비하고 있었고, 의원은 66.7%(6개)였다. 이는 러시아 의료관광시장은 중증환자 위주의 의료관광 시장으로 종합병원과 병원이 의원보다 러시아환자가 유입이 많이 되어 의원보다는 종합병원과 병원이 이를 위한 전담부서의 물리적 자원이 상대적으로 잘 갖추어져 있다.

의료기관 유형별 의료관광 코디네이터 현황은 종합병원이 100%(12개)로 가장 높고, 병원이 88.9%(8개) 그러나 의원이 55.6%(5개)로 낮게 나타났다. 전체 총 30개 기관 중 25개(83.3%) 기관이 의료관광 코디네이터가 있다고 응답하였다. 의료관광 코디네이터가 있다고 응답한 기관 중 코디네이터 국적을 보면 한국인, 러시아인, 교포(고려인), 카자흐스탄 순 이었으며, 종합병원은 러시아인이 7명으로 가장 많았고, 그 다음으로 한국인 6명, 교포 5명 순이었다. 병원은 한국인이 6명으로 가장 많았고, 교포, 러시아인이 각각 4명으로 두 번째로 높았다. 의원은 한국인 러시아인이 각각 3명으로 가장 많았다. 의료관광 코디네이터 자격사항으로는 의료관광 관련 교육과정을 이수한 기관은 종합병원이 83.3%로 가장 높았고, 병원이 66.7%으로 전반적으로 관련 교육이 잘 이루어졌으나, 의원이 33.3%로 그렇지 못했다. 민간/국가 의료관광 코디네이터 자격증은 종합병원이 41.7%(5개)로 가장 높고, 병원이 33.3%(3개), 의원이 0.0%(0개)으로 평균26.7%로 관련 국가/민간 자격증이 의료관광코디네이터의 구직에 필수 조건이 아님을 보여주고 있다. 국내외 의료 면허증 소지는 종합병원이 16.7%(2개), 병원이 11.1%(1개), 의원이 0.0%(0개) 순이었다.

의료기관 유형별 의료관광 마케터 현황은 병원이 50.0%(8개)로 가장 높고, 종합병원이 50.0%(6개), 의원이 44.4%(4개)로 나타났다. 전체 총 30개 기관 중 18개(60.0%) 기관이 의료관광 마케터가 있다고 응답하였다. 의료관광 마케터가 있다고 응답한 기관 중 마케터 국적을 살펴보면 종합병원은 한국인과 러시아인이 각각 2명으로 가장 많았다. 병원은 한국인이 6명으로 가장 많았고, 교포, 러시아인이 각각 2명으로 두 번째로 높았다. 의원은 교포, 러시아인이 각각 2명으로 가장 많았다. 의료관광 마케터 자격사항으로는 의료관광 관련 교육과정을 이수한 기관은 병원이 55.6%로 가장 높았고, 종합병원이 50%, 의원이 22.2%였다. 민간/국가 의료관광코디네이터 자격증은 종합병원이 16.7%(2개)로 가장 높고, 병원이 11.1%(1개), 의원이 0.0%(0개)였다. 국내외 의료 면허증 소지는 종합병원이 16.7%(2개), 병원이 11.1%(1개), 의원이 0.0%(0개) 순이었다.

의료기관 유형별 의료진/행정부서 직원 교육 실태는 의료관광 관련 교육의 자체 실시 혹은 외부교육 지원항목은 종합병원이 91.7%(11개)로 가장 높았고, 병원과 의원은 각각 55.6%(5개)로 같았다. 러시아어 교육을 자체 실시하거나 외부 교육지원을 하는 기관은 종합병원이 66.7%(8개)로 가장 높고, 병원이 44.4%(4개)로 두 번째로 높았다. 의원은 0.0%(0개)로 러시아어 교육을 실시하지 않는 것으로 나타났다. 러시아 문화교육 자체 실시 혹은 외부 교육지원은 종합병원이 83.3%(10개), 병원 44.4%(4개), 의원0.0%(0개)순이었다. 러시아 음식 교육은 종합병원이 58.3%(7개), 병원 22.2%(2개), 의원0.0%(0개)였다. 전반적으로 의원보다는 병원이, 병원보다는 종합병원이 러시아환자 수용성과 관련한 교육을 잘 진행한 것으로 나타났다.

3) 의료기관 유형별 업무 프로세스

의료기관 유형별 업무 프로세스를 살펴보면, 우선 업무프로세스 매뉴얼 구비 여부는 병원이 88.9%(8개)기관으로 가장 높은 보유율을 보였고, 두 번째로 종합병원이 83.3%(10개), 세 번째로 의원이 66.7%(6개)였다.

입원 전 업무 프로세스 중 최초 연락 단계 서비스에서 러시아어가 가능한 대표전화는 종합병원이 91.7%, 병원이 77.8%, 의원이 55.6%였다. 러시아어가 가능한 상담 이메일은 종합병원이 91.7% 병원이 88.9%, 의원이 55.6%였다. 러시아 홈페이지 구축은 병원이 88.9%로 가장 높았고, 종합병원이 83.3%, 의원이 33.3%순 이었다.

자료수집단계 서비스에서 사전검사자료를 신속히 전달 받을 수 있는 웹 시스템은 병원이 66.7%, 종합병원이 41.7%, 의원이 22.2%였다. 러시아 번역 서식은 병원이 100%, 종합병원이

66.7%, 의원 55.6%순으로 나타났다. 자료수집 체크리스트는 병원이 66.7%, 의원이 44.4%, 종합병원이 33.3%였는데, 다른 항목에서는 종합병원이 프로세스 보유가 전반적으로 높았으나, 자료수집 체크리스트 항목은 다른 기관보다 낮았다.

의료상담 단계에서 온라인상담/원격화상 상담 문의 전담 의료진은 병원이 55.6%, 종합병원이 41.7%, 의원이 22.2%였다. 온라인상담 문의에 걸리는 시간규정을 둔 종합병원이 83.3%, 병원이 77.8%, 의원이 55.6%였다. 온라인상담 문의 결과의 전달 서식은 병원이 88.9%로 가장 높았고, 종합병원이 66.7%, 의원이 33.3%로 가장 낮았다.

교통편 제공은 전 기관이 60% 이하로 대체로 제한적이었다. 픽업서비스를 위한 다양한 차량 타입 제공, 픽업서비스를 위한 관련 지침 구비, 앰블란스 이용 환자 픽업 시, 러시아 코디네이터의 사전절차 숙지, 자체 픽업서비스 전담부서/담당자의 모든 항목에서 병원이 가장 높은 프로세스 보유를 보였다.

의료기관 유형별 입원/검사/퇴원 업무 프로세스는 입원 및 검사단계에서 러시아어 병원소개서 항목이 종합병원이 91.7%로 가장 높은 것을 제외하면 모든 항목이 병원이 가장 높게 나타났다. 특히 병원과 다른 유형의 의료기관을 비교하였을 때 편차가 큰 항목은 러시아어 입원정보 패키지(88.9%), 러시아 위성 tv방송(100.0%), 개인금고(55.6%), 러시아식 식단(77.8%), 주말 혹인 야간 러시아어 서비스 제공(88.9%), 러시아어 치료(수술) 전 주의사항(88.9%), 러시아어 각종 치료법(수술법) 동의서(100%), 러시아어 입원 동의서(100%)였다. 그러나 외국인환자 베드사이즈(26.7%), 개인금고(30%), 러시아 가능 의료인력(20%)로 상대적으로 매우 낮게 나타났다.

퇴원단계에서도 종합병원이 각종 검사 자료 CD사본 제공 항목, 퇴원 후 사전 숙박시설 예약 지원 항목만을 제외하고 나머지 모든 항목에서 병원보다 낮았다. 특히 전체 기관과 비교하여 병원이 높은 항목에는 러시아어 입원진단서 발급(66.7%), 러시아어 퇴원 교육지 제공(66.7%), 러시아어 입원 확인서 발급(55.6%), 의료서비스 체험후기 요청(88.9%), 러시아 영수증 발급(77.8%), 러시아어 보험청구서 작성 지원(44.4%), 퇴원 이벤트(55.6%), 외국인 환자 퇴원 시, 목적지까지 차량제공(88.9%), 퇴원 단계 관련 사항 체크리스트 보유(66.7%)였다. 그러나 러시아어 퇴원 교육지 제공(30%), 퇴원이벤트(30%)로 상대적으로 낮게 나타났다.

의료기관 유형별 사후관련 업무 프로세스 중 관광 및 사후 관리단계를 살펴보면 전 서비스 항목에서 병원이 가장 높았는데 국내 여행사 네트워크는 병원이 77.8%, 종합병원이 66.7%, 의원이 44.4%였고, 국내 여행 상품 구비 및 소개는 병원이 44.4%, 의원이 33.3%이며, 특히 종합병원이 16.7%로 현저하게 낮게 나타났다. 결국 의료기관에서 국내여행상품으로 연계가 미약한 것으로 나타났다. 사후관리 매뉴얼은 병원이 77.8%로 가장 높았고, 의원이 55.6%, 종합병원이 41.7%였다. 현지 의료진 및 의료기관 네트워크는 병원이 88.9%, 종합병원이 50.0%이며, 반면에 의원이 11.1% 매우 낮게 나타났다. 차후 의원을 위주로 현지 의료진 및 의료기관 네트워크 필요할 것으로 사료 된다. 동반자에 대한 서비스 항목은 동반자 편의시설 제공은 종합병원이 91.7%(11개)로 가장 높고 병원이 77.8%(7개), 의원이 44.4%(4개)였다. 동반자를 위한 정보 제공은 병원이 88.9%(8개)로 가장 높았고, 종합병원 83.3%(10개), 의원 66.7%(6개)순 이었다. 전반적으로 의료기관 유형에 구분 없이 환자의 동반자에 대한 준비가 잘 되어 있는 것으로 나타났다.

4) 의료기관 유형별 홍보/마케팅

의료기관 유형별 온라인 마케팅 현황은 온라인 마케팅을 홈페이지, SNS, 온라인 마케팅으로 나눠서 살펴보면 다음과 같다. 러시아 홈페이지 항목은 병원이 88.9%(8개)로 가장 많았고, 종합병원이 83.3%(10개), 의원이 44.5%(4개)로 가장 낮았다. 반면에 SNS는 전체 30개 기관 중 36.7%인 11개 기관만 운영하고 있었다. 병원이 66.7%로 가장 높았고, 종합병원 25.0%, 의원 22.2%순으로 나타났다. 러시아 홈페이지의 내용 중 병원이 가장 높은 항목은 의료상담 게시판 운영(66.7%), 정기적인 업데이트(77.8%)였고, 종합병원이 가장 높은 항목은 e-뉴스레터 제작 및 발송(33.3%), 자체운영(75.0%)이었다.

홈페이지를 운영하는 의료기관 중에서 외부 위탁운영을 하는 기관은 전체 중 13.3%(4개)로 자체 운영을 하는 기관이 더 많았다. SNS를 운영하고 있는 기관 중에서 정기적으로 업데이트를 하는 기관은 종합병원은 0.0%(0개), 병원은 44.4%(4개), 의원은 22.2%(2개)였다. 그리고 SNS 운영 방식은 모두 자체 운영 방식으로 하고 있다. 대체적으로 의료기관은 러시아 홈페이지를 운영하고 있는 반면에 SNS를 통한 마케팅 및 운영은 상당히 미흡한 것으로 나타났다.

의료기관 유형별 오프라인 마케팅 현황은 러시아어 병원 홍보용 소개 책자 보유

정도는 종합병원이 100%(12개), 병원이 88.9%(8개), 의원이 55.6%(5개)이고, 오프라인 마케팅 중 가장 많은 기관이 활용하고 있었다. 러시아어 병원 홍보용 소개 동영상은 종합병원이 91.7%, 병원이 88.9%, 의원이 22.2%였다. 러시아어 패키지 상품은 종합병원이 50.0%로 가장 많았지만 전체 의료기관으로 보았을 때, 패키지 상품은 43.3%(13개)로 마케팅 활용이 낮았다. 러시아 4대 매체인 TV, 신문, 잡지, 라디오를 이용한 홍보/광고도 전체 의료기관대비 활용도가 40.0%로 낮았지만, 병원은 66.7%로 과반 이상의 기관이 활용하고 있는 것을 알 수 있다. 지속적인 의료설명회는 종합병원, 병원, 의원이 비슷한 수준으로 나타났는데 종합병원이 75%, 병원이 77.8%, 의원이 66.7%였다. 지속적인 나눔의료행사는 종합병원이 75.0%로 병원(44.5%), 의원(33.3%)에 비해 높았다. 지속적인 관련 박람회/학회 참석은 종합병원 91.7%, 병원 66.7%, 의원 77.8%로 다른 항목에 비해 비교적 높게 나타났다.

5) 러시아환자 유치상의 애로사항과 지원 방안

러시아 환자 유치 상 애로사항은 전체 30개 기관 중 50%가 넘는 애로사항에는 러시아 전문 인력의 부족과 러시아 음식재료/식당의 부족, 러시아 내 홍보마케팅의 어려움을 들었다. 러시아 전문 인력 부족은 종합병원이 66.7%로 가장 높게 나타났고, 병원이 55.6%, 의원이 22.2%로 나타났다. 러시아 음식재료/식당의 부족도 큰 애로사항으로 병원이 88.9% 가장 크게 어려움을 느끼는 것을 알 수 있다. 러시아 내 홍보마케팅의 어려움도 병원이 77.8%, 종합병원이 58.3%, 의원이 55.6%로 병원이 종합병원이나 의원에 비해 러시아 내의 홍보마케팅의 어려움을 느끼고 있는 걸 알 수 있다.

러시아어 언어적 문제는 병원은 55.6%(5개), 의원은 44.4%(4개), 종합병원은 41.7%(5개)로 나타났는데 언어적 어려움은 상대적으로 규모가 작은 병원과 의원이 많이 겪고 있는 것으로 볼 수 있다. 러시아 의료/문화에 대한 이해부족은 병원이

66.7%, 종합병원이 41.7%, 의원이 22.2%이고, 기타 애로사항으로는 정부차원 지원 부족, 제한된 국내 에이전시 역할로 원내 담당인력 업무과중, 러시아 현지 법률 및 의료서비스에 대한 시장 분석 내용 부족 등이 있었다.

이런 애로사항을 해결하기 위한 지원 방안을 마련하기 위해 러시아 관련 교육 프로그램, 통역인력 지원서비스, 네트워크지원서비스, 협력업체 서비스 수준향상 지원서비스, 마케팅 지원서비스 부문의 요구도 조사를 실시하였다.

전문 인력 확보 지원책 요구도는 러시아 관련 교육프로그램, 지원요구도는 전체 90%(27개)가 원한다고 답하였고, 이 중 종합병원과 병원은 100%(12개)로 나타났고, 의원은 66.7%(6개)가 응답했다. 교육 내용으로는 러시아 의료시장과 제도에 대한 교육에 대한 요구가 73%(22개)로 가장 높게 나타났다. 이는 러시아의료시장에 대한 이해가 미흡한 것으로 나타났다. 또한 원하는 교육 프로그램의 내용으로는 러시아어 교육이 종합병원이 83.3%(10개), 병원이 66.7%(6개), 의원이 44.4%(4개)였고, 러시아 문화교육은 종합병원이 75.0%, 병원과 의원이 각각 33.3%였다. 러시아 음식교육은 종합병원이 91.7%, 의원이 33.3%, 병원이 22.2%였다. 러시아 의료시장과 제도에 대한 교육은 종합병원이 91.7%, 병원이 77.8%, 의원이 44.4%순이었다. 러시아 마케팅 교육은 종합병원이 91.7%(11개), 병원이 88.9%(8개), 의원이 55.6%(5개)였는데, 전체 기관의 80.0%가 마케팅 교육을 원했다. 기타로 의료관광인식 및 수요 등 현황 교육을 원한다는 응답이 있었다. 통역인력 지원서비스 요구도는 전체76.7%(21개)가 원한다고 답하였고, 이 중 종합병원이 91.7%, 병원이 88.9%, 의원이 44.4%로 나타났다. 통역인력 지원서비스 내용 중 통역인력 제공이 전체 70%로 가장 높았으며 병원이 88.9%, 종합병원이 75.0% 의원이 44.4% 이 내용을 원한다고 응답하였다. 반면에 러시아어 통역인력 구인 구직 연결 서비스는 병원이 77.8%, 종합병원이 50.0%, 의원이 22.2%로 통역 인력을 바로 제공해주는 것보다 요구도가 떨어졌다. 기타 필요한 통역 인력 지원서비스로 응급 시 통역 지원, 야간 24시간 콜 통역, 불만고충 콜과 프리랜서 전문 통역 인력 지원의 의견이 있었다.

업체 간 네트워크 지원 서비스 요구도는 의료기관 유형별 업체 간 네트워크 지원 서비스 요구도 질문에 전체 93.3%(28개)가 원한다고 답하였고, 이중에서 종합병원은 100%(12개)로 네트워크지원 서비스가 필요하다고 하였고, 병원과 의원도 각각 88.9%(8개)로 높은 요구도를 보였다. 네트워크 지원 서비스 내용에서는 유치업체, 여행사, 러시아어 통역서비스, 러시아인 간병인 서비스 가능한 업체 순서였다. 유치업체가 필요하다는 응답이 전체 기관 중 80%(24개)로 가장 높았고 유형별로 병원은 88.9%, 종합병원은 83.3%, 의원은 66.7%로 나타났다. 종합병원은 여행사(75.0%), 픽업서비스업체(83.3%), 러시아어 통역서비스 업체(75.0%), 러시아인 간병인 서비스 가능 업체(91.7%)의 서비스 요구가 높았고, 병원은 유치업체(88.9%), 여행사(66.7%), 러시아어 통역서비스 업체(77.8%)의 서비스 요구가 높았다. 의원은 유치업체(66.7%)이외의 다른 서비스에서 요구도가 그리 높지 않았다. 기타 네트워크 지원 서비스 요구 의견으로는 홈페이지 운영 및 웹 마케팅 대행 업체지원 서비스가 있었다.

협력 업체의 서비스 수준향상 지원서비스 요구도 종합병원이 91.7%(11개), 병원(88.9%), 의원이66.7%(6개)로 나타났다. 협력 업체의 서비스 수준향상 지원서비스 내용에서는 서비스 교육프로그램이 전체 기관 중 70%(21개)로 가장 높은 요구를 보였는데 종합병원이 83.3%, 의원이 66.7%, 병원이 55.6%였다. 이 외의 서비스 질 인증제도는 병원이 88.9%, 종합병원이 58.3%, 의원이 44.4%로 나타났고 의료관광 교육 프로그램은 종합병원66.7%, 의원이 55.6%, 병원이 44.4%순으로 나타났다.

마케팅 지원 서비스는 전체 30개 기관 중 93.3%(28개)로 높은 요구도를 보였다. 종합병원은 100%(12개), 병원과 의원은 각각 88.9%(8개)가 마케팅 지원 서비스를 원한다고 응답하였다. 마케팅 지원 서비스 내용을 살펴보면 러시아 주요 의료관광업체 정보 및 연결서비스83.3%(25개), 러시아 주요 홍보업체 정보 및 연결서비스 80%(24개), 러시아 의료관광시장 조사자료 76.7%(23개) 순으로 나타났다. 러시아 의료시장 조사 자료는 종합병원이 75.0%(9개), 병원과 의원이 각각 55.6%(5개)로 나타났다. 러시아 의료관광시장 조사 자료는 종합병원은 91.7%(11개) 기관이 필요하다고 응답하였고, 병원은 77.8%(7개), 의원은 55.6%(5개)로 조사되었다. 러시아 주요 의료관광업체 정보 및 연결서비스는 종합병원이 91.7%(11개), 병원은 77.8%(7개), 의원 66.7%(6개)로 조사되었다. 의료관광행사 주최는 병원이 77.8% 의원이 55.6% 종합병원이 50.0%순으로 나타났다.

제2절 한국보건산업진흥원 조사 사례

I. 2015년 외국인환자 만족도조사의 주요내용(한국보건산업진흥원, 2016)

1) 조사결과의 요약

□ 2015년 외국인환자 만족도 조사에 참여한 외국인은 총 677명이며, 국적별로는 미국 159명, 일본 64명, 중국 199명, 러시아 147명, 몽골 39명, 동남아시아 59명, 중동 10명

□ 의료서비스 이용을 주된 목적으로 한국을 방문한 외국인환자는 321명(47.4%)이며, 특히 러시아 환자 중 의료서비스 목적 방문 외국인은 110명(74.8%)으로 가장 많은 비중을 차지함

□ 의료서비스 이용을 위해 한국 의료를 선택한 경로는 가족 및 지인 추천, 인터넷 검색 등에 의한 자가 선택(71.0%)이 가장 많았고, 여행사 등 에이전시 소개(9.4%)가 2순위로 분석됨

□ 한국 의료를 선택할 때 가장 중요하게 고려했던 요소는 의료기술(62.2%), 의료진(21.3%), 의료장비(21.0%) 등의 순

□ 의료기관 방문 전에 의료진의 정보를 미리 알고 온 외국인환자는 전체 677명 중 224명(33.1%)이었으며, 이들 중 160명(71.4%)은 의료진을 지정하여 진료를 받았음

□ 그 외 외국인환자들의 한국의료 이용 과정의 주요 특징은 아래와 같음

- 동반자와 함께 입국 : 평균 1.53명
- 여행사 등의 유치업체 이용하여 의료기관 방문 : 124명(18.3%)
- 의료서비스를 위해 한국이 아닌 다른 국가 방문 : 179명(26.4%)
- 의료서비스 외 관광 등의 서비스 이용 경험 : 292명(43.1%)

□ 본 조사 결과, 외국인환자 677명은 한국의료에 대해 평균 90.5점 만족했으며, 전반적 의료서비스(0점-100점)에 대해 평균 88.7점 (68.7%는 90점 이상으로 응답)으로 응답하여 한국 의료기관이 제공하는 서비스에 대해 전반적으로 만족하였고, 한국 의료수준(0점-100점)에 대해 평균 88.8점(70.2%는 90점 이상으로 응답)으로 응답하여 외국인환자들은 한국 의료수준이 매우 우수하다고 인지하고 있음

2) 의료서비스 항목별 만족도

전반적 의료서비스 만족도 대비 '의사소통 및 환자존중', '정보 및 교육제공', '진료비', '병원생활', '병원편의', '직원서비스', '접근성' 에 대한 만족도가 높게 나타났다.

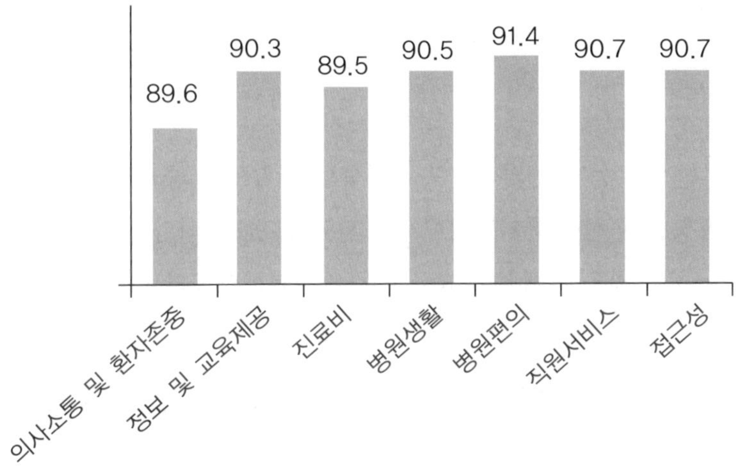

전반적 의료서비스 만족도(88.7점)

3) 한국 의료 수준

한국 의료 수준에 대해 677명이 응답하였으며 평균만족도는 88.8점이다. 한국 의료 수준이 50점 이하라고 응답한 외국인환자는 677명 중 8명(1.2%), 90점 이상이라고 응답한 외국인환자는 476명(70.2%)이다.

한국 의료서비스를 추후 재이용할 의향이 있는 외국인환자는 620명(91.6%)으로 재이용할 의향이 없는 외국인환자들의 평가점수보다 14.9점 높았다. 또한, 가족 및 지인에게 한국 의료를 추천할 의향이 있는 외국인환자들의 한국 의료 수준에 대한 평가점수는 추천 의향이 없는 외국인환자들의 평가점수보다 17.4점 높았다.

한국의료수준(Excellence)과 전반적 의료서비스 만족도는 일본과 몽골을 제외하고 모두 높았다. 일본의 경우 한국 의료 수준에 대해 평균 81.7점으로 전반적 의료서비스 만족도보다 7점이 낮았고, 몽골의 경우 한국 의료 수준에 대해 평균 88.4점으로 전반적 의료서비스 만족도보다 0.3점이 낮았다.

4) 만족도 진단

전체 외국인환자가 응답한 의료서비스 항목별 만족도와 중요도에 따르면, 병원생활, 직원서비스, 접근성이 유지관리에 요구되었다. 반면, 의사소통 및 환자존중과 정보 및 교육제공에 최우선 개선이 요구되었고, 진료비항목의 중점 개선이 요구되었다.

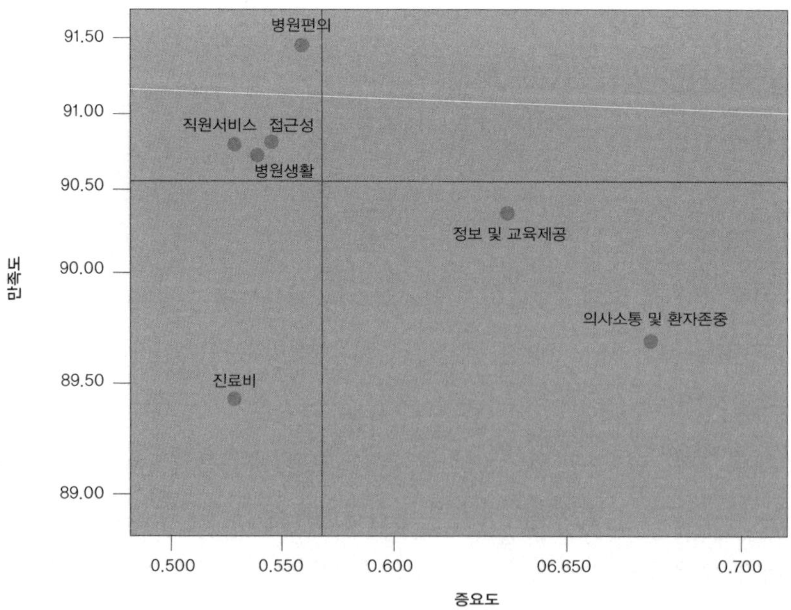

의료서비스 요소별 중요도와 만족도에 따르면, 치료 후의 결과와 환자 안전정보 제공의 요소가 최우선 개선이 요구되었다. 의사의 진료시간, 설명, 기술의 질과 대기시간 지연에 대한 안내 제공, 투약 정보에 대한 설명제공, 병원안내 등의 리플릿 자료 제공, 세부항목별 진료비 청구서 제공, 식사메뉴와 음식 맛, 직원의 의사소통과 존중서비스, 병원위치의 접근용이성 등의 요소는 중점 개선이 요구되었다.

5) 한국의료 이용 목적 및 방문과정

(1) 이용목적

조사에 참여한 외국인환자 677명 중 의료서비스 이용이 주된 목적인 환자는 321명(47.4%)이다. '11년에는 1,260명 중 735명(58.3%)의 외국인환자가, '12년에는 1,319명 중 919명(69.7%)의 외국인환자가, '13년에는 818명 중 555명(67.9%)의 환자가, '14년에는 744명 중 401명(53.9%)의 외국인환자가 의료서비스 이용을 주된 목적으로 한국을 방문하였다. 특히, 러시아 환자는 의료서비스를 주된 목적으로 한국을 방문하는 비중이 미국, 일본, 중국과 비교했을 때 가장 높았다.

(2) 방문과정

방문한 외국인환자 677명의 한국 의료를 선택한 경로는 자가선택 549명(71.0%), 여행사 등 에이전시 소개 73명(9.4%), 정부 간 협약 59명(7.6%), 보험사 직불 계약 51명(6.6%), 기업 지정 계약 41명(5.3%) 순이다7). 한국의료를 자가 선택한 외국인환자는 가족 및 지인 추천 267명(48.6%), 인터넷 검색 167명(30.4%), 병원추천 40명(7.3%), 신문 잡지 브로슈어 등 28명(5.1%), 기타 33명(6.0%), TV 라디오 14명(2.6%) 순으로8) 한국의료 정보를 습득했다.

6) 한국 의료진 정보 인지

조사에 참여한 외국인환자 677명 중 의료기관 방문 전에 의료진의 정보를 알고 있었던 외국인은 224명(33.1%)이었다. 또한 이 중 의료진을 지정하여 진료를 받은 외국인은 160명(71.4%)이었다. 국적별로 살펴보면, 방문 전 의료진의 정보를 알고 있었던 외국인환자의 비중이 가장 높은 국가는 일본(57.8%), 동남아(47.5%), 중국(45.2%), 중동(30.0%), 러시아(20.4%), 미국(18.2%), 몽골(17.9%) 순이었다.

7) 동반자 현황

조사에 참여한 외국인환자 677명 중 270명(39.3%)는 1명의 동반자와 한국을 방문하였으며, 동반자 없이 한국을 방문한 외국인환자는 185명(27.3%)이었다. 또한, 전체 외국인환자의 평균 동반자는 1.53명이고, 동반자와 함께 입국하는 경우의 평균 동반자 수는 2.12명이다11). 국적별로는 중국 환자는 평균 1.54명의 동반자와, 동남아시아 환자는 평균 2.98명, 중동 환자는 평균 6.30명의 동반자와 함께 한국을 방문하였다. 또한 러시아 환자의 47.6%는 1명의 동반자와 한국을 방문하였으며, 일본 환자의 21.9%는 2명의 동반자와 함께 한국을 방문하였다.

8) 여행사 등 유치업체 이용 현황

한국 의료기관을 방문할 때 여행사 등의 유치업체를 통해 방문한 환자는 전체의 124명(18.3%)이며, 국적별로는 러시아 환자 46명(31.3%)의 유치업체 이용 비중이 가장 높았다. 그 다음으로 중동환자 3명(30.0%), 몽골환자 11명(28.2%), 중국환자 50명(25.1%), 일본 환자 8명(12.5%) 등의 순이었다.

9) 타 국가 의료 이용 현황

의료서비스를 받기 위해 한국이 아닌 다른 국가를 방문한 경험이 있는 외국인 환자는 677명 중 179명(26.4%)이고, 국적별로는 중국 51명(25.6%), 미국 40명(25.2%), 러시아 40명(27.2%), 동남아 24명(40.7%), 몽골 10명(25.6%), 일본 9명(14.1%), 중동 5명(50.0%) 순이었다.

10) 의료서비스 외 관광 등 이용 현황

한국에서 의료서비스 외 관광 등의 서비스를 이용한 경험이 있는 외국인 환자는 677명 중 292명(43.1%)이며, 이용경험이 없는 외국인환자 365명 중 170명(46.6%)은 관광 등의 서비스 이용 계획이 있다고 응답하였다. 한편, 관광 등의 서비스 이용 경험이 있는 외국인환자 292명 중 쇼핑을 한 외국인은 186명(63.7%), 문화관광 125명(42.8%), 레저/오락 100명(34.2%), 뷰

티관광 41명(14.0%)13) 이었다. 국적별로는 중국환자의 59.8%, 일본환자의 42.8%, 동남아환자의 42.4%, 중동환자의 40.0%, 러시아환자의 37.4%, 미국환자의 35.2%, 몽골환자의 12.8%가 관광 등 서비스 이용경험이 있다고 응답하였다.

11) 의료서비스 등 이용을 위한 지출예산

의료서비스, 쇼핑 등을 이용하기 위한 총 지출예산에 대해 677명 중 165명(24.4%)은 110만원14)에서 550만원으로 응답하였으며, 127명(18.8%)은 55만원에서 110만원으로, 107명(15.8%)은 약 550만원에서 1,100만원으로, 69명(10.2%)은 1,100만원에서 5,500만원 지출예정이라고 응답하였다. 또한, 응답자의 17명(2.5%)은 1억원 이상 지출예정이라고 응답하였다. 국적별로는 러시아 환자의 43명(29.3%)은 약

110~550만원 지출예정이라고 응답하였고, 미국 환자의 6명(5.5%)은 1억원 이상 지출예정이라고 응답하였다.

12) 한국의료 장단점 및 외국인환자의 제안

한국의료를 이용한 외국인환자들은 한국의료의 장점으로 의료진의 높은 기술 수준과 우수한 의료장비, 의료진의 친절함, 전문적 통역서비스와 서비스 신속성 등 외국인환자 맞춤형 서비스 체계의 편의성 등을 선정하였고, 단점으로는 높은 진료비, 열악한 병원 인프라(복잡한 대기실, 불청결함 등)와 불확실한 대기시간 등을 선정하였다. 이러한 불편으로 인해 환자의 효율적인 시간배치 및 전문 의료통역원 충원을 통해 대기시간을 포함한 환자의 의료 서비스 전 과정에 통역이 제공될 수 있도록 개선해주기를 원했다.

Part 4 의료관광의 활성화 전략

Medical Tourism

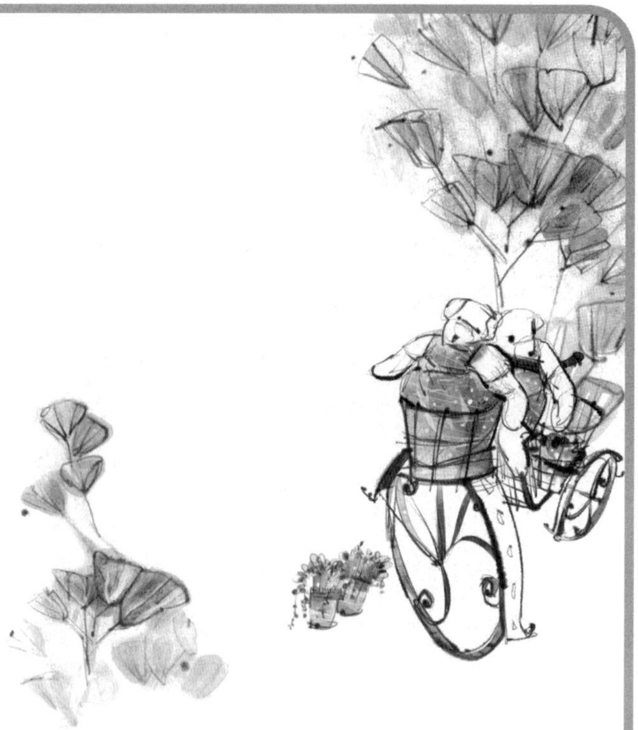

Chapter 08

의료관광활성화를 위한 전략적 제언

I. 의료관광의 전반적인 위험관리

의료관광 육성을 위해서는 많은 부분에 대하여 신중하게 접근하여야 한다. 선진국가와 비교하여 의료서비스 가격이 낮다고 해서 의료관광이 발전하는 것은 아니다. Lowest Cost는 의료관광의 질을 떨어뜨릴 수도 있으며, 의료관광객 또한 의사결정에서 가격만 저렴하다고 해서 의료관광지를 선택하는 것은 아니기 때문이다. 미국정부와 의료관광 기업체는 의료관광객의 최종 의사결정에 있어 목적지, 활동 등의 정보수집, 의료진의 조언, 위험판단, 기타 부상, 교통, 전염병에 대한 판단을 할 수 있게끔 안전에 대하여 최우선적으로 정보를 제공하고 있다.

의료관광객의 안전과 위험관리는 정부와 의료기관의 역할이다. 그럼으로 개인정보관리, 치료와 관련된 합병증, 혈액관리, 감염관리(간염, AIDS, 성병 등)에 대한 의료와 법적인 문제를 인지하고 있어야 한다. 이를 관리하기 위하여 의료관광의 학문적인 연구와 의료관광객에 대한 시스템적인 관리를 통해 의료 · 안전 · 정보의 삼박자를 갖추어야 한다.

① 의료관광에 대한 체계적인 학문적 연구가 필요

② 정보의 제공에 투명성이 필요

③ 정부의 승인 · 인허가 관리에 신중

④ 의료진의 계속적인 교육과 의료기술의 개발

⑤ 혈액관리, 의료기기의 위생관리

⑥ 전염병 통제

⑦ 수술실 관리

⑧ 합병증 방지를 위한 철저한 관리

⑨ 의료관광객에 대하여 모든 정보를 제공

⑩ 변호사, 병원 · 의료관광 코디네이터, 의료진 등의 협업적 시스템

2. 개인정보 보호

외국 의료관광객의 정보에 관한 관리가 필요하다. 특정 국가나 지역(유럽)에서는 개인에 관한 정보를 자국에서 해외로 전송하는 것을 제한하는 제도를 가지고 있다. 이는 국가나 지역별로 의료정보 또는 기타 개인정보 보호의 적용 방법이 상이함으로 주의를 요구한다. 대표적으로 미국, 캐나다 그리고 지역적으로 유럽연합의 개인정보 보호법에 대하여 살펴보도록 한다.

미국은 1996년도에 HIPAA(Health Insurance Portability and Accountability Act)를 시행하고 있다. HIPAA는 5편으로 구성되어 있는데 제2편-F부(Administrative simplification) : (행정의 간소화)부분이 개인의료정보의 보호에 관한 법률 제정에 근간이 된다. 또한 시행규칙인 식별가능한 개인보건의료정보 보호에 관한 표준(HIPAA Act 2003)에서 의료정보를 다루고 있다. 여기서는 규칙의 적용대상기관(의료보험자 의료제공자 의료정보전달기관), 보호되는 정보(개인식별 의료정보), 보호되지 않는 정보(개인익명화 정보), 의료정보의 이용과 제공 등을 규정하고 있다. 또 규칙에서는 ①환자의 의료정보에 대한 3가지 권리(권리개시청구권, 정정청구권, 설명보고권) ②환자프라이버시 침해 시 민 형사처벌 ③공중위생, 의학연구 등 국가적 우선사항에 대한 프라이버시권의 공적의무 ④의료정보 중 환자의 신원정보 사용의 의료목적 제한 ⑤의료정보 수탁기관의 프라이버시 보호시스템 및 절차 수립 등을 원칙으로 정하고 있다.

캐나다는 연방 개인정보보호법을 가지고 있는데 그것이 PIPEDA(Privacy Act and the Personal Information Protection and Electronic Documents

Act)이다. 개인정보보호법은 개인정보에 대한 수집, 사용 그리고 정보에 대한 공개를 캐나다 정부기관이나 장소적인 제한을 적용 한다. PIPEDA는 상업적 활동에 의해 수집된 개인적 정보의 수집, 사용 또는 공개와 "국제적 교역에서 발생하는 개인정보"에도 적용하고 있다. 보호되는 개인정보는 미국 HIPAA의 보호항목 뿐만 아니라 더욱 광범위하게 개인의 수입, 구매, 소비행태, 결혼 및 종교, 교육, 유전 메이크업과 민족성 등 모든 개인 식별 정보가 보호된다.

유럽연합의 경우는 EU DATA Directive(Directive 95/46/EC)를 통해 의료정보와 기타 개인정보-은행 계좌 거래내역, 신용카드 번호, 주소, 범죄기록, 취업과 정보의 거의 모든 유형을 확인된 사람에게 연결할 수 있다. 하지만 유럽연합 안에서 "관리자(Controller)"를 통해 운용되면 외부에서도 마찬가지로 유럽연합 안에서 관리자의 통제를 받아야만 한다. EU DATA Directive의 핵심은 유럽으로부터 유럽연합을 제외한 제3국으로의 자료 전송을 금지하고 있다는 것이다. 이로 인해 미국은 유럽환자에 대한 정확한 의료정보기록(Medical care history)을 받아보지 못할 수도 있다는 것이다.

국내는 지난 10여 년간 선도적인 정보화정책을 통해 세계 1위의 초고속 인터넷 국가라는 정보 사회의 기반을 구축했다. 그러나 정보화가 고속화되면서 개인의 사생활 침해, 개인정보의 불법적 이용 등의 정보화역기능 문제가 심각한 사회문제로 대두되고 있다. 또한 인터넷 환경의 변화에 따른 개인정보의 범위 확대로 생체정보, 위치정보, 네트워크 정보와 같은 새로운 유형이 지속적으로 증가하고 있으며 이러한 새로운 개인정보 유형들은 침해의 발생 및 피해구제의 필요성을 인식하게 되었다.

개인정보는 정보주체의 프라이버시 보호 요구와 사업자의 마케팅 등의 수집 및 활용사이에 이해상충 및 갈등관계에 있으며 이에 따라 개인 정보 침해의 위험성이 증가되고 있다. 또한 대량의 개인정보가 고의 또는 과실에 의해 언제라도 개인정보가 침해, 누설될 수밖에 없는 위험성에 놓이게 된다.

의료관광을 수행함에 있어 각 국가의 의료관광객을 상대하면서 국제적인 분쟁을 방지하기 위해 정부는 개인정보보호를 위한 국제협력과 외국인 개인정보에 관한 법조항에 대한 개정 · 신설이 필요하고, 의료기관 및 유치기관은 각 국의 개인정보 보호에 대한 현황과 이행에 각별히 주의하여야 하며, 취득된 정보에 대한 보호가 필요하다.

표 8-1 국가/지역별 개인정보 보호 현황

국가/지역	개인정보 보호법	정보보호	국제적 적용
미국	HIPAA	신원을 확인할 수 있는 의료정보에 대한 보호	미국 이외의 국가에서는 적용 하지 않음
캐나다	PIPEDA	개인정보 보호, 상업 활동에서 수집, 사용되거나 공개되는 의료정보	국제교역에 적용되는 개인정보
유럽 연합	EU DATA	의료 정보뿐만 아니라 광범위하고 다양한 개인적 정보가 확인된 자에게 제공	유럽 내에 운영되는 DATA 및 이외의 국가에도 EU에서 통제를 받음

3. 의료분쟁 대비

1) 외국인환자의 의료분쟁 사전 예방

(1) 의료진 및 관계자 측면

의료행위는 본질적으로 환자의 신체에 침습을 수반하기 때문에 진료, 진단, 예방, 치료 등을 목적으로 실시되는 모든 행위가 정당행위로 평가되지는 않는다. 실시된 의료행위가 정당행위로 평가받기 위해서는 의료행위 이전에 의사의 의료행위 과정 중 발생될 수 있는 위험성과 충분한 정보를 환자에게 제공하고 환자로부터의 동의가 있어야 한다.

의사는 환자로부터 진료계약의 의무를 환자 또는 환자의 가족에게 질병증상, 치료내용, 치료방법, 치료필요성, 발생되는 예상위험, 의료행위 당시 의료수준에 비추어 상당하다고 판단되는 내용 등을 설명하고, 의료행위를 받을 것인지에 대한 여부를 환자가 선택하도록 해야 하는 의무가 있다. 의료진 및 관계자가 환자에게 이 같은 설명을 하는 것은 도덕적 의무가 아닌 법적 책임과 의무라 할 수 있다(김지영 박윤형, 2007).

국제진료 시 외국인환자에 대한 위와 같은 설명의무는 우리나라의 언어가 아닌 환자 해당국의 언어로 이루어진다는 어려움이 있다. 의료진 및 관계자와 외국인환자 사이에서 의료행위에 대한 원활한 대화가 어렵다면 서로에게 진료행위에 대한 불신과 불안감을 초래할 수 있다. 따라서 국제진료를 진행하기 위해서는 유치환자 해당 국가의 외국어를 유창히 할 수 있는 의료진이나 간호사 혹은 의료코디네이터가 준비되어 있어야 한다. 바로 이러한 문제점 해결 때문에 국내 환자에게 적용되는 의료행위 설명의무보다 훨씬 강화된 기준으로 설명의 의무를 적용해야 한다.

국내 환자진료에 있어서는 의사와 환자의 양자간 대화의 구조가 이루어졌다면, 국제진료 시에는 의사와 외국인환자 사인에 원활한 대화를 매개할 수 있는 제3자가 필요하다.

그리고 그 제3자는 의료에 대한 전문적 지식을 갖춘 간호사 이상의 의료인이어야 할 것이다.

국제진료의 어려움과 문제점 속에서 외국인환자에 대한 설명의무를 보완하기 위해 다음과 같은 해결방안을 제시하고자 한다. 우선, 외국인환자의 건강상태에 대해 정확한 이해를 하고 진료 및 치료방법에 대한 설명을 의학적 소견으로 충분히 설명할 수 있는 의료전공자들이 의료코디네이터나 의료전문통역사로 참가할 수 있도록 해당 분야의 자격 기준을 강화해야 한다. 영어와 일본어는 국내의 많은 의료진들의 언어활용이 가능하기 때문에 국제진료에 문제가 없을 수 있지만, 최근 국제진료의 대상인 외국인환자가 러시아, 중국, 몽골국가 라는 점을 감안한다면, 향후 이들 국가에 대한 의료코디네이터나 의료전문통역사의 적극적인 양성이 필요한 시점이다.

둘째, 국제진료 시 의사와 외국인환자간의 설명의무와 동의의 과정등 의료분쟁 소지가 있는 과정에 대하 디지털화된 자료를 남겨두는 방안도 검토할 수 있다. 디지털 자료는 의료진 및 관계자의 설명의무 및 주의의무 위반 유무의 판단과 함께 의료코디네이터나 의료전문통역사인 제3자의 역할이 성실히 수행되었는지 판가름 할 수 있기 때문이다.

(2) 병원의 국제진료 시스템 측면

외국인환자의 진료기록도 국내환자와 동일한 프로세스를 적용해야 한다. 예약, 진료, 퇴원, 결과상담 및 사후관리까지 모든 의료행위 절차를 차트화하고 기록을 남겨두어야 하며, 각 단계별로 주의사항에 대한 체크리스트 및 문제발생 시 대응 매뉴얼을 구축해야 한다. 이러한 과정은 업무의 신속성, 효율성 및 정확성을 높여주며, 담당 의료진이 바뀌거나 다양한 형태의 외국인환자 내원시에도 일관되고 수준 높은 의료서비스를 제공할 수 있는 장점이 있다. 또한 외국인 환자를 위한 상담창구가 마련되어야 한다.

특히 비영어권 국가의 환자는 문제발생시 언어에 대한 심리적 위축이 불안감을 더 극대화할 수 있기 때문이다. 진료예약당시 진료계약서 작성과 함께 의료분쟁 발생시 중재자, 해결절차 및 방법을 사전에 미리 작성해두고 협의해 두어야 한다. 이러한 규정은 실제 의료분쟁 발생 시 예기치 못한 갈등을 사전에 방지할 수 있다.

국제진료 시스템의 절차는 국제진료로 경쟁하고 있는 수많은 국가의 병원에서 JCI인증을 통한 사전 준비를 하고 있다. 물론 JCI인증이 의료분쟁의 예방책이거나 병원의 국제진료 수준이 높음을 나타낼 수 는 없지만, 국제적인 기준으로서 병원 의료진과 환자의 권익보호, 병원의 안전성 입증, 의료서비스의 최소한의 기준 등을 외국인환자에게 제시함으로써 보다 객관적인 평가와 신뢰를 줄 수 있다.

2) 외국인환자 의료분쟁 발생 시 해결방안

국제진료와 같이 국가와 국가 간 거래나 외국인이 피해를 입은 사건에 대해 불법행위지의 법이 기준이 된다. 따라서 진료행위 계약 시 외국인환자의 요청에 의한 별도 규정이 없었다면, 의료분쟁 발생 시 우리나라의 법을 준거법으로 하고 우리나라의 법원을 관할법원으로 적용할 수 있다.

하지만 같은 법이 국제진료 시 발생되는 의료분쟁에 적용될 경우 외국인환자 측면에서는 타국에 유리한 해결방법이 결코 받아들이기는 쉽지 않을 것이다. 국제진료를 유치하는 국내 병원도 외국인 환자의 입장을 반영한 의료분쟁 제도가 있는 국가에 환자를 빼앗길 가능성이 클 것이다.

(1) 화해

의료행위 과정 중 예기치 못한 상황이 발생되면 환자는 의료진 및 의료관계자에게 항의를 하고 불만을 표시하데 된다. 병원에서는 의료과실 여부를 확인한 이후 병원에서 해결 가능한 책임의 범위를 환자에게 제시하고 협상의 과정을 거쳐 합의를 하게 된다.

만약 원활한 합의가 진행되지 않는다면 소송으로 확대되고 이때 병원과 환자 양쪽 모두에게 경제적 손실과 시간적 손실을 줄 수 있다. 특히 병원은 이미지 하락 및 의료신뢰의 하락을 가져올 수 있어 외국인 환자와의 분쟁발생 시 합의를 유도하는 것이 가장 합리적 방법일 것이다.

외국인환자와의 의료분쟁이 소송으로 가지 않도록 하기 위한 전제 조건으로 앞서 이야기 한 외국인환자와의 의사소통능력이 가능한 의료진 및 의료관계자가 준비되어 있어야 하고 의료행위 과정에서도 세심한 주의가 필요 하겠다.

(2) 조정

외국인환자와 의료분쟁 발생 시 합의가 이루어지지 않았을 경우에는 '의료분쟁조정법'을 통한 해결방법을 검토할 수 있다. 하지만 '의료분쟁조정법'의 경우 현재까지 환자단체와 의사단체와의 이견으로 쟁점사항에 대한 협의가 이루어지지 않은 상황이다. 의료분쟁조정법 개정 등의 환자단체와 의사단체와의 협의를 통해 외국인환자와의 의료분쟁에도 실질적 인 대처가 가능하도록 할 필요가 있겠다.

(3) 중재

외국인환자화의 의료분쟁 발생 시 앞선 방법에 의한 합의가 이루어지지 않을 경우 최선의 해결방법으로 '중재'를 통한 해결도 검토할 수 있다. 중재를 통한 의료분쟁 해결방법은 세계 각국의 법학자 및 연구자들도 국제의료관광박람회(WMTC, World Medical Tourism Congress)를 통해 의료분쟁의 해결방안으로 '국제중재'를 권하고 있다. 이를 위해 공신력을 지니고 있는 중재기구에서 외국인환자와의 의료분쟁 중재를 위한 중재인 육성에 노력을 기울여야 할 것이다. 의료분쟁 전문 중재인을 육성하기 위해 대학교수, 국내외 전문 의료진, 국제변호사 등을 중재인으로 섭외하고 교육훈련을 하는 것이 앞으로 남은 과제이다(변승혁, 2016).

4. 마케팅 활성화 전략

의료관광 마케팅은 의료부문, 관광부문 그리고 서비스 부문이 결합된 복합적인 마케팅영역이다. 그럼으로 어느 한 가지 부문에 국한하여 전개할 경우 자칫 오류를 범할 수 있다. 전략 운영에 있어 원론적인 마케팅 학문에 의료관광의 특징과 의료관광 상품 · 산업의 특성을 정확히 분석하여 반영하여야만 의료관광에서 마케팅적으로 활용이 가능하다.

1) 의료관광 마케팅 믹스 전략

전통적인 마케팅 믹스의 수단인 상품(Product), 가격(Price), 유통(Place), 촉진(Promotion)의 핵심요소를 배합하는 것을 의미한다. 의료관광은 더 복잡하여 이와 같은 전통적인 4P이외에 추가로 사람(People), 물리적 환경(Physical Environment), 과정(Process), 패키징(Packaging), 프로그램(Program), 제휴(Partnership) 등을 포함하여야만 의료관광산업의 특성을 반영할 수 있다.

표 8-8 **의료관광 마케팅 믹스**

구성요소	구성내용
상품	의료기술, 의료관광자원, 의료기관 서비스, 의료관광지내 판매상품, 운동기구시설, 보조시설, 교통시설, 의료관광프로그램
가격	의료비, 관광비용, 체재비용, 의료수가, 항공 및 교통비
유통	중간판매인(의료관광 전문 에이전트), 홍보매개체, 온 · 오프라인, 의료관광전문여행사
촉진	광고, 판촉물, 인적판매, 에이전트간 네트워크 구축, 워크샵 개최, 컨퍼런스 및 각종 세미나 개최
사람	의료진, 참가자, 관광조직, 병원 · 의료관광 코디네이터

물리적 환경	Facility Layout, 서비스케이프, 서비스 인카운터, 인테리어
과정	의료서비스 과정, 사전 · 사후 서비스 제공 과정
패키징	관광자원과 연계, 의료관광 상품화
제휴	병원, 관광사업체, 정부, 지자체, 3rd Parties

의료관광산업의 주를 이루고 있는 의료산업의 특성상 사람, 물리적 환경, 서비스 과정, 패키징 및 제휴 등에 의존하는 산업이기 때문에 이 부분에 대한 중요성이 더욱 강조되고 있음으로 이의 모든 것을 포함하여 마케팅 믹스 전략을 수립해야 한다.

2) 마케팅 전략방안

의료관광산업에 대한 활성화와 마케팅전략의 관점에서 마케팅 환경의 내부적 강점과 약점, 외부 환경적 기회와 위협요인들을 체계적으로 파악하여 전략방안을 모색하여 마케팅 전략을 제시한다.

표 8-9 **한국 의료관광의 강점요인에 대한 마케팅 전략**

<table>
<tr><th>강점요인</th><th>마케팅 전략 관점에서 고려할 요소</th></tr>
<tr><td>우수한 기술력</td><td rowspan="6">• 한국의 우수한 의료기술력과 서비스에 대한 체험을 할 수 있도록 해외 의료진 · 의료관광 관련업체의 임직원 초청 · 체험 프로그램 운용
• 한국의 발전된 의료관광 홍보를 위한 국제적인 정책발표 · 학술회의 · 컨퍼런스 · 박람회 참가 및 발표, 국내유치 활동</td></tr>
<tr><td>기술 대비 가격 경쟁력</td></tr>
<tr><td>정부 · 지자체 · 의료기관의 해외 환자 유치에 대한 적극적 자세</td></tr>
<tr><td>세계적 IT 기술력 확보</td></tr>
<tr><td>지리적 거점의 유리</td></tr>
<tr><td>항공 · 교통의 접근성 용이</td></tr>
</table>

높은 교육열을 바탕으로 한 인재풀(Labor Pool) 풍부	• 정부 · 지자체 · 의료기관 및 관련기업 등이 시너지 효과를 낼 수 있는 통합정보시스템의 구축 • 인재풀을 활용한 의료관광 전문 인력 양성 • 외국 의료기관 및 지원업체의 유치
서비스 산업의 발달	
대체보완의학(CAM)의 발달 한국 전통의학	

표 8-10 한국 의료관광의 약점요인에 대한 마케팅 전략

약점요인	마케팅 전략 관점에서 고려할 요소
낮은 국내 의료서비스의 인지도 및 평가	• 국제적인 병원시스템 인증 획득 JCI(Joint Commission International), ISQua(International Society of Quality Healthcare) 및 정책적 지원 • 의료관광 전문 에이전시 육성 • 의료관광 전문 교육기관 및 현행 관련학과 연동으로 전문 인력 배출을 통한 의사소통(외국어), 상품화, 마케팅 부문등 전문영역의 보완 • 의료관광에 대응할 수 있는 보험회사의 육성 • 출입국 및 체재에 불편이 없도록 비자관련법의 보완
의료과실에 따른 대책 미흡	
의료관광 상품화 및 마케팅 부족	
의사소통 부족(외국어)	
의료관광의 전문 인력 부족	
제도적 환경과 정부의 지원이 경쟁국과 비교 하여는 부족	

표 8-11 한국 의료관광의 기회요인에 대한 마케팅 전략

기회요인	마케팅 전략 관점에서 고려할 요소
경제 · 사회의 선진국 진입 모드	• 종합적으로 외국 의료관광객을 수용할 수 있는 의료관광단지 조성 • Target Market의 선정(미국 · 유럽 · 일본 등의 Baby Boomer, 은퇴자, 미국의 의료보험 정책변화에 따른 잠재 수요층)
강력한 정부의 의료관광 지원의지	
국내의료에 대한 외국의 관심증대	
세계적인 의료관광 수요 증대 Baby Boomer세대 및 노령화 증가	

특화된 의료관광 상품 개발 피부 · 성형, 한방, 건강검진 상품	• 한국의 특성과 강점을 살린 의료관광 상품 개발(한방, 성형, 척추, 장기이식 등)하여 특화 • 의료보험 보장을 받지 못하는 해외 교포 유치 • 내 · 외국인의 균형적인 의료서비스
아시아 의료관광시장의 지속적인 증가분위기	
해외 관광객 증가	

표 8-12 **한국 의료관광의 위협요인에 대한 마케팅 전략**

위협요인	마케팅 전략 관점에서 고려할 요소
의료관광 경쟁국의 해외환자 유치 확대 및 경쟁가속화	• 의료법에 대한 보완 대책을 의견 수렴하여 반영 • 외국인 의료관광객의 국내 활동을 지원할 수 있는 금융 · 보험 등의 인프라 구축 • One-Stop Service를 위한 정부의 지원과 시스템의 구축 • 한국관광공사의 중저가 호텔 육성(Good Stay, Benikea)을 의료관광과 연계하여 숙박해결 • 의료과실에 대한 대책으로 • DMZ(비무장지대), PLZ(평화 · 생명지대) 관광 상품과 연계 또는 북한과 연계한 의료관광 상품 개발
의료시장 개방에 대한 대외 압력증가	
의료법의 제한된 규제 잔존	
의료관광 지원 인프라의 부족	
숙박 등 가격경쟁력 열세	
유가에 의한 항공가격 경쟁력의 변동 가능성(접근성 차원)	
의료관광에 관련된 보험회사의 제한된 업체 수	
남북 분단 및 대치 분위기	

5. 인재육성 전략

1) 의료관광 인재육성 전략

의료관광 활성화를 위한 제도적 환경 중 가장 근본적인 것이 의료관광에 관련되는 인재육성 및 확보이다. 의료산업과 달리 의료관광은 의료와 관광이 전략적으로 복·융합화된 산업으로 의료산업계의 전문가인 의사, 간호사, 약사, 연구인력, 지원인력과 관광산업의 전문가를 필요로 하거나 양 분야의 전문지식을 모두 갖춘 전문 인력을 필요로 한다. 인력을 충원하는 일차적인 구조는 자국의 교육제도를 이용하여 배출된 인적자원을 활용하는 것이다.

(1) 의료관광 전문인력 양성

한국보건산업진흥원(2013)의 조사에 의하면, 2020년에는 최대 120만 명까지 외국인 실환자수가 증가될 것으로 전망되고 있다. 이에 따른 전문인력 수요전망은 추정결과와 서비스 제공 단위당 인력수를 곱해서 산출되며, 2020년경 글로벌 헬스케어 분야에서 가장 소요가 클 것으로 예상되는 직종은 간호직(5,635명)이며, 다음이 의료기관의 통역 및 코디네이터(5,310명), 유치업체의 통역사(2,069명), 마케터(1,238명)순으로 나타났다.

표 8-13 글로벌 헬스케어산업의 인력유형

산업유형	인력유형	역할
환자유치	마케터	• 해외시장 조사·분석, 마케팅 전략수립–유치등록 의료기관 소개 • 외국인환자 유치(진료+관광) 상품 개발
	통역사	• 진료통역 • 관광·쇼핑·출입국 정보 등 습득을 위한 외국인 환자 체류 중 의사소통 보조 ※ 2014년 의료통역사 국가기술자격증 도입
	행정사무	• 외국인환자의 출입국, (진료)예약, 검사, 시술, 진료비 수납, 퇴원 등 행정업무 • 유치업체 행정적·제정적 제반 사무

의료서비스 제공	의료인	• 환자 질병의 치료 · 예방 · 관리 및 재활 ※ 의사(치과의사, 한의사), 간호사 등
	코디네이터	• 진료통역, 예약, 비자, 보험, 진료비, 진단서, 의료사고, 불만관리 등 ※ 2013년 국제의료관광코디네이터 국가기술자격증 도입
	통역사	• 진료통역
	기타	• 행정사무

자료 : 보건산업진흥원(2013) 글로벌 헬스케어산업 전문인력 수급전망 편집

정부는 의료관광 분야의 다양한 전문인력을 양성하기 위해 제도적 지원에 박차를 가하고 있다. 현재에는 국제의료관광코디네이터, 의료통역사 등의 국가자격증을 시행 또는 준비하고 있다.

(2) 전문대학, 대학교의 상급교육기관의 교육체계 수립 및 학과 양성

상급 교육기관의 의료관공 전문 교육은 앞으로 반듯이 이루어져 체계적인 교육과 실습이 이루어져야 한다. 초기에 문제점으로 발생하게 되는 외국어의 문제점은 1~2년 사이에 달성되기 힘들기 때문에 전문대학 및 4년제 대학 등의 장기적인 학사 과목에 의해 보강이 되어야 할 것이다.

호텔 및 관광경영학과 그리고 어학계열의 현황은 포화상태이기 때문에 학생들의 진로 및 취업의 기회를 위해 학사 과목에 의료관광을 추가하여 의료관광 전문 인력 양성에 참여할 수 있도록 하여야 한다.

(3) 외국어 전문 인력의 양성

의료관광 마케팅 조사나 의료관광객의 불편 사항을 통해 밝혀진 국내 의료관광의 문제점으로 크게 지적되는 것이 의사소통 문제이다. 최근 서울의 명동이나 강남지역의 성공한 성형외과나 피부과 병원은 일본, 중국 통역사를 별도로 두고 상담이나 병

원 홍보를 하였기 때문이다. 또한 헝가리와 싱가포르, 인도가 의료관광의 선두주자로 떠오르고 있는 이유는 바로 언어문제의 해결 때문이다. 미국 휴스턴의 세계적인 암치료 전문 병원 MD 엔더슨 암센터는 스페인어에서부터 아랍어, 타이완 방언인 하카어에 이르기까지 12개의 언어를 능숙하게 구사하는 26명의 전문통역사를 두고 있다. 의료 전문 통역사는 의료진에게 환자에 관한 정보를 정확하고 완벽하게 전달하며, 환자나 환자의 가족이 병으로 인한 스트레스 외에 의사소통의 어려움 등으로 고통이 가중되지 않도록 돕는 역할을 함으로서 의료관광의 만족도를 제고시키는데 중요한 역할을 담당하고 있다. 한국에서도 국제청심병원의 성공비결도 우수한 어휘실력을 바탕으로 의료관광객의 세심한 배려를 한 의료진과 통역진의 결과를 보여주는 것이다. 결국 환자들의 체류기간도 늘리고 그들의 고통을 최소화 시키면서 치료를 극대화하기 위해서는 언어소통의 문제가 해결되어야 한다는 점을 인식하여야 한다.

2) 의료관광 전문 인력의 송출 및 유입

의료관광 산업은 의사, 간호사, 고급호텔 · 리조트 관리자 등과 같이 첨단기술, 다국어 구사 능력 등을 가진 고급인력을 필요로 한다. 특히 의료 인력은 다른 인적자원을 양성하는 것보다 시간이 오래 걸리는 반면 의료기술 변화의 속도는 어떤 산업보다 빨리 이루어지기 때문에 적기에 필요한 인력을 양성할 수 있는 제도가 구비되어야 한며, 국내 의료진의 증가 및 해외인력 수입을 통해 충분한 수의 의료진을 보유하여, 외국인 환자에 밀려 국내 환자가 기본적인 의료혜택을 받는데 차질이 생기지 않도록 대비 하여야 한다.

미국의 경우, 미국 내 전체 의사 중 25%를 외국에서 의과대학을 졸업한 외국인을 이민자로 받아 들여 충원하고 있다. 외국의사 중 약 60%는 인도, 필리핀 등 개발도상국에서 의과대학을 졸업하고 미국에서 의료행위를 하고 있다. 이러한 사례는 미국뿐만 아니라 영국, 호주에서도 나타나고 있다. 싱가포르, 태국 등 의료관광산업이 앞선 나라에서도 필리핀 간호사, 관광산업 종사자들을 적극적으로 유치하고 있다. 특히, 인건비가 싸고 영어를 구사하는 필리핀인은 단순 직종에서 인기가 높다. 이와 같은 점을 감안할 때, 인적자원 양성제도와 함께 고려해야 할 사항은 적극적인 이민 수용정책을 통해 필요인력을 충원할 수 있는 제도의 도입과 함께 해외 전문 인력의 유입 · 송출 환경 조성이 필요하다.

선진의료기술을 배우고자 국내를 찾는 외국인 의사의 방문을 지원하고 교육 프로그램을 활성화함으로서 의료기술에 대한 신뢰도 제고 및 외국인 의사들이 고국으로 돌아간 후 의사들의 추천에 의한 외국환자 유치를 촉진할 필요가 있다. 척추전문 병원으로서 외래환자 유치에 적극 나서고 있는 우리들병원의 경우 2005년도에 해외환자의 10%가 우리들 병원에서 연수 및 교육을 받은 외국인 의사에 의해 보내진 것으로 나타나고 있다. 현지 의사에 의해 추천된 경우 대부분이 수술로 이어지고 환자와 함께 환자 보호자들의 입국으로 이어지게 된다. 다른 예로 청심국제병원과 같이 외국인 간호사와 의사, 임직원의 확충을 통한 발전사례를 들 수 있다. 이러한 경우는 전 장의 마케팅 조사 사례연구에서도 나타난다. 또한, 의사들의 선진국과의 국제적인 교류 협력을 지원하기 위한 네트워크의 구축, 해외병원과의 교류협정 확대 지원 등을 동시에 추진해 나가도록 해야 한다.

6. 정부의 활성화 전략 추진

선진 의료관광국의 사례를 살펴보듯이, 의료관광을 추진하는데 있어 정부의 역할은 가장 중요하다고 할 수 있다. 의료관광의 복 · 융합화를 촉진하고 의료관광을 활성화시키기 위해서는 정부의 인식변화와 함께 관련된 규제를 합리적으로 완화해 나가는 정책기조의 전환이 필요하다. 이를 위해서는 특히 의료관광의 주무부서인 보건복지가족부와 문화체육관광부가 협력하여 세계적인 의료관광 경쟁체제에 대응할 수 있는 의료관광 산업의 육성을 전략적으로 추진해 나가야 한다. 다행히 2009년 정부의 "신성장동력" 발표에서 고부가 서비스산업으로 글로벌헬스케어가 포함되었고 이에 따른 세부 추진 계획이 발표되었다.

"헬스케어 강국으로 도약"이란 비전으로 2013년 외국인 환자 20만 명 유치하여 5년간 16,000명 취업유발 및 생산유발 4조원 달성을 목표로 제시했다. 더 나아가 2020년도에는 외국인환자 100만 명(2011년 대비 8.2배) 유치목표를 세웠다(보건복지가족부, 2012). 이를 위해 민관 역할을 분담하여 정부는 새로운 의료시장 창출을 위한 제도 개선, 산업촉발을 위한 초기 정부지원 강화, 의료산업화 추진과 동시에 의료의 공공성 강화를 민간 부문에서는 새로운 시장에 대한 비즈니스 모델 마련 · 수행의 역할을 나누었다.

표 8-14 **민관 역할 분담 계획**

정부측	민간측
• 외국인 환자 유치를 위한 한국의료에 대한 국제 홍보활동 강화	• 새로운 비즈니스 모델 개발 • 외국인 친화적 환경 조성
• u-Health 서비스 활성화를 위한 제도마련 및 표준모델 개발 • 해외환자 유치 확대를 위한 의료규제 선진화 추진	• 의료신기술 개발 및 상업화 촉진을 위한 병원중심의 산학연 네트워크 강화

1) 병원서비스산업 활성화를 위한 제도정비

– 의료기관 자본조달 경로 다양화를 위한 제도 정비

추진배경 및 과제내용	• 현재 의료기관의 자본조달 수단 제한으로 신규투자 미약 • 의료기관 진입 및 퇴출에 대한 규제로 경영효율성 저하 • 의료시장에 외부자본을 참여시켜 외국인 진료 등을 위한 의료기관의 대형화 · 전문화를 유도하고 기관간 경쟁 촉진
추진전략 및 방안	• 비영리 의료법인이 신규 · 재투자에 필요한 자금을 적기에 안정적으로 조달할 수 있도록 의료채권 발행 허용 • 경제자유구역 내에 외국영리법인이 내외국인을 대상으로 하는 외국의료기관을 설치할 수 있도록 제도적 지원 • 의료법인간 합병 허용으로 경영합리화 및 자원활용의 효율성 제고
추진일정	• "의료채권 발행에 관한 법률" 및 "경제자유구역의 외국의료기관 등 설립 · 운영에 관한 특별법" 제정 (2009년) • 의료법인간 합병 허용(2010년 의료법 개정)
주관부서	보건복지가족부

2) 외국인환자의 인지도와 접근성 제고 및 사후관리 강화

(1) 의료기관 국가인증제의 단계적 도입

추진배경 및 과제내용	• 의료서비스의 질적 수준 제고 및 소비자의 의료기관 선택권 강화를 위해 의료기관의 서비스 수준에 대한 평가의 선진화 필요 • 해외환자 유치의 본격화에 대비한 우리나라 의료서비스 수준의 질적인 우수성을 증명할 수 있는 기준 마련 – 미국의사협회(AMA)에서는 자국 환자들이 해외에서 진료받을 때 JCI 인증 또는 ISQua 인증을 획득한 기관을 이용하도록 장려하고 있음
과제목표	• 의료기관 국가인증제의 법적 근거 마련 • 평가프로그램의 국제인증 획득

추진전략 및 방안	• 종전의 의료기관 평가를 자율에서 국가인증제로 전환(의료법 개정사항) • 인증 통과 시 인센티브를 부여하여 자발적 참여 및 지속적인 질 향상 유도 – 인센티브 : 해외환자 유치 등록, 상급종합병원 인증, 수가 차등화 등 다각적 검토 • 평가프로그램에 대한 국제인증 단계적 추진 • 병원협회의 정보제공 등을 통해 국내 의료기관의 JCI인증을 용이하게 받도록 지원
추진일정	• 국가인증제 도입 – 평가기준 및 인증기준 개발(2009년) – 의료법 개정(2010년 7월 시행) – 평가기구 설립 및 전문 인력 확보(2010년) • 국제인증 획득 추진 – 의료기관평가 국제인증사업 추진단 구성 및 운영(2009년) – 평가기준 인증(2010년), 평가위원 양성프로그램 인증(2011년 상반기), 평가기구 인증(2011년 하반기)
주관부서	보건복지가족부

(2) 한국의료 마케팅 강화 및 해외환자 유치채널 확대

추진배경 및 과제내용	• 한국의료에 대한 국제인지도는 전무한 상황 – 산업의 지속 성장을 위하여 안정적인 고부가가치 환자 유치채널 구축(해외의료 수요의 주요인자는 지리적 접근성, 자국출신 해외시민권자의 비중, 국제적 의료인지도) • 전략적 홍보 및 마케팅 강화, 국제 네트워크 구축 등으로 한국의료브랜드 가치를 제고하고 유치채널을 확대
과제목표	• 외국인 환자 20만 명을 유치하여 5년간 16,000명 취업유발 및 생산유발 4조 원 달성 • 시장상황을 고려하여 유치업자의 범위확대 및 시장질서 교란시키는 유치기관의 등록 취소제도 도입 검토 추진 • 해외진출 국내기업의 한국의료 이용 복리프로그램 개발 지원

<table>
<tr><td rowspan="2">추진전략 및 방안</td><td>• 대외홍보 강화
– 한국의료 Best Practice 선정 등 다각적인 홍보 추진
– KOTRA 등을 활용한 한국의료 해외마케팅 교두보 마련
– 한국의료 및 의료관광 Fam Tour, 국제행사 참여 확대 등 국제 네트워크 구축으로 적극적 수요 발굴 도모
– 민간의 개도국 아동 치료사업 지원으로 한국의료 이미지 제고
• 마케팅 및 유치채널 확대 : 정부간, 외국정부 – 국내 의료기관간 외국인 환자 진료협약 체결 추진
– 2010년부터 환자송출국가(영국, 중동 등)를 대상으로 사절단 파견
– 국제의료보험사 등과 국내 의료기관간 장기 진료계약 체결 지원
– 해외 주요 다국적 보험사와 연계하여 외국기업 근로자 또는 해외진출 국내기업 종사 외국인 근로자 대상 상품개발 촉진
– 러시아, 몽골, 동남아 등 의료후진국 의료인의 교육 · 연수 사업 실시 및 네트워크 관리(2009년 러시아, 베트남의 의료인력 70명 연수)
• 원스톱 서비스 : 의료관광 원스톱 서비스 시스템 구축 · 운영
– 관광객 대상 비자발급, 출입국, 병 · 의원 정보(예약개념 포함), 관광 · 숙박 서비스 등 관련 정보 제공을 통한 만족도 제고 및 잠재 수요자 발굴
– 인천공항 및 관광공사 관광안내소 내 설치(2009년) 후 부산, 제주 등 단계적 확대(2010년)</td></tr>
<tr><td>• 시장질서 확립 : 건전한 시장발전을 위하여 시장참여자의 범위 확대 및 시장 교란자에 대한 제재 수단 도입 추진
– 시장상황을 고려하여 유치업자의 범위 확대 및 덤핑 · 과대광고 등 시장질서 교란자에 대한 등록 취소
(현행 의료법에서는 보험업법에 따른 보험회사, 상조회사, 보험설계사, 보험 대리점 또는 보험중개사는 유치행위 금지하고 있으며, 등록취소 규정 미비)</td></tr>
<tr><td>추진일정</td><td>• 타켓국가 시장조사 및 마케팅 전략수립(2009년 하반기)
• 주한 대사관 및 해외공사관 대상 한국의료 홍보(2009년)
• 환자송출국가(영국, 중동 등)를 대상으로 네트워크 구축(2010년)
• 특성에 맞는 마케팅 활동 추진(계속)</td></tr>
<tr><td>주관부서</td><td>보건복지가족부, 문화체육관광부</td></tr>
</table>

(3) 의료목적 비자제도 개선

추진배경 및 과제내용	• 외국인 환자 및 보호자의 원활한 입국 및 체류 편의 제고를 위한 비자 및 제도 개선 필요 • 해외환자의 편의를 증진시키기 위한 행정처리 간소화
과제목표	• 외국인 환자 전용 의료관광비자(단기 C-3-M, 장기G-1-M) 신설(2009년) • 유치업자에게 외국인 환자 초청을 위한 '사증발급인정서' 발급을 허용(2009년)
추진전략 및 방안	• 외국인 환자 전용 의료관광비자 신설(수시 방문이 가능하도록 원칙적으로 복수비자 발급) • 유치업자에게 외국인 환자 초청을 위한 '사증발급인정서' 발급을 허용하여 재외공관에서의 비자발급 심사 간소화 • 의료관광객의 입국 및 체류 편의 제고를 위해 유치업자에게 출입국 관련 각종 허가 신청 및 수령 대리 허용 추진
추진일정	• 2009년 5월 중, 의료관광 비자 신설, 사증발급인정서 발급, 출입국민원대리인정 등 개선안 마련 · 시행 • 2009년 8월 이후, 출입국민원대리인 직무교육과정 개설
주관부서	법무부

(4) 해외환자 유치 인프라 구축

<table>
<tr><td>추진배경 및 과제내용</td><td>• 해외환자의 의료 및 부가연계서비스 제공을 위한 인프라 부족(특히 전문적인 의료통역사, 의료지식 기반의 마케팅 전문가 부족)
• 타켓국가 시장조사, 가격정보 등은 개별 의료기관 차원의 추진이 곤란
• 지자체 특성을 반영한 의료관광 사업에 대한 중앙정부 차원의 지원 부족</td></tr>
<tr><td>추진전략 및 방안</td><td>• 외국인 환자 전담서비스 인력 양성(2009년 230명)
<table>
<tr><th>사업명</th><th>주요기능</th><th>'9대상자</th></tr>
<tr><td>국제진료
코디네이터</td><td>환자 예약 및 상담,
진료설계, aftercare 관리 등의 역할</td><td>150명</td></tr>
</table></td></tr>
</table>

<table>
<tr><td>추진전략 및 방안</td><td><table><tr><td>의료통역사</td><td>전문적인 의료통역사 과정 개발 및 인력 Pool</td><td>30명</td></tr><tr><td>국제병원
마케팅 전문가</td><td>의료관련 국제 마케팅 · 재무 · 법률 등의 전문 지식을 함양한 핵심인재로 병원 서비스업 발전 도모</td><td>50명</td></tr></table>• 경쟁국가 진료가격, 타켓국가의 시장조사 정보를 제공하여 민간의 경쟁력 강화 지원
• 지자체 중심의 의료관광 특구형태의 사업지원
(지자체 중심의 의료특화분야 + 관광 + 홍보 등 새로운 비즈니스 모델 운영 지원)</td></tr>
<tr><td>추진일정</td><td>• 관광진흥법 시행령 개정(2009년)
• 관광진흥개발기금 지원대상 범위 규정 및 의료관광 활성화를 위한 필요사항 규정
• 2010년부터 지자체 중심의 의료클러스터 조성 지원</td></tr>
<tr><td>주관부서</td><td>보건복지가족부</td></tr>
</table>

(5) 해외환자 의료분쟁 대응제도 구축

<table>
<tr><td>추진배경 및 과제내용</td><td>• Word of Mouth · Mouse : 의료사고 발생은 환자 급감 뿐만 아니라 국가 이미지 훼손으로 연결
– 해외환자 의료분쟁 예방 및 해결방안을 제시하여 한국의료에 대한 국제 신인도 제고 및 환자 · 국내의료기관 보호</td></tr>
<tr><td>과제목표</td><td>• "의료분쟁조정법안" 제정 추진</td></tr>
<tr><td>추진전략 및 방안</td><td>• Medical Call Center 설립 · 운영
– 의료불만 및 분쟁 대응, 응급환자 지원 등 해외 환자 고객관리체계 구축
• 해외환자 의료분쟁 관련 교육 실시(개원의 대상 교육 강화)
• 해외환자 의료분쟁 발생 시, '의료법상 조정 · 중재 제도'를 분쟁 당사자가 활용할 수 있도록 조치(2009년 5월)
– "중앙의료심사조정위원회"의 중재역할 수행 등 조정위 기능 활성화를 위한 제도 개선
– 외국인 환자 의료분쟁을 직접 조사할 수 있는 사무국 구성
– "의료분쟁조정법" 입법화를 통한 의료분쟁 해결</td></tr>
</table>

추진일정	• 유치기관 대상 설명회 개최, Medical Call Center 운영, 외국인 환자가 의료법상 조정 · 중재제도를 활용할 수 있도록 조치(2009년 상반기) • 의료분쟁조정법 입법화 추진(2009년) • 관련 협회에서 책임보험가입을 가입조건으로 하는 자율규제 마련 유도
주관부서	보건복지가족부

3) 의료분야 R&D 확충

병원중심의 메디클러스터 육성

추진배경 및 과제내용	• 병원을 중심으로 기초연구에서 실용화까지 연계된 메디클러스터를 구축함으로서 의료산업 선진화
과제목표	• 국내병원의 우수한 자원을 활용하여 세계적 수준의 의료클러스터 조성 – 2010년까지 선도형 연구중심병원 6개소 육성 · 의료클러스터 기반 조성 – 2012년까지 특화형 기술 개발 연구중심병원 15개소 육성 · 특화기술 브랜드 병원 창출 – 2009년~2018년까지 줄기세포 치료산업 선점을 위한 재생의학여구병원 육성 • 선진국 수준의 병원의 임상 인프라 구축으로 Global 임상시험시장 세계 10위권 진입
추진전략 및 방안	• 1단계: 클러스터의 지식 창출자로서 병원의 역량 구축 · 병원지식의 산업계 확산/특화 기술 브랜드 병원 창출 • 2단계: 연구 중심 병원을 중심으로 산업체 연계 및 집적 확대 • 3단계: 의료 클러스터의 세계적 성공 사례 창출 · 의료서비스 개선 및 의료시장 확대
추진일정	• 세계적 수준의 선도형 연구중심 병원 육성(2010년 개소당 연간 45억 원 지원) • 특화된 치료단위 중심으로 다양한 병원환경에 부합하는 연구중심병원 육성(2012년 개소 당 연간 10억원 지원) • 세계 줄기세포치료산업 선점을 위한 임상중심의 재생의학연구병원 육성(2010년~)
주관부서	보건복지가족부

4) u-Health 활성화와 해외진출 지원

(1) u-Health 활성화를 위한 법 · 제도 정비

추진배경 및 과제내용	• 현재 제도적 미비 등으로 u-Health 시장이 활성화되지 못한 상황 • u-Health 서비스 활성화에 지장을 초래하는 의료법 등 법 · 제도 개선 – 의료법: 의사와 의료인 간 원격자문만 허용, 의사와 환자 간 원격의료 금지 – 약사법: 대면판매만 허용, 배달판매 금지
과제목표	• 의사와 환자간의 원격진료 허용(의료법 제34조), 의약품 배달판매 허용(약사법 제50조) 추진 2009년 • 건강관리서비스 제도(별도 법률 검토 중) 도입추진(2011년)
추진전략 및 방안	• 의료취약지역 중심으로 '의사와 환자간의 원격진료 허용(의료법 제34조)', '의약품 배달판매 허용(약사법 제50조)' 등 제도적 기반 조성 – 원격의료의 효과가 큰 의료취약지역 중심으로 우선 허용하고, 의학적 효과가 높은 만성질환 원격관리 서비스는 전국민 허용추진 – 원격의료기관 사전신고, 의료사고 책임주체 명확화, 원격의료 장비요건 강화 등 보완대책을 병행추진 • 건강관리서비스 시장기반 구축과 연계하여 추진
추진일정	• u-Health 시장기반 구축을 위한 의료법 및 약사법 개정(2009년)
주관부서	보건복지가족부

(2) u-Health 활성화 기반 조성

추진배경 및 과제내용	• 국내표준 부재, 전문 인력 부족 등 산업발전 기반이 취약 • 이로 인해 민간의 적극적인 투자 유도가 어렵고, 정부 시범사업수준의 한계를 벗어나지 못하는 상황 – 시장의 불확실성 해소와 글로벌 경쟁력 확보를 위해 범정부 차원의 u-Health 활성화 인프라 구축 필요
과제목표	• u-Health 관련 의료기기 · 장비의 안전성, 규격, 보안 등에대한 인증기준 도입(2009년) • u-Health 국가표준 개발(2011년)

<table>
<tr><td>추진전략 및 방안</td><td>• u-Health 관계부처 및 민 · 관 협력체계 구축
– 관계부처간 정책연계 · 협력 · 조정체계 마련을 위한 범정부 차원의 u-Health 활성화 추진체계를 관련기업 · 협회 등도 포함한 민 · 관 협력체계 구축으로 확대(복지부, 지경부, 국토부, 문화부, 행안부, 기표원, 식약청 등 관계부처 공동으로 "u-Health 서비스 산업 활성화 TF" 구성 · 운영 중(2008년 9월부터)
– 법 · 제도 정비, 기술개발 및 표준화 지원, 시범사업 실시 등의 내용을 망라한 "u-Health 활성화 종합계획" 수립(2009년 하반기)
• u-Health 표준 및 인증체계 확립(~2010년)
– 의료정보, 의료기기, 센서, 시스템 등의 상호 운용성 확보를 위한 국가표준 개발(~2010년) 및 국제표준화 활동 지원(기술표준원과 공동추진)
– u-Health 관련 의료기기 · 장비의 안전성, 규격, 보안 등에 대한 인증기준 도입(~2009년)
• u-Health 전문 인력 양성(2010년~)
– u-Health 교재개발, 산 · 학 · 연 · 의 공동 교육과정 개설 등 u-Health 실무개발인력 및 서비스 제공 전문 인력 양성
– u-Health 산업인력 수요(2008년 12월): 향후 5년간 총 4,391명 필요(공학 43.1%, 의학 41.4%)
• u-Health 서비스 산업 활성화 인프라 구축(2010년~)
• u-Health 국제행사 'u-Health World Forum' 개최
– 국제적인 포럼 · 전시회 개최로 국내 u-Health 산업의 해외홍보 및 해외 잠재시장 진출토대 마련</td></tr>
<tr><td>추진일정</td><td>• 2009년 : 의료법 개정 등 법 · 제도적 기반 조성
• 2010년 : 표준화, 전문 인력 양성 등 산업 발전기반 확립
• 2011년~ : u-Health 시스템 · 서비스 상용화 지원 등 시장 활성화 촉진</td></tr>
<tr><td>주관부서</td><td>보건복지가족부, 지식경제부</td></tr>
</table>

(3) u-Health 시스템 및 서비스 개발

<table>
<tr><td>추진배경 및 과제내용</td><td>• 세계적으로 고성장이 기대되는 u-Health 서비스 산업의 핵심기반인 센서, 의료기기 분야 국내기술의 정확도 · 신뢰도 수준 미비
• u-Health 서비스 모델에 대한 검증 미흡으로 시장형성 저해</td></tr>
</table>

과제목표	• 표준화된 서비스 플랫폼 개발(2011년), 플랫폼 상용화(2013년) • u-Health 서비스 유효성 · 안정성 임상검증(2011년) · 서비스 상용화(2013년)
추진전략 및 방안	• 센서 · 시스템 분야 – 고령친화형 u-Health 전용 스테이션 개발(단기적 과제) – 생체정보 모니터링, 데이터 분석 및 피드백이 가능한 u-Health 센서 원천기술 및 시스템 핵심기술 개발(중장기적 과제) • 서비스 플랫폼 분야 – 다양한 형태의 장비, 서비스에서 상호호환성을 갖는 표준화된 플랫폼 개발 및 보급 • 서비스 사업모델 분야 – 질병 원격모니터링, 조기진단, 건강관리 등 u-Health 서비스 유망분야 '3대 전략분야'에 대한 임상검증 및 상용화 모델 발굴 지원 – Health-tainment 개발 지원
추진일정	• 2009년 : u-Health 센서 및 시스템 개발 지원 • 2010년 : 원천기술 및 서비스 개발 지원 • 2011년 : 선도적 상용서비스 발굴 및 기술경쟁력 확보 • 2012년 : u-Health 사업화 지원 및 해외 진출 지원
주관부서	보건복지가족부, 지식경제부

(4) u-Health를 활용한 해외의료서비스 진출

추진배경 및 과제내용	• 의료사각계층인 해외 산업현장 근로자, 유학생 등 해외 거주 자국민 및 해외 환자에 대한 원격의료서비스 지원체계 마련 – 해외 현지병원 이용 시 언어문제 및 높은 비용 등의 문제, 국내 구국 시 막대한 항공비용 소요 등의 문제 발생 • 해외 거주 자국민 또는 해외환자에게 직접 원격의료서비스를 제공하는 '글로벌 u-Health 의료센터' 구축 지원 – 해외 현지 환자의 직접적인 원격진료, 해외 협력병원과의 원격협진 및 의료상담, 국내 협력병원과의 해외환자 유치협력 지원 – 주요 서비스 대상자 : 해외 산업현장 근로자, 해외주재원 및 국제행사 참가자, 해외여행 및 유학생, 해외동포환자 및 해외환자 등

과제목표	• 해외 자국민 및 해외환자에 대한 원격진료 허용하는 의료법 개정(2009년 마련, 2010년 시행)
추진전략 및 방안	• 글로벌 u-Health 의료센터 구축 지원 – '해외 자국민-국내 의료기관-u-Health 장비업체' 등 관련업계의 연계 및 u-Health 시스템 구축 지원 • 해외 건설현장, 공장 등 의료서비스 수요가 큰 해외 파견업체를 중심으로 우선 추진
추진일정	• 해외 자국민 및 해외환자에 대한 원격진료 허용 등 의료법 개정으로 서비스 제공을 위한 제도적 기반 마련(2009년 마련, 2010년 시행) • '글로벌 u-Health 의료센터' 시범 서비스 병원 지정 및 성과평가 – 시장조사 및 해외 진출전략 수립(2010년)
주관부서	보건복지가족부

자료 : 신성장동력 고부가 서비스산업 세부추진계획
(글로벌 헬스케어 세부내용)

5) 의료관광사업 2단계 고도화 제도개선 추진

2011년 제11차 경제정책조정회의에서 의료관광사업 성과 및 활성화 대책을 발표하였다. 3년차에 접어드는 시점에서 전반적인 사업 점검을 통한 재정비와 근본적인 제도를 통한 고도화 전략의 필요성을 강조하였다. 신규 제도개선 과제 20개(7대 중점과제, 13대 일반과제)와 기존 진행되고 있는 지속관리제도 18개 등 총 38개 과제로 이루어져 있다.

(1) 7대 중점과제

① 외국인환자 배상시스템 도입

• 의료사고 고손해율, 고가 보험료 등에 따른 의료기관 배상보험 가입 기피로 해외환자 대비 배상보험 전무

• 해외환자유치 의료기관 대상 공제회 설립 및 한시적으로 공제료 일부 지원 방안 검토

(예시) 정부에서 20억 원 지원 시, 상급종합병원의 경우 연 6,000만 원(의료기관 3,800만 원, 정부 2,200만 원) 공제료 납부 → 총 2억 원 보상(1억 원 자기부담 + 1억 원 공제회 부담)

② 의료기관내 숙박시설 등 신 · 증축 시 용적율 완화

• 의료기관 부대사업으로 숙박업은 인정('09.7월)되었으나 신 증축 시 용적율 규제로 활성화되지 못함

• 의료기관 내에 의료관광을 목적으로 숙박시설 등을 신증축하는 경우 용적률 적용 확대 및 관광진흥기금 융자 지원

③ 외국인환자 원내 조제 허용

• 해외환자의 경우도 처방 조제가 분리되어 지리 언어 등 불편 요인으로 작용

• 해외환자도 입원환자, 장애인 등에 적용되는 원내조제를 허용하여 one-stop service가 가능하도록 개선

④ Medical Korea Academy 연수 확대 및 외국의료인 제한적 임상 참여 허용

• 한국의료를 알리고 외국에서 환자를 송출할 수 있는 핵심 요소인 외국의료인에 대한 전략국가 중점 연수교육 확대 실시

*Medical Korea Academy 설립('07 '10년 14개국 112명 연수 실시)

• 연수 목적 외국의료인의 제한적 진료 참여 허용을 위한 가이드라인 제정('11.6월) 및 연수 목적 비자(D-4)에 의료기관이 포함되도록 개선 추진

⑤ 전문인력 양성 확대

• 외국인이 한국에서 느끼는 가장 불편 요소인 언어 문제를 개선하기 위해 의료

통역사 등 전문인력 양성을 대폭 확대

- 현장 수요를 고려 배출인력 규모 점진적 확대(의료통역사 연 50명 → 100명)
- 외국인환자 언어 불편이 없도록 메디컬 콜센터 기능을 강화하여 온라인 상담창구 개설, 전 과정 담임상담제 구축 등 전용 상담기능 강화
- 보건 관련 학과 교육과정에 의료글로벌화 소양 제고 및 전문성 강화를 위한 글로벌 의료 관련 학과목 개설 및 특별 프로그램 도입 등 추진

⑥ 의료기관별 외국인환자 수용성 평가

- 등록기관 증가에도 불구 외국인환자 유치에 필요한 국제적 수준의 의료 부대서비스와 인프라구축 등 평가기제 부재
- 등록 의료기관의 외국인환자 수용성 평가(가칭 5-Star) 및 정보공개 추진

⑦ 비자제도 개선

- 메디컬 비자는 도입되었으나 제출서류가 많고 세부기준 적용이 일부 상이하여 일선에서 비자 발급 어려움 지적
- 외국인환자 유치기관이나 유치업자의 보증이 있는 경우 치료비 등 재정입증서류 제출을 생략하여 제출서류 간소화 추진

(2) 13대 일반과제

① 의료법상 유치업자에 대해 환자 및 동행인 숙박알선, 항공권 구매 등 일부 여행업 행위 허용

② 자기 자본금 2억 원을 보유하고 있는 일반여행업자에 대해 외국인환자 손해 보장을 위한 보증보험(1억 원)만 추가 부담 시 의료법상 유치업자로 등록 허용

③ 매년 유치실적 상위기관 명단 발표, 유치실적 마일리지를 도입하여 수출탑(가칭) 시상, 정부 포상 등 상향 검토

• 유치실적 우수기관 중점 홍보 · 마케팅 비용 지원, 외국인 연수 우선 적용 등 실적 우수기관 중심 지원 확대

④ 한국의료 우수성에 비해 낮은 인지도를 단기간 제고하기 위해 범정부적 해외 홍보 활성화 지원

• 관광공사(27개소), 한국보건산업진흥원(3개소) 해외지사 및 국제의료 학회 등을 활용한 한국의료 홍보 강화

• KBC 수출인큐베이터에 의료관련 업체 입주 지원을 위해 "수출인큐베이터 입주업체 자격 완화 운영규정" 개정 추진

*KBC(Korea Business Center) : KOTRA 해외무역관('10년말 99개소)

⑤ 해외시장 정보수집 제공, 해외환자유치(inbound), 의료기관 해외진출(out-bound) 등 해외 지원체계 강화

• KOTRA 해외무역관('10년, 99개) 중 23개를 의료산업 중점 지원센터로 지정 확대

• 보건의료분야 전문성을 가진 한국보건산업진흥원의 해외 지원역량 강화를 위해 3개 해외지소를 6개로 확대

* 현 진흥원 해외지소 3개소(미국, 중국, 싱가포르) → 6개소로 확대(신흥전략국인 유럽, 중동, 중앙아 등에 추가 설치 추진)

⑥ 해외환자 인식 제고를 위해 의료기관 명칭의 외국어 병행 표시

⑦ 국제진료 관련 코디네이터 국가기술자격증 도입 및 기술자격증 도입 전까지 전문교육기관 평가 확대

⑧ 외국인환자 중 거동이 불편하거나 중환자의 편의 제고를 위해 등록기관에 공항이용 관련 절차 및 내용정보 수시 제공

• 인천국제공항과 보건산업진흥원 담당자간 개별소통 채널 구축으로 외국인환자

공항 입출국 민원에 대한 신속 대응체계 구축

⑨ "해외환자 유치 시 · 도 협의회" 구성 운영을 통해 지자체별 추진계획, 관련정보 공유 및 중복 투자의 사전 조정 등 효율적인 추진방안 마련 등

(3) 18대 지속 관리과제

① 신흥시장 개척과 한국의료 홍보 강화를 위해

- 의료수요가 증가하는 자원부국 · 신흥 개발도상국 등 9개국 신시장 개척 및 한국 의료 현지 노출 강화로 브랜드 각인
  * 러시아, 카자흐스탄, 몽골, UAE, 카타르, 쿠웨이트, 우즈베키스탄, 베트남, 인도네시아
- 특히, 어린이 무료시술 등 공익적 프로그램 확대를 통해 한국 의료 이미지 및 국격 제고, 장기적 파트너쉽 강화

② 중증환자 유치 안정적 채널 구축을 위해

- 환자유치, 의료기관 진출 등 보건의료협력 확대를 위한 국가 간 MOU 체결 확대
  * 러시아, 카자흐스탄, 쿠웨이트, 카타르, 사우디아라비아, 오만 등과 MOU 체결 추진 중
  - 국가 간 MOU를 토대로 두바이 서울사무소 개소, 환자송출 Pilot 프로그램, 의료인 교류 등 추진
- 중국 VIP, 해외근무자 유치를 위한 CIGNA International 등 글로벌 보험사, 중국 국제건강보험사 등과 직불네트워크 구축 추진

③ 해외환자 유치역량 강화를 위해

- 유치업체 전문성 및 경쟁력 강화를 위해 선도업체 선정 확대(일본어권, 아랍권) 및 평가 실시, 선도업체 지원 확대

- 지역 우수의료기술 기반한 의료상품 개발 홍보 마케팅 및 인프라 구축 확대 추진(공모절차를 거쳐 6개 지자체 선정)

④ 외국인 친화적 인프라 구축을 위해

- 의료기관별 진료수가 차이로 인한 신뢰성 하락을 방지 위해 국내외 진료가격 조사를 통한 합리적 진료가격 가이드라인 제공
- 한국의료 이용 경험 외국인환자를 대상으로 만족도 조사 실시를 통해 불편 요인을 개선해 나갈 계획이다.

6) 의료관광 활성화 추진현황

보건복지부(2012)는 상기와 같은 전략의 지속적 추진과 의료관광 활성화를 위해 보건복지부와 관련 부서는 다각적으로 대책을 수립하여 실시하고 있다. 주요한 내용을 살펴보면 다음과 같다.

(1) 불법브로커 대책

o 불법브로커 거래 실태파악 및 현장지도 실시('12.5월)

- 12개 시도 380개 외국인환자 유치기관 지도점검 결과, 위반사례 미적발
- 불법브로커와 거래한 경우 벌칙부과에 대한 현장지도 실시
  * 3년 이하 징역이나 1천만 원 이하의 벌금 부과 가능

o 무자격자(불법브로커)와 거래한 의료기관에 대한 처벌 강화를 위한 의료법 개정 추진 중 ('10.4월 법안제출, ' 12.11월 再입법예고)

- 등록취소 및 2년간 재등록 금지

o **외국인환자유치 관련 협회 차원에서 한국의료 신뢰성 제고를 위한 의료기관 또는 유치업체 행동 강령(가이드라인) 제정**

- 협회 회원들의 불법 · 폭리 유치업자 신고를 강화하고, 제보된 정보를 회원간 공유를 통해 자발적 정화운동(strike out) 전개
- 의료 서비스 진료비 프로세스 등 종합정보 제공과 One-click으로 의료 상담 예약이 가능한 포털 사이트 구축

o **의료관광 불편 접수 안내 활성화**

- 관광공사(1330), 콜센터(15777-129) 안내 번호를 환자와의 계약서, 동의서 등에 삽입하고 환자에게 설명하도록 행정 지도
- 의료분쟁중재원 설립('12.4)에 따라 의료사고 피해 구제 번호도 연계 안내

o **환자 및 관련 인력에 대한 정보제공 및 교육 강화**

- 의료기관에서 외국인 환자 본인 또는 가족에게 직접 진료비 영수증을 발부하고 내역을 설명하도록 유도
- 등록기관 대상 정기교육(연2회)시 사기 예방 교육 실시
- 의료관광 코디네이터 양성 과정 중 사기 예방 교육 강화
- 관광공사 해외 지사, 홈페이지 등 대외 의료관광 유치 접점을 활용하여 「올바른 한국의료관광 준비」를 위한 정보 제공

o **외국인환자에 대한 서비스 제고를 위해 의료기관 수용성(readiness) 제고 가이드라인 개발**

* 외국인환자 대응 시설 · 인력 등에 대한 관리매뉴얼, 외국인 환자 만족도 등을 포함하여 민간에서 자율적으로 수용성 개선 유도

o 해외환자 유치의료기관 중심으로 민간 손해배상보험 가입 촉진

(2) 의료전문 통역사 부족 및 전문성 강화 대책

ㅇ 중장기 수급 전망을 바탕으로 분야별 전문인력 확충대책 마련

* '20년까지 간호직 5천명, 의료통역사 4천명 등 약 1.1만명 추가 소요

- 글로벌 헬스케어 인재양성 센터 설립(고용보험기금), 의료기관 재직자 병원 국제마케터 등 실무인력 年 1만명 교육 예정('14년)
- 의료코디네이터 채용 활성화를 위한 장기체류비자(E-7) 완화 추진
- 국제의료관광코디네이터 국가기술자격화('13년 시행), 의료통역사 자격증화 추진 및 고용의무화 검토
- 주요 대학과 아랍어 러시아어 의료통역 전문인력 육성 채용을 위한 병원-대학간 계약학과* 설치 추진
- 아랍어 학과 내 '예비통역 과정' 신설(대학-의료기관-보건복지인력개발원간 MOU 체결)

ㅇ 전문화된 인력이 의료관광 통역 · 안내를 하는 시스템 마련

- 국제의료관광코디네이터 국가자격증 취득 후 실무능력 강화를 위해 현장실습 표준프로그램개발 및 시범운영 계획

* 현장실습프로그램개발 및 시범운영기관 선정완료(2012.3), 시범운영(6월 9월)

(3) 성형 · 피부과 편중 → 중증질환, 힐링 등으로 다변화 필요

o 내과통합(15.3%), 피부 · 성형외과(12.7%), 가정의학과(8.7%), 검진센터(8.3%), 산부인과(7.7%), 한방과(5.9%) 순

* ('10년) 피부 성형외과(14.0%), 내과통합(13.5%), 검진센터(13.1%), 가정의

학과(9.8%) 순

o 초기 비중이 높았던 건강검진, 피부 · 성형 비중이 감소 추세인 반면, 내과 · 한방 진료 지속 증가 추세

* (검진) ('09년) 13.9%→('10년) 13.1% → ('11년) 8.3%

* (한방과) ('09년) 2.9% → ('10년) 4.1% → ('11년) 5.9%

- 미한의원(전체 순위 5위, 한방에스테틱, 경락 등), 광동한방병원(안면침, 통증재활 등), 자생한방병원(비수술 디스크 치료 등)

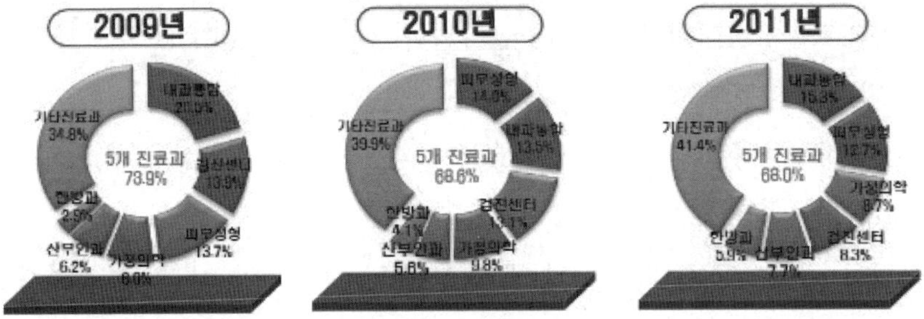

o 정부송출환자 확대 및 보험사 유치행위 허용 추진

- UAE 사우디 등 공공 군병원 대상 대규모 환자 송출 추진
- 해외상사주재원 등 상시 고급 환자 유치를 위한 보험사의해외환자 유치활동 허용(의료법 개정 추진, '12.11월 입법예고)

(4) 일회성 관광을 넘어 일반관광과의 연계 필요

o 환자 및 가족에 대한 맞춤형 부대서비스 제공

- 해외환자용 국내 관광지도 어플리케이션 개발 및 언어권별 관광책자 보급 확대(미 중 일→ 러 아랍어 추가)

- 교통 쇼핑 관광 의료비 결제 등 이용 시 할인 일괄결제가가능한 패키지 직불카드 'Medical Korea Pass' 개발('13년)

o **의료관광 융합 서비스 발굴 · 지원**

- 강남구 등 한류관광 중심지에 '의료관광 안내센터' 설치, 맞춤형 컨설팅 체험 프로그램 운영(강남구청 공동운영)

  * '13.1월 강남에 '의료관광 안내센터(1층) 및 한류관(2층)' 개소

o **환자 편의성 제고를 위한 비자 시스템 개선**

- 메디컬 비자 발급대상 범위를 일정 요건을 구비한 환자 이외 간병인까지 확대 허용(비자발급 지침 개정, '12.12월)

o **해외환자의 치료 후 Care 시스템 구축 센터**

- 해외환자 후속 치료 등 Post care 강화를 위한 해외 원격의료센터 설치 확대('12년 11개→ '13년 14개국)

2016년 6월부터 의료 해외진출 및 외국인환자 유치 지원에 관한 법률 시행됨에 따라 해외에 진출하는 의료기관과 해외 환자 유치업자에 대한 체계적인 지원이 가능해졌다. 이를 통해 의료관광, 제약, 의료기기 등 연관 산업 활성화로 이어질 것으로 기대된다. 정부는 2020년까지 외국인 환자 100만 명, 200개 의료기관 해외 진출을 달성해 최대 15조 원의 생산, 6조 원의 부가가치 유발, 11만 명 이상의 일자리 창출을 예상하고 있다.

참고문헌

1. 도서

강길호 · 김현주(1995), 『커뮤니케이션과 인간』, 한나래

권영철(1994), 『전략적 제휴』, 김영사

김경환(2006), 『호텔 · 레스토랑산업의 경영전략』

김우룡 · 장소원(2004), 『비언적 커뮤니케이션론』, 나남출판

김형준 · 김혜정(2008), 『전략경영론』, 형설출판사

도미경(2008), 『고객감동을 위한 관광서비스의 이해』, 백산출판사

마이런 포틀러 외 지음, 진기남 윤희영 옮김(2013), 의료서비스 , 한언

박대환 · 박동균 · 조보경 · 전우혁(2008), 『호텔객실영업론』, 백산출판사

서병로 · 김민성(2016), 『보건의료관광실무』, 박문각

신재기 · 유명희(2009), 『의료관광마케팅』, 한올출판사

안상윤(2011), 『의료소비자행동의 이해』, 보문각

안상윤(2016), 『성과향상을 위한 병원조직관리의 기본』, 비즈프레스

안상윤 · 문상식 · 오상환(2014), 『현대 의료커뮤니케이션』, 보문각

엄영진(2010), 『건강과 의료의 경제학』, 계축문화사

윤대순(2006), 『여행사 경영론』, 기문사

윤대순 외12명(2009), 『항공사실무론』, 백산출판사

이선희 · 김근종(2008), 『관광서비스』, 백산출판사

이유재 · 박찬수(1995), 『신상품 마케팅』, 시그마프레스

이정학(2009), 『서비스마케팅』, 대왕사

이태희(2007), 『관광브랜드 기획론』, 대왕사

이화인(2009), 『호텔 · 외식 고객행동』, 기문사
정찬종(2000), 『여행사경영원론』, 백산출판사
진기남(2016), 『의료관광 구조와 실제』, 범문에듀케이션
차길수(2008), 『서비스 인간관계론』, 대왕사
하동현 · 조문식(2008), 『관광사업론』, 대왕사

2. 보고서 및 보도매체

경향신문(2014. 1. 12), "의료관광의 메카 태국, 수요 늘면서 '의료비 폭증' 부메랑"
국가과학기술위원회(2009), 「신성장 동력 비전 및 발전전략」
대구광역시(2009), 「시정백서」
문화체육관광부(2008), 「의료관광 활성화 방안」
문화체육관광부(2015), 관광통계
병원경영연구원(2006), 「의료관광 활성화」
보건복지부(2008), 「해외환자유치 및 의료관광산업 활성화 방안」
보건복지부(2011), 「2010년 외국인환자 유치실적 분석자료」
보건복지부(2012), 「2020년 글로벌 의료서비스 허브화를 위한 글로벌 헬스케어 활성화 방안」
보건복지부(2012), "의료관광 활성화 대책 추진현황(보도자료)"
보건복지부(2015), 「외국인환자 100만명 달성 및 14년도 유치실적 발표」
보험개발원 보험연구소(2006), 「의료리스크 관리의 선진화를 위한 의료배상보험에 대한 연구」
삼성경제연구소(2007), 「의료서비스산업 고도화와 과제」
서울대학교 경영대학 전자상거래원 센터(2005), 「인터넷 쇼핑몰의 서비스 품질에 대한 구매의사결정지원 프로세스」

서울특별시의회(정책연구위원회 · 정책연구실), 「서울시 의료관광 활성화 방안」, 2007.7.24

신성장동력 참고자료(2009), 「관계부처 합동」

전남대학교 부설 기업경영연구소(1995), 「의료서비스 상품의 특징 및 상품개념화에 관한 소고」

의료정책연구소(2012. 4) 의료관광 활성화를 위한 고품질 의료서비스 모델개발

의회신문(2016. 2. 13), "서울의료관광 활성화 방안을 위한 제언"

한국관광공사(2010), 「2010년 극동러시아지역 의료관광 시장수요 및 만족도 조사」

한국관광공사(2010), 「중국 의료관광(Midical Tourism) 시장에 대한 리서치 연구 보고」

한국관광공사(2010), 「한국 의료관광 주요상품 및 상품개발 가이드」

한국관광공사(2013), 「한국의료관광상품 8선」

한국관광공사(2013), 「한국의료관광총람」

한국관광공사(2014), 「러시아 의료관광객 수용태세 조사」

한국문화관광정책연구원(2006), 「관광산업 복 · 융합화 촉진방안: 의료관광을 중심으로」

한국보건산업진흥원(2006), 「보건의료서비스산업 육성을 위한 해외유치 활성화 방안」

한국보건산업진흥원(2006), 「의료기관 해외환자 유치현황 및 과제」

한국보건산업진흥원(2006), 「의료서비스 가격경쟁력 조사」

한국보건산업진흥원(2006), 「의료서비스 해외진출 및 해외환자 유치 활성화 지원 방안 마련 연구」

한국보건사업진흥원(2008), 「의료기관 해외진출 정보집」

한국보건산업진흥원(2013), 「글로벌 헬스케어산업 전문인력 수급전망」

한국보건산업진흥원(2016),「2015년 외국인환자 만족도조사 보고서」

3. 학회지

강미옥 · 이승신(1991),「주부의 TV광고에 대한 태도 및 그에 따른 구매행동」, 대한 가정학회지, 제9권 제1호

강춘환(2012), 의료서비스의 품질 핵심요인이 고객의 재이용 의도에 미치는 영향에 관한 연구: 부산 경남지역 의료기관을 중심으로 , 인제대학교 대학원 박사학위논문

구순이(1995),「의료서비스 상품의 특징 및 상품개념화에 관한 소고」, 산업경제연구 19호, 전남대학교 부설기업 경영연구소

김도영 · 김맹선(2008),「의료관광 마케팅 전략 모형에 관한 연구」, 관광연구저널, 제22권 제2호

김동진 · 김현정(2015),「미국 잠재의료관광객의 지각된 위험을 통한 시장세분화에 따른 위험 감소전략과 의료관광국 선택속성의 중요도 차이에 관한 연구」, 관광연구, 제30권 제2호

김민철 · 문성종 · 부창산(2008),「AHP를 이용한 제주지역 의료관광 분야의 우선순위 분석에 관한 연구」, 관광연구, 제22권 제4호

김인용 · 이상혁(2014),「의료기관 핵심역량과 경영성과의 구조적 인과관계 분석: 의료서비스 지향성과 내부고객 지향성」, 벤처창업연구, 제9권 제3호

김지영 · 박윤형(2007), 정부의 의료법개정에 대한 법정책적 고찰 , 한국의료법학회지, 제15권 제2호

박일환 (2009),「의과대학 교육과정에서의 의료커뮤니케이션 교과목 구성」, 의료커뮤니케이션 제4권 제1호

박재산(2000), 병원입원환자가 인지하는 의료서비스의 질, 만족도, 서비스가치,

병원재이용 의사간의 인과관계분석 , 병원경영학회지, 제7권 제4호

박종덕 · 유경미(2011), 「Health Tourism 고찰을 통한 현대적 Medical Tourism의 개념정립에 관한 연구」, 서비스산업학회지, 제8권 제3호

박종무 · 오상현(2013), 「서비스회복의 공정성과 진정성이 회복만족, 고객신뢰 및 재이용의도에 미치는 영향」, 마케팅논집, 제21권 제3호

박초희 · 안상윤(2015), 「병원의 유형, 지리적 위치, 규모에 따른 외국인환자 유치 성과 연구」, 병원경영학회지, 제20권 제3호

변승혁(2016), 외국인환자 의료분쟁 해결을 통한 국제진료 활성화방안 , 중재연구, 제26권 제1호

이경우(2001), 의료서비스의 인식차이와 만족이 재방문에 미치는 영향에 관한 연구 , 대한간호학회지, 제8권 제3호

이경환 · 사장진(2001), 「여행상품 및 여행자 특성에 따른 소비행동별 위험지각」, 관광품질시스템 연구, 제7권 제3호

이기춘 · 조희경(1996), 의료서비스에 대한 소비자불만족, 불만호소행동 및 재구매의도: 종합병원중심으로 , 소비자학연구, 제7권 제2호

이정자 · 윤태환(2007), 「지각된 위험이 총만족 및 충성도에 미치는 영향: 서울지역 패밀리레스토랑고객을 중심으로」, 관광학연구 제31권 제2호(통권 60)

이준규 · 최민섭(2008), 「치과의원의 입지와 의료서비스 질이 고객의 재이용의도에 미치는 영향에 관한 연구」, 주거환경, 제6권

전제란(2009), 「의료관광의 주요성공요인 및 중요도에 관한 연구」, 한국산학기술학회논문지, 제10권 제5호

조구현(2006), 「한국 의료관광 활성화 방안에 관한 탐색적 연구」, 한국호텔경영학회 제15권 제4호

조현주(1999), 의료서비스의 품질 및 고객 만족 관련 변수들의 관계에 관한 실증

적 연구 , 병원경영학회지, Korean journal of hospital management, 제4권 제1호

홍정화(2007), 「웰빙관광(wellbeing tourism)을 통한 지역관광 성장모델」, 한국지역사회연구소논문집, 제56권

4. 논문

구순이(1995), 소비자만족의 형성과정과 영향 요인에 관한 연구: 의료서비스에 대한 환자만족을 중심으로 , 전남대학교 대학원 박사학위논문

권해경(2009), 의료기관의 서비스품질이 의료기관선택에 미치는 영향에 관한 연구 , 경희대학교 대학원 석사학위논문

김명희(2014), 의료관광산업의 경제적 파급효과 분석, 숙명여자대학교 대학원 박사학위논문

김성수(2011), 미국 오바마 행정부의 건강보험 개혁에 관한 복지정치학적 연구 , 제주대학교 대학원 박사학위논문

김수배(2003), 「병원의 편의지향성이 고객의 편의성과 성과지각에 미치는 영향에 관한 연구」, 동아대학교 대학원 박사학위논문

김영우(2004), 「관광동기 및 위험지각이 관광유형선택과 관광 후 행동에 미치는 영향」, 세종대학교 대학원 박사학위논문

김용(2014), 한국 의료커뮤니케이션의 변화과정 연구: 의료서비스의 환경과 활동을 중심으로 , 고려대학교 대학원 박사학위논문

김의철(2009), 「의료서비스품질의 지각된 서비스 가치가 고객만족, 고객충성도에 미치는 영향에 관한 연구」, 단국대학교 대학원 석사학위논문

김정훈(2008), 「해외여행 잠재관광객의 관광위험지각이 관광정보원천의 이용정도와 관광정보 유형 탐색비중에 미치는 영향」, 세종대학교 관광대학원 석

사학위논문

김춘애(2008), 「의료서비스교육이 내부 고객만족과 재이용률에 미치는 영향」, 경원대학교 경기대학교 관광전문대학원 박사학위논문

김충효(2007), 「라이프스타일에 따른 여행상품선택 위험지각이 정보탐색수준에 미치는 영향에 관한 연구」, 경희대학교 대학원 석사학위논문

박영효(2009), 노인요양병원의 의료서비스 품질과 고객만족에 관한 연구 , 부경대학교 대학원 석사학위논문

박장순(2003), 의료이용전후 기대와 만족수준 비교 , 연세대학교 보건대학원 석사학위논문

박종덕(2013), 「의료서비스산업 입지에 관한 연구: 입지요인과 경영성과 간의 영향관계를 중심으로」, 경기대학교 박사학위논문

서관수(2001), 「의사의 커뮤니케이션 스타일이 환자만족에 미치는 영향에 관한 연구」, 동아대학교 대학원 박사학위논문

오경석(2007), 고객유형에 따른 의료서비스 품질요인이 서비스가치와 고객만족에 미치는 영향에 관한 연구: 서울시내병원을 이용하는 고객을 중심으로 , 경희대학교 대학원 석사학위논문

윤수경(2005), 의료서비스 품질요인이 고객만족에 미치는 영향 , 목포대학교 대학원 석사학위논문

이영화(2002), 환자만족도와 재이용의도에 관한 연구 의료서비스 품질을 중심으로 , 계명대학교 대학원 석사학위논문

이은미(1990), 「제품관여도가 소비자 구매의사결정에 미치는 영향」, 숙명여자대학교 대학원 석사학위논문

이창미(2008), 「일본인에게 지각된 의료관광 목적지로서의 한국에 대한 연구」, 동명대학교 대학원 석사학위논문

장근조(2005), 의료서비스 품질에 대한 고객가치와 고객만족이 재이용의도에 미치는 영향 , 전주대학교 대학원 박사학위논문

장원재(2007), 「지각된 의료서비스와 전환장벽이 관계품질과 서비스 충성도에 미치는 영향에 관한 연구」, 조선대학교 대학원 박사학위논문

조경희(2003), 「의료환경변화에 따른 병원마케팅 전략에 관한 연구」, 숙명여자대학교 경영대학원 석사학위논문

최귀선(2000), 「의료서비스질이 환자만족도, 서비스가치, 재이용의사에 미치는 영향에 대한 구조분석」, 연세대학교 대학원 박사학위논문

최윤정(2007), 「의료관광상품 개발방안 연구」, 경기대학교 대학원 석사학위논문

황녹임(2006), 「한국 의료관광시장을 위한 마케팅 전략에 관한 연구」, 경희대학교 경영대학원 석사학위논문

5. 외국논문 및 도서

Buzzel, R. D., Cox, D. F., and Brown, R. U.(1996), Marketing Research and Information System: Text and Cases, New York; McGraw-Hill.

Dess, G. G., Lumpkin, G. T., and Eisner, A. B.(2007), Strategic Management, Text and Cases(3rd ed), McGraw-Hill.

Engel, J. F., Blackwell, R. D., and Miniard, P. W.(1990), Consumer Behavior(7th ed), Hinsdale III: Dryden Press.

Gelb, B. and Johnson, M.(1995), "Word-of-Mouth communication: causes and consequences", Marketing Health Servies, 15(3), pp.54-58.

Goodrich, J. N.(1993), "Socialist Cuba: a study of health tourism",

Journal of Travel Research, 32(1).

Hall, C. M.(1992), Adventure, Sport and Health Tourism, In Weiler, B., and Hall, C. M.,(Ed.), Special-Interest Tourism, London: Bellhaven Press.

Haywood, K. M.(1989), "Managing word of mouth communication." Journal of Services Marketing, 3(2), pp.55-67.

Joan, C. Henderson.(2004), "Healthcare tourism in Southeast Asia," Tourism Review International, Vol.7.

Joel R. Evans Berman Barry(1984), Service and Non Profit American Marketing, New York: Macmillan Publishing.

Karen, L., Katz, Blaair., Larson, M., and Richard C. Larson(1991), "Prescription for the waiting-in-line blues; Entertain, Enlighten and Engage." Sloan Management Review, winter.

Kasper, C.(1989), From traditional SPA tourism to modern forms of health tourism. Publications de I'IEST Association Internationale d'Experts Scientifiques du Tourisme, Editions AIEST

Krugman, H. E.(1966), "The measurement of advertising involvement," Public Opinion Quarterly, 30(4).

Laws, E.(1996), Health Tourism: A Business Opportunity Approach, Clift, I., and Page, S. J.,(Eds.), Health and the international tourist, London: Routledge.

Laroche, M., Gorcon, H. G., Jasmin, B. M., and Zhiyong, Y.(2004), "Exploring how intangibility affects perceived risk." Journal of Service Research, 6(4), pp.373-389.

Luts, R. J. and Reilly.(1973), "An exploration of the effects of perceived social and performance risk on consumer information acquisition." Advances in Consumer Research, Vol.1, pp.393-405.

Melanie, Smith., and Laszlo, Puczko.(2009), Health and Wellness Tourism, Bulterworh-Heinemann, Hungary.

Mckinsey and Company and the Confederation of Indian Industry, cited in Laura Moser, "The Medical Tourist", and Bruce Stokes, "Bedside India"

Medical Tourism Association(2007.12~2009.12), "Medical Tourism", issue 1-13.

Moven, J. C.(1992), "The time and outcome valuation model: Implications for understanding reactance and risky choices in consumer decision-Marketing." Advances in Consumer Research. 19. Ed. Thomas C. Kinnerar. Chicago: Association For Consumer Research, pp.182-189.

Mueller, H., and Lanz Kaufmann, E.(2001), Wellness tourism; Market analysis of a special health tourism segment and implications for the hotel industry, Journal of a Vacation Marketing, 7(1).

Murry, J. P.,(1984), "Physician satisfaction with capitation patients in an academic family medicine clinic." Journal of Family Practices, 27(1), pp.108-113.

Perry, M., and Hamm, B. C.(1969), "Canonical analysis of relations between socioeconomic risk and personal influence in purchases decisions", Journal of Marketing Research, 6(Feb), pp.351-354.

Pires G., John S., and Andres E.(2004), "Influences on the perceived risk of purchasing online." Journal of Consumer Behaviour, 4(2), pp.118-131.

Pitts, R. A., and David, Lei.(2006), Strategic Management-Building and Sustaining Competitive Advantage(4th ed), Thomson.

Raghavan, Parthasarthy.(2007), Fundamentals of Strategic Mange-ment, Houghtom Mifflin Co.

Rothschild, M. L.(1984), "Perspecitves on involvement: Current problems and future directions", Advances in Consumer Re-search, Vol.11.

Scott, Kelly., James, H. Donnely., and Steven, J. Skinner.(1990), "Cus-tomer participation in service production and delivery", Journal of Retailing, 66(Fall), pp.315-334.

Stafford, M. R., and Day, E.(1995), "Measuring service involvement: A preliminary assessment", American Marketing Association Educators'Proceedings, Vol.6.

Vekatraman, M. P.(1988), "Investigating differences in the role of enduring and instrumentally involved consumers in the diffu-sion process" Advanced in Consumer Research, Vol.15.

Wayne, V. M., and Hogg, M. K.(1999), "Consumer perceived risk: Conceptualizations and models." European Journal of Market-ing, 33(1/2), pp.163-195.

William, L. Shanklin., and John, K. Rhans.(1984), "Organizing for hightech marketing", HBR, Nov-Dec.

Zeithaml, V. A., Mary, J. B., and Dwayne, D. G.(2006), Services Marketing, McGRAW. HILL.

Zikmund, W. G. and Scott, J. E.(1973), "A multivariate analysis of perceived risk. self confidence and information sources", Advance in Consumer Research, Vol.1.

Donabedian, A.(1980), Explorations in quality assessment and monitoring, Health administration press, Michigan.

Lim, P. C. and Tang, N. K. H.(2000), "A study of patients' expectations and satisfaction in Singapore hospitals," International Journal of Health care Quality Assurance, 13(7).

Lytle, R. S., and Mokva, M. P.(1992), "Evaluating health care quality: The moderating role of outcomes." Journal of Health Care Marketing, 12(1).

Maxwell, R.(1984), Quality assurance in managed care organizations, Joint Commission for the accreditation of Healthcare Organization, Chicago.

Raymond , G. and Jerry, H(1993), "A patient survey to measure quality improvement: Questionnaire reliability and validity," Med care, 31(9).

Timetiric(2014), Market Insights Medical Tourism.

Tomes, A. E. and Ng, S. C. P.(1995), "Service quality in hospital care: the development of an in-patient questionnaire," International Journal of Health care Quality Assurance, 8(3).

찾아보기

ㅅ

ㅇ